著

姚建国　徐国利

远程病理学

系统构建及临床应用

Telepathology: System Construction and
Clinical Application

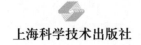

上海科学技术出版社

图书在版编目(CIP)数据

远程病理学：系统构建及临床应用 / 姚建国，徐国
利著. —上海：上海科学技术出版社，2020.1
ISBN 978-7-5478-4602-5

Ⅰ.①远… Ⅱ.①姚… ②徐… Ⅲ.①病理学—远程
会诊 Ⅳ.①R36

中国版本图书馆 CIP 数据核字(2019)第 201985 号

远程病理学：系统构建及临床应用

姚建国　徐国利　著

上海世纪出版(集团)有限公司
上海科学技术出版社　出版、发行

(上海钦州南路 71 号　邮政编码 200235　www.sstp.cn)

上海展强印刷有限公司印刷
开本 787×1092　1/16　印张 14.5
字数 280 千字
2020 年 1 月第 1 版　2020 年 1 月第 1 次印刷
ISBN 978-7-5478-4602-5/R·1933
定价：148.00 元

内容提要

本书主要从三个方面阐述了远程病理学的相关内容。一是从学科层面全面系统地介绍了远程病理学的概念内涵、发展历程、主要用途、应用范围、国内外现状，以及对解决我国病理资源短缺和分布不均衡的现实意义，力图使读者对远程病理学有一个完整的了解；二是从实践出发，介绍了远程病理学项目在临床病理应用中的具体实施办法、质量管理经验和远程平台运行维护的体会，目的是为国内开展实施远程病理学项目提供切实可行的参考依据；三是介绍了目前国内外关于远程病理学的技术标准、临床应用指南和法律监管等方面的内容，以方便项目实施者和监管部门参考和借鉴。因此，本书特别适合病理从业人员、医疗机构管理者和 IT 工程人员以及行业管理和监管部门人员学习和使用。

作者简介

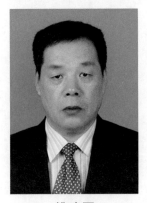

姚建国

主任医师,教授,硕士研究生导师。广东省粤港澳合作促进会医药卫生大健康委员会病理联盟常委,中国病理主任联会委员,浙江省抗癌协会病理专业委员会委员,云康远程病理会诊中心主任。从事病理诊断、科研和教学工作30余年,形成了以胆囊及肝脏病理(肝脏肿瘤、肝病及肝移植病理)为重点,并专注于脑肿瘤、软组织病理及远程病理学的个人业务专长。从事远程/数字病理诊断工作近10年,参与和见证了中国远程病理诊断和数字病理的发展历程。

先后主持包括国家自然科学基金项目在内的各类科研项目6项,获得省市级科技奖励4项,发表包括SCI在内的核心期刊论文20余篇。主编、参编著作3部。

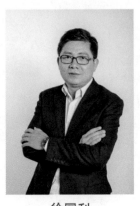

徐国利

病理医生,毕业于武汉大学。广东省医学会病理学分会委员,广东省医师协会病理科医师分会委员。从事病理工作近20年,熟悉病理科质量管理和CAP认证,在数字病理、人工智能和分子病理方面有深入的研究。在云康健康产业集团主持开发了新一代远程病理平台和数字病理系统,目前已成为中国病理行业应用较多的病理系统之一。

序 一

　　基于光学显微镜的传统病理诊断模式,100余年来一直未有重大改变。然而,随着互联网技术的不断迭代升级和图像处理技术的显著进步,这一状况正在逐渐发生改变。病理医生观察、标注、分析由组织切片生成的数字图像做出病理诊断,以及基于数字图像的临床应用,构成了数字病理学的基本内容;而通过数字图像的网络传输,在远距离做出病理诊断,则形成了远程病理学。显然,远程病理学的基本特点是病理医生不在诊断"现场",这就为解决基层、偏远及欠发达地区病理资源短缺和病理医生不足的问题带来了契机,这也是远程病理学诞生和发展的原动力。

　　1989年挪威远程病理(冰冻)项目的成功实施,开启了远程病理可持续临床应用探索的序幕。经过30年的可行性研究、系统验证及临床实际应用,数字及远程病理学作为一种诊断方法已被广泛接受。目前,欧盟、加拿大、英国、美国食品药品管理局等已陆续批准数字及远程病理学(以WSI模式为主)应用于常规病理诊断(包括初始诊断、术中冰冻和远程会诊)。国内远程病理会诊的开展已近十年,取得了不少成绩。近几年,包括初始诊断和术中冰冻在内的远程病理的常规应用也逐步开始,并且取得了不错的效果。

　　但是,作为病理学的新兴领域,远程病理学的全面临床应用尚处于早期起步阶段。许多问题(如图像的生成、传输、存储及压缩等)还缺乏统一的技术标准,合规性还有待于进一步细化和明确,费用补偿、设备成本及业内的可接受性等都需要解决。而对这些问题的了解和相关信息的获取,主要渠道是论文文献和会议交流。特别是在国内,全面、系统介绍远程病理学相关知识的书籍,迄今尚未见到。正是在这种情况下,姚建国医生历经一年多时间,将自己多年来学习和实践远程病理学的知识和体会汇集成一本《远程病理学:系统构建及临床应用》奉献给大家。应该说,该书的出版,恰逢其时,对我国临床病理事业的发展贡献巨大。

　　《远程病理学:系统构建及临床应用》有以下几个特点。

　　第一,内容全面系统。该书对远程病理学近70年的发展历程作了全面梳理,对远程病理的图像模式、系统分类、网络运行架构、规范化验证及临床应用等作了系统化的介绍，帮助读者对远程病理学知识有了更系统、更全面的了解和认识。

第二，实用性强。作者从自己的实践出发，对远程病理学实施过程中的质量管理、系统平台构建及临床应用等进行了深入的解析，并提出了相应的措施和实施办法。这些都是作者多年来在临床一线从事远程病理工作的经验总结，难能可贵，对实施远程病理项目具有很强的借鉴和指导意义。

第三，资料翔实可靠。该书引用了大量的文献资料，既有远程病理学发展历史节点上的里程碑式的文献，也有关于临床应用和数字病理技术的最新文献报道（文献检索到2019年6月底）。特别是关于临床应用的合规性文件，许多都是各国监管部门或学术机构（如欧盟 CE 标志、FDA、ATA、CAP、DPA 及 CRP 等）在其网站发布的管理规范或条例，这既反映了编者严谨治学的态度，同时也符合数字病理学技术快速发展对文献材料时效性的严格要求。

总之，《远程病理学：系统构建及临床应用》是一本内容丰富、适合病理学从业者及相关人员阅读的不可多得的参考书。该书的出版契合了当下国家通过"互联网＋"和远程医疗解决病理服务能力不足和病理资源分布不均衡的政策。相信该书一定会对远程及数字病理在国内的发展起到促进和推动作用。

希望继续努力，不断进取，为中国远程病理事业的发展出力、发光！

2019 年 8 月 17 日于华西医院

序 二

　　远程病理学是集病理知识、图像处理和网络传输于一体的病理学新技术，属于数字病理学应用的一部分。因其不受时空、地域限制，以及可以"共享"其他地域病理医生的特点，远程病理学对解决病理医生不足和分布不均衡及偏远落后地区病理资源短缺的问题提供了一个行之有效的办法。

　　远程病理学发展到今天已数十年。尽管大多数国家和地区包括欧洲、北美及大洋洲，已陆续批准远程病理学用于包括初始诊断、术中冰冻及远程会诊在内的常规病理工作，而且一些学术医疗机构正在进行或已完成传统病理科的数字化转变，但总体上远程及数字病理仍处于全面应用的起步阶段。特别是在我国，远程病理仍以远程会诊为主。远程病理学的一些技术问题如图像格式、存储策略、数据安全等尚未完全解决；具体实施过程中的收费及定价机制、准入标准及责任分担等还有待明确；病理医生及相关管理者对远程病理的观念还需进一步转变。因此，远程病理学的全面应用还有很长的路要走。另外，远程病理学相关知识及信息的获取途径主要是国外文献、讲座及网络，信息大多数呈碎片化状态。全面系统阐述远程病理学内容的书籍很少。《远程病理学：系统构建及临床应用》是姚教授团队多年从事远程病理学工作的经验总结，特别是在质量保证、远程平台构建及系统验证等方面，内容翔实，措施具体，方法实用，对远程病理学在临床病理中的应用具有很好的指导和借鉴作用。

　　该书内容全面、丰富，除病理医生关心的重点外，还分别介绍了系统构建中涉及的网络传输、硬件设备，以及国内外的标准、指南及准入法规等相关内容。因此，这本著作不仅适用于病理学工作者，也适用于从事远程病理相关工作的计算机专业和管理人员；同时，对远程病理学实施标准的制定、行业监管等也具有一定的借鉴和参考意义。

　　随着技术的不断进步和应用的普及，远程病理学的发展会越来越快。随着医改的不断深入，"互联网＋"和远程医疗政策的实施，加之解决偏远和居住分散地区、基层医院等病理资源短缺和病理服务可及性的迫切需要，远程病理学的应用空间非常巨大，发挥的作用也越来越明显。相信《远程病理学：系统构建及临床应用》的出版，对促进国内远程病理的发展和应用具有重要的现实意义。

2019 年 8 月 19 日

前　言

　　远程病理学(telepathology)作为集病理学、图像处理技术和网络信息技术于一体的远程医疗(telemedicine)领域的新兴分支学科,经过近七十年的发展,目前已经广泛应用于世界各地的病理学实践中,主要临床应用包括远程初始诊断(primary diagnosis)、远程术中诊断(intraoperative consultation,IOC)和远程会诊(secondary consultation)。其最大的优势是超越时空限制,共享病理医生资源,解决中低收入国家和偏远分散地区的病理资源短缺和病理服务的可及性问题。

　　但远程病理学在中国的起步比较晚,从 2011 年底国家病理质控评价中心启动全国远程病理会诊试点算起,只有将近十年的时间。与国外相比,国内的远程病理学在临床应用与普及的程度上存在明显差距,主要体现在以下几个方面:由于远程病理学是以远程会诊的形式引入国内的,所以到目前为止,大多数人(包括一些专家)对远程病理学的认识还仅仅停留在会诊层面,当然,远程会诊也很重要,但仅仅是远程病理学的一小部分内容;近年来各种学术活动及网络上不乏远程及数字病理的内容,但大多数都流于表面化和碎片化,难以让人对远程病理学的基本知识在学科整体层面上有一个完整、系统、全面和深入的了解;由于对远程病理学的真正用途了解不够,使得远程病理学在常规病理的远程初始诊断和术中 IOC 中的应用受到了限制,从而影响了远程病理学在解决国内偏远、落后地区病理资源短缺和病理服务可及性中的作用;同时,人们对病理科数字化(以数字图像分析和本地诊断为中心的病理工作流程转变)的不积极态度阻碍了数字病理学的发展进程,而病理科数字化又是临床病理通向人工智能(artifical intelligence,AI)辅助诊断的必由之路。

　　多年的远程病理实践活动,使笔者充分了解到中西部很多地方(如云南省、贵州省、西藏自治区、内蒙古自治区、四川省及湖南省湘西等地)的县市级医疗机构的真实病理现状,科室残缺不齐,资源匮乏,病理医生缺乏有效训练而且数量严重不足,整体诊断能力较差。不仅使当地群众的病理服务需求难以得到满足,同时也严重制约了医院的发展。尽管国家在提升县级医疗机构能力建设中的资金和政策上给予了很大支持,医疗机构的基础设施也明显改善,但是,骨干医疗人才和病理医生的短缺在短时间内却难以弥补。实践表明,远程病理学是现阶段解决这些地区病理服务能力严重不足的最合适、最有效的办法。

正是这种迫切的现实需求，再加上多年来远程病理学的实践感受，才促使了《远程病理学：系统构建及临床应用》的孕育和诞生。希望拙作能够对远程病理学在国内的发展起到促进和推动作用，也希望对国内相关人员准确全面了解远程病理学有所裨益！

需要指出，第一，目前的远程病理系统是基于现行的 4G 网络传输条件，待 5G 网络成熟应用后，图像传输方式和一些技术标准可能会发生改变，希望届时读者根据具体实践环境加以调整；第二，关于国外的一些远程病理指南和标准，发布时间大多在五年以上，已经进入密集的修订更新期，新的版本在不远的将来会陆续发布，希望读者在参考应用时加以注意；第三，书中引用了大量的文献和相关机构发布的文件，特别是在远程病理学临床应用的可行性讨论中，内容略显烦琐和冗长，主要目的是希望提供详尽的资料以使读者能够全面了解远程病理学可行性的证据，树立临床应用的信心。

当然，本书并不完美，甚至还略显粗糙。主要是因为笔者的能力实在有限，迫于目前现实需要和内心责任感的驱使而编写本书，属于不得已而为之。另外，时间仓促，对一些重要的文献、资料的理解不够全面深入，也或多或少地影响了本书的深刻性。因此，拙作的出版，仅仅是国内远程病理学发展过程中的一枚石子，希望这枚石子能够激起国内远程病理学发展的绚丽浪花。同时，更希望国内病理人一起努力，使这朵远程病理学发展的浪花越开越盛大，越开越艳丽！

远程病理学是一群人的工作，本书的出版也得到了这群人的支持与帮助。在此，非常感谢关注与支持本书的病理界老师和同人、单位的领导和同事、家人和朋友以及出版社的老师们！

最后，特别感谢步宏、韩安家两位教授在百忙之中为本书作序！

姚建国　徐国利

2019 年 8 月 12 日

专业术语英汉对照

American Telemedicine Association（ATA）	美国远程医疗协会
Apollo dynamic telepathology system	阿波罗动态远程病理系统
Armed Forces Institute of Pathology（AFIP）	武装部队病理研究所
artificial intelligence（AI）	人工智能
Association of Medical Colleges	（美国）医学院校协会
Atrium Medical Center，Heerlen	（荷兰）海伦中庭医疗中心
automated WSI telepathology	自动全切片图像远程病理系统
Canadian Association of Pathologists	加拿大病理学家协会
Canadian Medical Protective Association（CMPA）	加拿大医学保护协会
Central Pathology Laboratory（CPL）	（美国）中心病理实验室
clinical pathology	临床病理学
cold storage	冷藏
College of American Pathologists（CAP）	美国病理学家协会
College of Physicians and Surgeons of Saskatchewan（CPSS）	（加拿大）萨斯喀彻温省内科医生和外科医生学院
computerized analysis of medical images	计算机图像分析
David Sarnoff Radio Corporation of America	美国大卫萨诺夫广播公司
decentralized telepathology network	分布式远程病理网络
demilitarized zone	隔离区
Department of Veterans Affairs	（美国）退伍军人事务部医院病理科
digital imaging and communications in medicine	医学数字成像和通信
digital pathology（DP）	数字病理学
digital pathology association（DPA）	数字病理学会
Digital Pathology Commission（DPC）	数字病理委员会
digital pathology system（DPS）	数字病理系统

direct attached storage	直接连接存储
dual dynamic RT/WSI telepathology	双模动态机器人/全切片图像远程病理系统
dynamic robotic/WSI telepathology	动态机器人/全切片图像远程病理系统
dynamic RT	动态机器人远程病理系统
Eastern Quebec Telepathology Network (EQTN)	东魁北克远程病理网络
endobronchial ultrasound-guided	支气管内超声引导下
endometrial intraepithelial neoplasia	子宫内膜上皮内瘤变
endoscopic ultrasound-guided	超声内镜引导下
estrogen receptor (ER)	雌激素受体
European Commission (EC)	欧盟委员会
European Union (EU)	欧盟
Federal Association of German Pathologists (FAGP)	德国病理学家联邦协会
Federation of Medical Regulatory Authorities of Canada (FMRAC)	加拿大联邦医疗管理局
fine-needle aspiration biopsy (FNA)	细针抽吸活检
fluorescence in situ hybridization (FISH)	荧光原位杂交
Food and Drug Administration (FDA)	（美国）食品药品管理局
Health Canada	加拿大卫生部
hospital information system (HIS)	医院信息系统
hot storage	热存储
hybrid dynamicRT/SI telepathology	复合型动态机器人/静态图像远程病理系统
image life cycle management	图像生命周期管理
immunohistochemistry (IHC)	免疫组织化学
in vitro diagnostic (IVD)	体外诊断
in vitro diagnostic medical devices (IVD-MD)	体外诊断医疗设备
in vitro diagnostic medical device directive (IVDD)	体外诊断医疗器械指令
in vitro diagnostic medical device regulation (IVDR)	《体外诊断医疗器械管理法》
Innovating Health International (IHI)	国际健康创新组织
intensity transport equation	强度传输难题
interactive microscope emulator system	交互式显微镜仿真系统
internet technology	互联网技术
intraoperative consultation	（远程）术中诊断
Kalmar County Hospital	（瑞典）卡尔马郡医院

Kamuzu Central Hospital	卡穆祖中央医院
laboratory accreditation program (LAP)	实验室认证计划
laboratory developed test (LDT)	实验室开发测试
laboratory information system (LIS)	实验室信息系统
Massachusetts General Hospital (MGH)	(美国)马萨诸塞总医院
mitotic activity index (MAI)	核分裂活性指数
mobile telepathology	移动远程病理学
mobile whole slide imaging	移动全切片成像
National Bladder Cancer Group (NBCG)	(美国)国家膀胱癌项目组
National Cancer Institute (NCI)	(美国)国家癌症研究所
network attached storage	网络附加存储
not substantially equivalent (NSE)	非实质性等同
open mobile telepathology system	开放移动远程病理系统
operator directed WSI	人工控制全切片图像远程病理系统
patient health information (PHI)	患者健康信息
peer review	同行审查
picture archiving and communication system (PACS)	图片存储传输系统
pocket electronic health record	口袋电子健康记录
premarket approval (PMA)	上市前批准
primary diagnosis	(远程)初始诊断
Princess Margaret Hospital	玛格丽特公主医院
primary histopathological diagnosis	初始组织病理诊断
progestogen receptor (PR)	孕激素受体
quality assurance (QA)	质量保证
quality control (QC)	质量控制
quality management (QM)	质量管理
quantitative phase imaging	定量相位图像
rapid on-site evaluation (ROSE)	现场快速评估
regions of interest	热点区域
Royal College of Pathologists (RCP)	(英国)皇家病理学家学院
Royal College of Pathologists of Australasia	澳大利亚皇家病理学家学会
secondary diagnosis	(远程病理)会诊
Spanish Society of Anatomic Pathology (SSAP)	西班牙解剖病理学会
static-image	静态图像

static image telepathology	静态图像远程病理系统
static RT	静态机器人远程病理系统
storage area networks	存储区域网络
store-and-forward	存储-转发
scalable whole slide imaging	可缩放全切片成像
teleconsultation	远程会诊
telecytology	远程细胞学
teledermatology	远程皮肤病学
telehealth	远程健康
telemedicine	远程医疗
telepathology (TP)	远程病理学
telepsychiatry	远程精神/心理学
teleradiology	远程放射学
telesurgery	远程外科学
television microscopy	电视显微镜
thinprep cytologic test (TCT)	液基薄层细胞检测
Toronto General Hospital (TGH)	多伦多总医院
Toronto Western Hospital (TWH)	多伦多西区医院
Treaty on the Functioning of the European Union (TFEU)	欧洲联盟运作条约
tumour budding (TB)	肿瘤出芽
turnaround time (TAT)	周转时间
University Health Network (UHN)	(加拿大多伦多)大学卫生网络
University of California at Los Angeles (UCLA)	加州大学洛杉矶分校
University of North Carolina	北卡罗来纳大学
University of Pittsburgh Medical Center (UPMC)	(美国)匹兹堡大学医学中心
video microscopy	视频显微镜
virtual microscopy	虚拟显微镜
virtual slide	虚拟切片
whole-slide imaging (WSI)	全切片图像
Z Stacking	Z堆

目 录

第五章·分布式远程病理系统应用实践 152

附录·国外主要远程病理学临床指南摘编   171

参考文献   196

第一章
远程病理学概论

第一节 远程病理学的兴起

作为病理学工作者,无论在什么地点和环境,一旦提起病理诊断,脑海中马上会自动浮现出这样的场景:在病理科/实验室,一台显微镜,边上放着一摞摞的切片板,办公桌上到处是玻璃切片……但是,随着互联网技术(internet technology,IT)和图像处理技术的不断进步,一种新的病理诊断方式逐渐出现,即你可以在任何有互联网的环境中,利用手上的智能手机、平板电脑、笔记本或家中的电脑,在远离医疗机构现场的地点通过浏览由相应组织切片产生的数字图像或特定网站的动态图像就可以做出诊断(图 1.1),并在短时间内通过邮件、微信或特定网站将诊断报告传回所需医疗机构,这就是最近逐渐兴起的远程病理学(telepathology)。

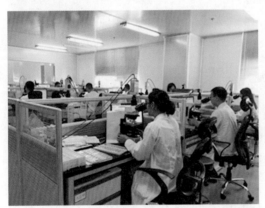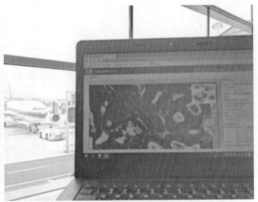

图 1.1 两种病理诊断模式,左侧是病理科传统光镜诊断,右侧是在候机楼的远程病理诊断

远程病理学是利用网络通信传输大体和(或)显微图像,用于远距离诊断、会诊咨询(teleconsultation)以及远程教育目的的一种病理学实践活动[1-4]。其属于远程医疗

(telemedicine)的一个特殊分支和领域,而通常应用于远程医疗的技术如互联网、视频会议、图像存储和转发、流媒体以及无线通信等,毫无例外地成为远程病理学的常规技术内涵。除此之外,与传统的医疗机构病理科/实验室相比,病理医生的工作地点与工作方式发生了很大变化,病理诊断的报告和传送方式也发生了很大变化,病理、临床与患者之间的沟通交流方式也与以往大不相同。所有这些,对于病理专业从业者、行业主管和行政部门都是全新的课题。不难理解,远程病理学是一个包含了信息技术、基础设施,涉及病理、临床、患者及管理者各方在内的医疗病理诊断服务体系。因此,为了远程病理系统技术的标准化和规范运行,美国远程医疗协会(American Telemedicine Association,ATA)在《ATA 远程病理学临床指南》中对远程病理学的概念进行了全新的定义:远程病理学是病理学家和(或)合格实验室人员之间在两个或更多地点之间就需要处理的病例,通过病理相关的信息网络进行的电子多媒体通信协商诊断,临床医生和(或)患者均可参与诊断过程[5]。

远程病理学诊断的实现基础是组织切片的数字图像的创建、阅读、管理、共享、分析和解释,即传统病理科工作流程中除远程数据传输之外的所有数据和图像等信息的集成[6,7],这些技术和方法构成了数字病理学(digital pathology,DP)的基本内容。因此,远程病理学和数字病理学是紧密联系而又不完全相同的两个概念,其中数字病理技术与远程通信传输结合诞生了新的病理诊断模式,而数字病理技术在常规病理诊断中的全面应用使传统病理科/实验室实现了现代化(数字病理科)。同时,随着计算机算法逻辑及自主学习能力的不断提升,在图像分析的基础上对细胞和组织形态进行深度学习,从而实现人工智能(artificial intelligence,AI)的辅助病理诊断。数字病理在概念上是个大伞,注重技术层面;远程病理学作为一个完整的医疗系统强调诊断过程;AI 辅助病理诊断关注的重点是对组织形态的自动识别功能(图 1.2)。

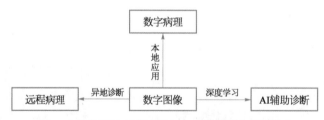

图 1.2 数字病理、远程病理与 AI 辅助诊断之间的关系

实际上,远程病理学的发展历经了几十年的历史,其间随着互联网和图像处理技术的快速发展而不断完善并逐渐成熟。回顾过去,远程病理学的萌芽和雏形——电视显微镜(television microscopy),可以追溯到 20 世纪 50 年代。世界上最早的电视显微镜(又称作视频显微镜,video microscopy)由美国大卫萨诺夫广播公司(David Sarnoff Radio Corporation of America,RCA)的工程师于 1950 年前后在新泽西州普林斯顿市的实验室首先开发和测试[8],1960 年前后被广泛应用于实验室进行科学研究。1968 年,第一份血涂片和尿液标本的黑白实时电视图像从波士顿的洛根国际机场卫生室传送到 4.3 km 以

外的马萨诸塞总医院(Massachusetts General Hospital，MGH)进行结果解读。在当时的MGH——洛根国际机场卫生室的临床环境中，电视显微镜的应用被认为是 MGH 的"非常规事件"[9]，标志着远程病理学进入了临床应用探索的新阶段。

自 1986 年 Weinstein RS 博士首次提出了"远程病理学(telepathology)"的概念[10]后，远程病理诊断在临床的应用探索越来越多。20 世纪 90 年代，美国退伍军人事务部医院病理科(Department of Veterans Affairs，VA)和武装部队病理研究所(Armed Forces Institute of Pathology，AFIP)超过数千例病例的大范围临床病理应用，展现出了远程病理的巨大应用价值。其中 VA 医院利用阿波罗动态远程病理系统(Apollo dynamic telepathology system)，为现场没有病理医生的其他医院提供解剖病理(如术中冰冻诊断)和临床病理服务，相关报道显示动态远程诊断与传统光镜诊断之间具有很高的一致性，并且缩短了远距离医院的等待时间[11]。截至 2009 年，VA 医院的病理团队已经具有 11 000例的远程病理诊断经验[12]。这一阶段的研究显示动态/机器人远程病理系统诊断的不一致性(0.12%～0.77%)远低于静态远程病理系统[12-14]。而 AFIP 在 1993 年发起了利用静态病理图像提供远程病理咨询会诊的服务，其目标是在全球范围内提供快速专家咨询会诊服务[15]。2001 年，美国国防部在陆军远程医疗计划中引入了动态远程病理系统，2005年，这些系统被转换成全切片图像(whole-slide imaging，WSI)系统。自那时起，有几家商业公司开始供应不同的数字成像产品，为用户提供越来越多的图像扫描平台和浏览器。几种商业软件解决方案(如 Corista、ePathAccess、Xifin 等)已经开始建立国际网络，向用户和咨询团体提供远程协作病理门户，这些网站为虚拟顾问联盟提供支持网络的安全云服务访问[9]。

2011 年，世界上第一个用于临床病理诊断的分布式远程病理网络(decentralized telepathology network)系统——东魁北克远程病理网络(Eastern Quebec Telepathology Network)在加拿大魁北克省诞生[16]，这个系统由魁北克卫生局和加拿大联邦远程医疗基金会健康信息中心出资建立。该系统网络由 24 家开展肿瘤手术的医院组成，其中 7 家没有病理实验室，4 家有病理实验室，但没有病理医生。开展的主要项目有术中冰冻诊断(intraoperative consultation，IOC)、专家会诊、初始诊断/紧急分析和巨检描述指导等。三年的运行实践表明，东魁北克远程病理网络可以平稳顺畅地在广阔地域内的 20 多个地点维持快速和高质量的病理服务。在此基础上，加拿大卫生部在 2013 年 4 月授予了Omnyx 集成数字病理系统(Omnyx LLC，匹兹堡，宾夕法尼亚州)二级医疗系统设备许可证，允许 WSI 系统用于创建、管理、存储、注释、测量和浏览用于常规病理诊断的数字图像，同年 5 月 9 日，授予莱卡生物系统公司(Vista，加利福尼亚州)类似的许可[17]。这些举措是 WSI 远程病理系统用于常规诊断方面的重大突破。2014 年，加拿大病理学家协会颁布《关于利用 WSI 建立远程解剖病理学服务指南》[18]，使远程病理学服务用于常规病理诊断有了官方的标准和依据，也确立了加拿大远程病理服务体系在世界的领先地位。

令人欣慰的是，2010 年，国家卫生部发布了《关于开展肿瘤病理远程会诊及质控网络体系建设试点工作的通知》(卫办医管发〔2010〕160 号)，开启了我国在远程病理服务领域的探索。2011年底由卫生部医管司和病理质控评价中心组织实施的全国远程病理会诊试点工作启动,标志着远程病理会诊工作在中国已经正式进入实施阶段(图1.3)。首批60家试点县市级医院是在全国范围内由各省推荐,经卫生部病理质控平台测评遴选产生。以中西部地区的基层医院为主,地域跨度大,覆盖面广。数字图像采用WSI系统,确实为基层医院和患者解决了一定的实际困难,但由于当时的设备和网络条件所限,也出现了一些问题,如断网、报告延迟、扫描速度慢及图像质量不高等。

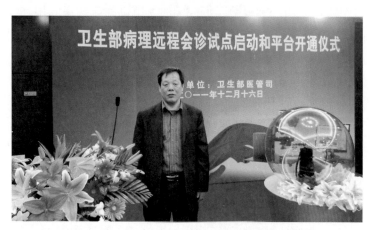

图1.3　2011年,卫生部病理远程会诊试点启动现场

随后在总结试点经验的基础上,国家卫生和计划生育委员会于2014年发布了《国家卫生计生委医政医管局关于扩大病理远程会诊试点的通知》(国卫医资源便函〔2014〕129号),通过卫生主管部门推动远程病理会诊工作在全国范围进一步推广。为了保证试点工作平稳有序推进和实施过程中的规范性,国家卫生和计划生育委员会病理质控评价中心在2015年又印发了《关于印发病理远程会诊试点管理办法的通知》(国卫医质控函〔2015〕2号)。在国家卫生和计划生育委员会及病理质控评价中心的一系列举措的倡导和推动下,有条件的省市开始以省级病理质控中心为依托,相继成立远程病理会诊中心,指导本辖区内的远程病理会诊服务。截至目前,由国家卫生和健康委员会组织实施的全国远程病理会诊病例已经超过25万例,惠及全国各地,做得比较好的有江苏、浙江、湖南、广东等省份。浙江省依托浙江省肿瘤医院在病理质控中心内设立了省远程病理会诊中心,并与多个市级质控中心建立远程会诊网络,每年大概有200多例疑难会诊病例上传并得到及时解决。湖南依托中南大学湘雅医院建立省内远程病理会诊网络,开展了远程会诊咨询和IOC,有效缓解了偏远山区和基层医疗机构病理能力不足和病理人才匮乏的难题。特别是江苏省于2018年10月由省物价局、省卫生和健康委员会和省人力资源社会保障厅联合发布了《关于制定部分"互联网+"医疗服务项目试行价格的通知》(苏价医〔2018〕154号),第一次在国内明确了"远程病理诊断(代码111103005)"和"切片数字转换及上传(代码111103006)"的服务收费标准,标志着远程病理诊断在我国正在逐步合规化、规范化及普及化,对促进远程病理学这一新兴病理学科分支的发展具有里程碑意义。南方医科大

学广州华银医学检验中心依托南方医科大学建立了区域性的远程病理会诊咨询平台,在两年半时间内完成了 5 000 余例的 IOC 诊断,其结果显示与传统光镜诊断的一致率达到了 99.77%,表明了远程病理诊断技术的可靠性与可行性[19]。

广州达安临床检验中心的远程病理诊断系统于 2015 年开通,系统网络覆盖连接从乡镇医院到市级三甲医院的 100 余家不同地域、不同级别的医疗机构,最远的医院有西藏阜康医院和新疆托克逊县人民医院。远程病理系统采用 WSI 处理方式,网络设计采用多中心分布式布局,设有广州、上海及成都三个中心。平台拥有一支从骨干主治医师到全国知名专家教授组成的 300 余名虚拟医生和专家团队,每年完成初始病理诊断(以年轻病理医生驻点和多点执业为基础的会诊咨询方式进行)50 000 余例,远程 IOC 3 000 余例,远程会诊 2 000 余例。极大地满足了偏远地区和基层医院对病理服务的需求,极大地缓解了中西部地区对于病理医生的渴求,有效解决了偏远山区交通条件差、患者出行不便的难题。同时,对提升基层医疗机构的整体技术水平、服务能力及患者就医体验也起到了极大的推动作用。

此外,一些大的学术医疗机构和第三方独立医学实验室也陆续与国外大学或学术机构建立起"一对一"合作的远程病理会诊服务体系。如浙江大学医学院附属第二医院病理科与加州大学洛杉矶分校(University of California at Los Angeles,UCLA)的病理与实验医学系之间的远程病理会诊系统[20],为患者提供国际病理专家咨询服务。除组织学会诊外,还进行了 20 例细胞学的验证性咨询,诊断结果令人满意,诊断报告在 24 小时以内即可完成。而总部位于广州的独立医学实验室金域医学诊断与匹兹堡大学医学中心(University of Pittsburgh Medical Center,UPMC)的远程病理合作也取得了预期的效果[21]。

随着图像处理技术的不断完善和网络带宽能力的提高,远程病理图像的质量会越来越好,网络传输速度会越来越快,其高效、快捷以及不受空间、地域限制的优势也会越来越明显。有理由相信,随着各地的应用性探索不断拓宽、数据验证性研究不断深入以及各种标准和指南的建立,远程病理学必将迎来快速发展的大好时机,应用范围会迅速扩大并最终成为造福于广大患者的成熟技术。表 1.1 总结了不同时期远程病理学发展中的重要事件节点。

表 1.1　远程病理学发展中的重要事件

时 间 节 点	事 件
1968 年	血涂片的黑白照片通过视频从洛根机场发送到波士顿的马萨诸塞州总医院,开启远程病理的第一次临床应用
1980 年	远程病理大规模现场应用商业化示范
1986 年	第一个使用卫星的视频机器人远程病理系统问世;"远程病理学"概念首次见于英文文献 第一份远程病理专利申请提交美国专利商标局,并于 1993 年获得专利
1989 年	挪威建立了 IOC 服务的全国性远程病理学解决方案,标志着可持续的远程病理服务的开始

（续表）

时 间 节 点	事　　　件
1990 年	美国退伍军人事务部医院超过 2200 例远程病理学实践经验发布
1994 年	完整的成套远程病理系统硬件开始应用
1995 年	AFIP 静态图像远程病理咨询服务启动
2000 年	商业化 WSI 系统上市
2001 年	动态远程病理系统在美国陆军远程医疗计划中应用
2005 年	AFIP 静态图像系统转换为 WSI 平台
2009 年	FDA 小组会议讨论数字病理图像在初始诊断中的应用
2011 年	WSI 动态机器人/静态成像系统出现 中国全国远程病理会诊试点工作启动
2013 年	英国皇家病理学家学院制定远程病理学指南 加拿大卫生部批准通用电气医疗集团和徕卡生物系统（加利福尼亚）的 WSI 系统用于常规诊断
2014 年	ATA 的最新远程病理学临床指南发布 加拿大病理学家协会 WSI 系统远程病理学服务指南发布 中国全国远程病理会诊与质控计划项目总结报告发布
2015 年	中国第一家多中心分布式远程病理系统：广州达安临床检验中心远程病理平台启用
2017 年	FDA 批准首款数字病理诊断系统用于常规初始病理诊断
2018 年	中国首个官方远程病理诊断收费标准由江苏省发布

第二节　远程病理学的用途

作为远程医疗的一种形式，远程病理学已经广泛用于病理学的所有领域，包括外科/诊断病理学、细胞病理学、尸检及临床病理学（clinical pathology），特别是血液病理和微生物检查[22,23]。远程病理学的用途主要体现在以下几方面。

一、远程会诊

远程会诊（teleconsultation）主要是解决疑难少见病例、亚专科（如骨髓、皮肤、血液、软组织及中枢神经系统等）系统疾病的确切诊断，是远程病理学应用最早、最成熟、最普遍的领域，国内外病理学界和行业组织也已广泛接受。特别是自 2011 年底由卫生部医管司和病理质控评价中心组织实施的全国远程病理会诊试点工作启动以来,全国范围内已经完成超过 25 万例的远程病理会诊工作,对远程病理学在我国的推广应用和发展起到了关键性作用(图 1.4)。

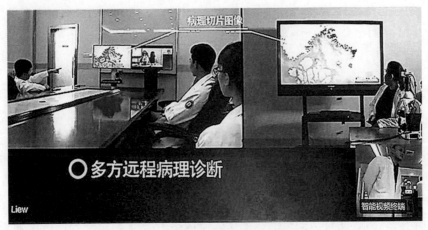

图 1.4　显示多方远程实时会诊讨论

二、远程初始诊断

远程初始诊断(primary diagnosis)包括远程 IOC 和远程常规组织学诊断。远程 IOC 在全球范围内的开展状况良好,准确率达到甚至超过了实验室现场的冰冻诊断[16,19],其主要任务是解决医生诊断能力不足或医疗机构现场缺乏病理医生及部分疑难病例的术中诊断问题。

关于远程病理学用于常规组织学的初始诊断,加拿大和欧盟在各自法律框架内正在有序开展[18,24],而美国则在等待 FDA 的全面批准。国内对于远程病理学用于常规组织学的初始诊断尚未有法规明确表示许可或禁止,但 2018 年 10 月江苏省出台的远程病理诊断收费标准(试行两年)则意味着远程病理初始诊断在国内开始试水。在此之前,广州达安临床检验中心于 2015 年开通了国内第一家多中心分布式远程病理诊断系统,开始了异地远程常规病理的初始诊断(以年轻病理医生驻点和多点执业为基础的会诊咨询方式进行)的探索,截至 2018 年底,已累计完成将近 10 万例的远程初始诊断,积累了大量的经验,为远程病理学的初始诊断奠定了实践基础。

三、远程细胞学

远程细胞学(telecytology)作为远程病理学的一个分支,已经成功应用于妇科液基薄层细胞检测(thinprep cytologic test,TCT)和非妇科细胞标本(涂片和细针穿刺),但细胞数字图像由于本身的技术限制,如细胞重叠、分布不均匀等,使得图像难以达到组织切片的图像质量,从而影响诊断的准确性。目前,远程细胞学主要用于细针穿刺标本的现场快速评估（rapid on-site evaluation，ROSE）[25]。目前，许多改进细胞数字图像质量的解决办法正在研究中，如机器人自动扫描、Z堆（Z Stacking）分层扫描合成技术[9,20]等。随着扫描技术的改进和图像质量的提高，相信远程细胞学广泛用于临床初始诊断将为期不远。

四、病理质量管理

病理质量管理（quality management，QM）包括质量控制（quality control，QC）和质量保证（quality assurance，QA）。远程病理诊断在解决资源匮乏地区病理服务需求可及性的同时，也为远距离医疗机构的病理质量控制和保证带来了极大的方便。如远程系统设置的时间节点，可随时了解一份病理诊断的进程，确保了诊断的及时性；实时可视化取材系统能够对远程站点医疗机构的取材进行指导；远程诊断的三审制（初诊、复诊、审核发布）可确保诊断无误，同时可以回溯追踪，做到质量责任明确；另外，系统可以自动随机抽查一定比例的病例进行QC，如美国匹兹堡大学医学中心的Magee妇产医院病理科每天会有12%的组织切片和10%诊断阴性的细胞学涂片被自动抽查，用来检测诊断的一致性。广州达安临床检验中心的做法是每周跟踪抽查10%的病例进行监测，并针对发现的问题进行及时反馈、沟通及整改。

五、教学与培训

数字图像及相关信息可以在线上满足任何不同地点人群的需求，而且可以同时阅览并进行讨论。由于可以共享及传输方便的特点，越来越多的教育项目采取远程教学方式进行，如医学院的病理教学及标准化考试、病理专科住院医师规范化培训、病理医师亚专科训练、继续教育及水平测试等[26-28]。为此，许多机构相继建立了虚拟切片库用于取代传统的教学切片档案（图1.5）。

六、科研

远程数字切片在科研领域的应用也越来越广泛，目前主要用于远程讨论会，病理图像包括电镜图像[29]、组织芯片图像共享，病理图像的双盲对照观察，以及不同地点多中心协作研究等。在新药研发和毒理学实验中也有着广泛的应用（图1.6）。

七、其他

远程病理技术不仅可以用于人体病理学，目前已经成功应用于兽医学/动物病理领域[30]，未来还可能在植物病理领域有所应用。

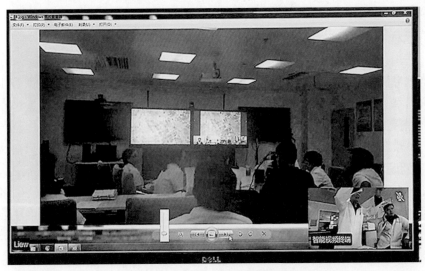

图 1.5　正在进行远程病理教学讨论

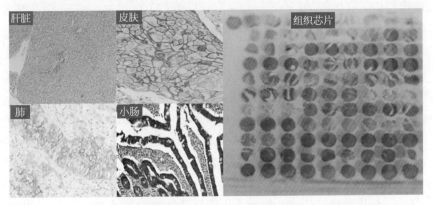

图 1.6　利用 Aperio ImageScope V11.1.2.752 软件远程阅片（免疫组化芯片）

第三节　远程病理系统

　　通常，远程病理系统由三个基本部分组成：从传统光学显微镜的载玻片获取并转换成数字图像的图像处理系统；连接数字图像系统与远程计算机工作站的传输系统；用于病理医生诊断的远程计算机工作站[31]。主要设备包括大体/取材工作站、显微照相机/摄像头、数字化切片扫描仪或机器人/自动显微镜等。基于网络的数据传输和工作站软件系统属于开放技术，工作路径和功能大同小异，区别不大。不同远程病理系统的区别主要在于图像处理技术和方式的不同，因此，目前远程病理系统的分类主要是依据图像获取和处理模式的差异进行的。

一、远程病理系统的发展演变

时间追溯到 20 世纪 50 年代,世界上第一台电视显微镜,又称作视频显微镜由美国大卫萨诺夫广播公司(David Sarnoff Radio Corporation of America, RCA)的工程师于 1950 年前后在新泽西州普林斯顿市的实验室首先开发和测试[8],1960 年前后被广泛应用于实验室进行科学研究。1968 年,第一份血涂片和尿液标本的黑白实时电视图像从波士顿的洛根国际机场卫生室传送到 4.3 km 以外的马萨诸塞总医院(Massachusetts General Hospital, MGH)进行了结果解读,标志着远程病理系统在临床应用的开始[9]。此时的图像处理是将一只黑白电视摄像机固定在一台传统光学显微镜上来获取稳定的实时电视模拟图像。

由于在一项关于膀胱尿路上皮癌的分类和分级的大型临床追踪试验中,病理学家诊断的准确性和一致性出现了严重的偏差,导致这项试验停滞不前。为了试验能够顺利进行,美国国家癌症研究所(National Cancer Institute, NCI)在 1973 年组建了国家膀胱癌项目组(National Bladder Cancer Group, NBCG),并出资成立了中心病理实验室(Central Pathology Laboratory, CPL)。CPL 的主要任务是复查 NCI 所有的膀胱癌病例的临床资料、组织切片和细胞涂片的病理结果,并向 NBCG 出具复查报告。20 世纪 80 年代,为了有效开展工作,CPL 从马萨诸塞州伍斯特郡(Worchester, Massachusetts)搬迁到伊利诺伊州芝加哥的拉什长老会圣卢克医疗中心(Rush-Presbyterian St. Luke's Medical Center in Chicago, Illinois),并由 Ronald S. Weinstein 博士担任 CPL 主任。这期间,CPL 的不同病理学专家的诊断准确率和一致性有了明显提高,膀胱癌的分级和分期的错误率为 4%～30%,已经远远高于预期[8]。

20 世纪 60 年代末,Weinstein 博士在 MGH 做病理住院医师时接触过电视显微镜,加之 CPL 大量的膀胱癌病例需要同时阅片讨论,以解决不同病理学专家之间的重复性问题,Weinstein 博士萌发了研制机器人远程病理系统的想法并付诸实践。这套系统具有实时动态图像处理和上下聚焦功能即动态机器人远程病理系统(Dynamic robotic telepathology, Dynamic RT),对解决当时的膀胱癌分级和分期问题发挥了重要作用。随后 Weinstein 博士对这套系统进行改进、验证、申请专利并形成产品,基于他的专利技术研发的许多远程病理系统至今已在很多地方(美国、中国等)得到广泛应用[32,33]。

与此同时,大约 1986 年前后,欧洲的病理学家们开发出了静态图像(static-image, SI)远程病理系统,特点是图像具备存储-转发(store-and-forward)功能。其目的是满足疑难病例、亚专科(特别是皮肤、肾、神经等专科病理)及现场无病理医生的远程会诊需求。

1989 年,一款集成了实时动态和静态图像技术的复合型动态机器人/静态图像远程病理(hybrid dynamic robotic/static image telepathology)系统在挪威问世。随后,这种相似的复合型远程病理系统相继在其他国家被成功开发并逐步市场化。需要指出的是,直到这种复合型动态机器人/静态图像远程病理系统的出现,才实现了真正意义上的可持续的远程病理服务[34]。

1991年,随着图像扫描设备的改进及扫描图像质量的提高,在SI远程病理系统的基础上开发出WSI技术。WSI的特点是图像内存相对较小、图像分辨率较高、显示全部切片内容,因此,又被称为虚拟显微镜(virtual microscopy, VM)技术,相应的远程系统被称为全切片成像远程病理系统,即WSI远程病理系统[35]。经过十几年的发展,WSI远程病理系统以其操作简单、存储转发方式、方便快捷及图像逼真等优点逐渐成为市场的主流,大有取代其他系统模式的潜力。

在精准医疗时代,无论是临床医生还是患者对病理诊断的精准程度要求越来越高,如肿瘤分类、分级、分期以及皮肤、血液、神经等亚专科病理的需求也不断增加,加之病理服务的可及性需求正处于上升期等。所有这些都促进了远程病理系统市场的快速发展,一些大公司投资数百亿美元的资金不遗余力地研发各种远程病理系统和设备[36]。截至目前,国内外市场上各种远程病理系统纷繁复杂,品牌数量众多,但基本模式不外乎静态、动态、WSI及复合型。表1.2简要列举了远程病理系统模式的演进过程。

表1.2 远程病理系统的演进过程

更新时间	系 统 模 式
1952年	电视显微镜组装测试
1955年	电视显微镜用于科研
1968年	电视显微镜用于临床
1986年	静态图像远程病理系统
1986年	动态机器人远程病理系统
1989年	静态机器人远程病理系统
1989年	复合型动态机器人/静态图像远程病理系统
1991年	自动全切片图像远程病理系统
1994年	人工控制全切片图像远程病理系统
2011年	双模动态机器人/全切片图像远程病理系统
2012年	移动远程病理系统出现[5,36]
2014年	动态机器人/全切片图像远程病理系统

二、远程医疗与远程通信

远程医疗属于大卫生范围内的远程健康(telehealth)领域的一个分支,指通过电子通信远距离传递患者的各种临床信息和资料,从而达到诊断、治疗、护理和康复的医疗目的。主要传递技术包括互联网、视频会议、存储-转发模式的图像、流媒体和无线传输等。远程医疗按应用领域、学科范围和功能的不同又可以细分很多分支,如远程病理学、远程放射学(teleradiology)、远程皮肤病学(teledermatology)、远程精神/心理学(telepsychiatry),甚至是远程外科学(telesurgery)等。目前,大多数远程医疗项目的组成都是以一个大的学术医疗机构为中心连接一些较小的基层或偏远地区的医疗机构,呈放射状网络分布,目的是改善不发达地区的医疗状况,解决医疗服务的可及性。对于病理服务而言,全球范围内存在的主要问题是病理医生严重不足和分布不均衡,为数不多的病理医生主要集中于欧美等发达国家,非洲和南美等地区能够得到病理服务的患者更是少之又少,这在我国每年援外医疗的病理专业需求中可见一斑。据报道[34],全球具有资质的病理医生中接近一半在美国,服务不足 5% 的世界人口。在我国,由于经济发展水平的差异,中西部整体的医疗资源和技术匮乏,医疗服务能力较差。特别是病理设施落后,专业人员奇缺,很多医院和基层医疗机构根本就不存在病理科。2018 年中华医学会病理学分会第二十四次学术会议报道,我国目前取得医师资格的病理医生只有 1.7 万余人,缺口达 6 万～8 万,全国病理医生数量及各省分布情况见图 1.7。因此远程病理学是解决我国欠发达地区病理资源不足和全国病理人才短缺的有效途径。

中华医学会病理学分会第二十四次学术会议暨第八届中国病理年会 24th Congress of Chinese Society of Pathology and 8th Annual Meeting of Chinese Pathologists				
序号	省份	病理从业人员总数	医师	技术人员
1	广东	2700	1400	1300
2	江苏	2419	1200	919
3	河南	2401	1283	1089
4	浙江	2361	1188	1031
5	山东	2100	1200	900
6	四川	1893	943	950
7	湖北	1566	835	731
8	辽宁	1335	722	613
9	上海	1262	630	632
10	北京	1190	467	723
11	黑龙江	1100	600	300
12	安徽	1093	597	496
13	河北	1123	703	420
14	福建	1022	516	443
15	湖南	997	534	350
16	陕西	972	510	405
17	广西	905	451	439
18	江西	838	470	300
19	内蒙古	638	368	270
20	云南	584	296	288
21	贵州	558	340	218
22	新疆	546	311	235
23	甘肃	539	320	219
24	山西	517	280	237
25	天津	494	309	157
26	重庆	437	150	139
27	吉林	335	285	50
28	海南	228	116	112
29	青海	174	112	62
30	宁夏	154	67	63
31	西藏	33	19	9
	合计	32514	17222	14100

图 1.7　我国病理医生情况(2018 年)

远程通信是指信息经过远距离传输以达到应用目的的一种通信手段。远程病理学之所以在很多地区能够得以顺利应用并快速在全球范围内扩展,主要得益于宽带网络和无线技术在全球的普及。远程病理系统可与互联网、局域网、数字病理服务网络、卫星及无线网络等通过有线或无线方法连接,完成病理切片数字图像、患者信息及一些必要的辅助检查资料的传输,从而实现远程诊断咨询。网络传输也存在一定的局限性,如网速有时达不到要求、患者隐私安全顾虑、欠发达地区网络带宽限制等可能给远程病理系统的应用带来不便。无线远程通信和智能手机用于远程病理服务[37,38]最近被证实是一种有效的临床方法。远程视频会议和电脑桌面共享软件(如 Skype、Lync、Team Viewer 等远距离实时在线通信工具),已经逐步用于远程病理学解决方案中[39-41]。几款在线数字图像共享服务(如 SecondSlide)已经建立,利用主服务器(如 DropBox、PathXchange)登录云端储存即可共享其中的远程病理信息。当然,这些路径在应用过程中也存在诸如数据安全、患者隐私风险等方面的隐患。

三、远程病理系统的数字图像模式

自 1989 年开始,数十款静态图像远程病理系统和动态机器人远程病理系统相继被开发并市场化[42];同时,随着 VA 医院项目和挪威远程术中冰冻整体解决方案的实施和落地,两种基本图像模式即动态机器人图像(实时图像)和静态图像(存储-转发图像)第一次可持续性应用于临床常规远程病理服务[11,43];随后,一种加强型的静态图像模式 WSI(也称为虚拟切片)由 Bacus 研制成功并申请专利,在 2000 年前应用于临床远程病理服务[42]。

1. 静态图像模式(SI)　所谓的静态图像实际上就是照片、图片及截屏等资料,最大特点是存储-转发格式(store-and-forward)。这些图像文件可以通过电子邮件、共享浏览器及微信等方法读取交流,其他信息如音频(audio)、视频(video)及文本(text)等文件也可以通过静态图像模式进行存储、转发、读取。静态远程病理系统适用于大体标本、组织切片、细胞涂片、电泳凝胶、寄生虫及微生物培养等样本的远程图像传输及浏览,而且图像发送者与浏览者无须同时在线,时间安排灵活自由。优点是造价低廉、技术相对简单、维护费用低,缺点是无法远距离实时操控、图片视野范围受限、图片选取需要经验等。因此,静态远程病理系统不适于复杂疑难病例会诊及初始病理诊断,更无法完成 IOC。

2. 动态非机器人图像模式　又叫视频显微镜,为第一代远程病理系统的主要代表。工作方式是处于不同地点的病理人员通过视频实时动态观察病理切片。优点是适合病理医生之间的疑难病例会诊,可实时互动,交流方便;缺点是受时空约束,无法满足缺乏现场病理医生的医疗机构的需求。

3. 动态机器人图像模式　世界上第一套动态机器人远程病理系统由 Weinstein 博士投资开发并申请专利(Weinstein 美国专利♯5216596),专利申请于 1987 年提交,1993 年授权生效。动态机器人远程病理系统的主要原理是远程自动操控一台装有数字相机与网络计算机相连的显微镜实现图像的数字化及传输过程,远程病理学家通过电脑上的软件驱动显微镜上的机器人系统实现全切片预览、相关热点区域选择、聚焦放大及驱动速度控制等功能。优点是远距离实时"一对一"互动交流，图像质量可靠；缺点是造价昂贵，系统技术复杂，网络带宽要求较高，技术支持及维护成本大。动态机器人远程病理系统最适合远距离会诊咨询和 IOC。

4. WSI 模式　WSI 远程病理系统在初期 SI 基础上，提供了一种浏览全切片数字化（扫描-存储-转发）图像的全新方法（图 1.8）。简单来说，全切片数字扫描仪由载片盒、安装有不同倍数物镜的显微镜、数码相机、机器人及软件等部件组成。扫描倍数根据不同厂家及要求有 20×、40×、60× 等规格，目前最高可达 80× 左右。倍数越大，扫描一张切片所需时间越长，对于常规组织学切片，20× 已经够用，但对于细胞学特别是血液病理如骨髓穿刺涂片、TCT 等，40× 扫描可能是最佳选择，对于微生物远程浏览则可能需要更高的扫描倍数（如 83× 的油镜）。

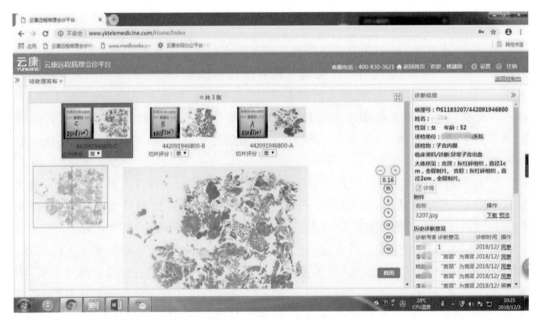

图 1.8　显示在远程电脑上的 WSI 图像

由于数字图像具有分辨率高、放大倍数可调及全切片浏览等特点，WSI 被证明非常适合远程病理学应用。与动态机器人显微镜相比，WSI 系统在 IOC 中所需时间明显缩短。一项用于 IOC 的比较研究显示，两者在切片准备过程中所用时间基本相当（动态机器人显微镜为 10.33 分钟，WSI 用时为 12.26 分钟），但在图像浏览解读用时上，WSI（3.42 分钟）明显快于动态机器人显微镜（10.26 分钟）[44]。WSI 远程病理系统适用范围广阔，除穿刺细胞学外，在初始病理诊断、远程会诊、术中冰冻及部分 TCT 筛查等领域已经广泛应用。正是由于 WSI 系统方便、快捷、图像清晰的优势，使它成为一种目前被业界广泛接受的主流远程病理系统。

5. 复合图像模式　是静态图像模式与动态图像模式的技术融合，主要有复合型动态机器人/静态图像远程病理系统和双模动态机器人/全切片图像远程病理系统。优点是功能齐全,使用方便;缺点是技术复杂,维护成本高,造价昂贵。

以上几种图像模式各有优缺点,具体适用的环境和范围也各不相同。在选择时一定要根据不同的用途、地域、基础设施(如网络、工作流量及资金状况)等综合考虑。表 1.3 是几种远程病理图像模式的特点比较。

表 1.3 几种远程病理图像模式的比较

远程系统	图像模式	远程控制	图像数量	图像选择	分辨率	带宽	价格
静态	静止	不能	有限	申请人	中高	低	低
动态	实时	可以	无限	会诊医生	中	较高	高
WSI	静止	可以	无限	会诊医生	中高	较高	较高
复合	实时静止	可以	无限	会诊医生	高	高	高

四、远程病理系统分类

对于放射医学而言,来自不同制造商的主要类型的数字影像设备都必须满足一定的技术标准,因而设备参数基本相同。一名接受某一品牌数字影像设备培训的放射学专家可以通过其他不同品牌的设备系统做出诊断。远程病理系统情况就不同了,至今没有相对统一明确的技术标准,导致市场上远程病理系统类型众多,模式各异。尽管如此,但其基本原理不外乎上述三种图像处理模式或者是两种模式的混合。目前国际上主要有三种分类,分别是 2001 年发表在《人体病理学》(*Human Pathology*)的 Human Pathology 版本(表 1.4),2012 年发表在《斯堪的纳维亚病理学、微生物学和免疫学学报》(*Acta Pathologica Microbiologica et Immunologica Scandinavica*,APMIS)的 APMIS 版本(表 1.5) 和 2014 年 Weinstein 博士提出的从业者(Practitioners)分类系统(表 1.6)。

(一) Human Pathology 远程病理系统分类(2001 年)

表 1.4 的分类是远程病理学中的第一个综合性系统分类,是在关于远程病理学三次小型座谈会中的第二次会议上提出的,之后陆续在 Human Pathology 发表[2,4,42]。2001 年 Human Pathology 远程病理系统分类参考并整理了当时的工程学、计算机科学、通信及病理学的文献。

表 1.4 Human Pathology 远程病理系统分类(2001 年)

时间迭代	分类	型号	系统模式	技术特征
1952~1989 年 (第一代)	1A	DNR	动态非机器人	视频显微镜
	1B	DR	动态机器人	机器人显微镜
	2A	SFNR	存储转发非机器人	图像摄取板
	2B	SFR	存储转发机器人	高清电视(HDTV)

（续表）

时间迭代	分类	型号	系统模式	技术特征
1989～2000 年 （第二代）	2C	SFSR	存储转发针式/机器人	电子针式缝接软件
	3A	HDSF - NR	复合动态/存储转发非机器人	
	3B	HDSF - R	复合动态/存储转发机器人	
	4A	VSA	虚拟切片/自动非机器人处理	
	4B	VSI	虚拟切片/交互处理	
2000～2001 年 （第三代）	5A	HVS	复合虚拟切片处理	自动与交互合成
	5B	RVS	快速虚拟切片处理	连续移动频闪照明
2001 年～ （第四代）	5C	UVS	超速虚拟切片处理	微阵列显微镜

注：上述表格中，动态指系统中的实时图像部分；存储转发式图像与静态图像是同义词；虚拟切片图像指 WSI。

应该说，静态图像系统（存储-转发模式）和动态机器人系统作为两种独立图像处理模式的起源代表了自 1984 年左右开始的之后五年以来的远程病理系统的创新成果。表 1.4 中远程系统模式的代际更迭基本上遵从了每种模式创新首次出现的时间框架。例如视频显微镜代表第一代远程病理系统的开始，电视显微镜是第一个实时远程病理浏览系统；而消费级的针式缝合软件的开发则标志着第二代远程病理系统的诞生；自动与交互式的高速 WSI 则是第三代远程病理系统的主要特点，频闪照明技术的应用使得连续移动平台扫描技术得以实现；第四代远程病理系统首次将超高速切片数字图像处理程序用于微阵列显微镜[45]，实现了 WSI 扫描时间的巨大突破（可在 1～2 分钟完成）。目前，单轴光路（single-axis optical）WSI 处理器的应用，可使全切片扫描的最快时间缩短至 1 分钟之内，随着扫描技术的不断优化，加之单次扫描载荷的增大，切片数字图像的产出率将以超过 1～2 个数量级的速度增加。因此，从技术角度看，表 1.4 分类中的第四代技术将逐渐淹没在第三代分类即高速 WSI 技术中。

为了更好地了解各种系统的特点，同时便于不同技术人员的交流，表 1.4 中对相应分类系统进行了型号标记。这些系统的开发和测试大多由德国人、法国人、日本人和美国人完成。不同国籍、不同领域（工程师、病理学家及公司管理人员）的技术人员由于语言及技术层面的问题常出现交流沟通障碍，而用这些字母缩写的符号标记来指代具体类型的远程病理系统，在当时的研发和市场环境中确实带来了交流和理解上的便利。当远程病理设备技术逐渐成熟稳定之后，这些型号标记也逐渐废止，在后来的分类中也不再出现。

不难看出，表 1.4 的远程病理系统分类主要侧重研发设计的技术层面，主要供工程技术人员使用。当时，公开报道的远程病理设备公司超过了 30 家，各种新的远程病理系统和设备不断涌现，数量纷繁，可谓红火至极，但世界范围内能够提供可持续远程病理服务的实验室不足 50 家，每年的远程会诊咨询病例也不过几十例而已[8]。在那个时代，工程师用于研发远程病理系统和设备的精力和时间远远超出了远程病理学家用于病理会诊服务的时间和精力!

　　当表 1.4 的远程病理系统分类于 2001 年在 Human Pathology 发表时,人们认为在可预见的将来远程病理设备领域会继续发展,新的系统和模式会不断出现。但现在看来,除了商业化的超高速 WSI 和机器人强化型的 WSI 系统外,远程病理系统设备和模式的发展在 2001 年左右似乎达到了顶峰。WSI 系统之所以能够在众多类型的远程病理系统模式中脱颖而出并不断改进完善,主要得益于扫描速率的显著提升、网络带宽的增加和云计算的应用。

　　值得注意的一点,也是非常重要的一点,在 2001 年 Human Pathology 发表了这个分类系统后,相关的远程病理文献以每年 35～50 篇的速度在增长。据不完全统计,截至2015 年初,世界范围内公开发表的远程病理学文献超过了 1 400 篇,来自超过 30 个国家的 400 多个实验室,研究内容也从系统设备研发转向了远程病理系统的验证及临床应用[46]。在知识产权保护方面,20 世纪 90 年代开始,远程病理系统和数字病理专利数量在美国一直持续稳步增长[36]。美国的第一份远程病理系统专利名为“远程病理学诊断网”,由 Weinstein 博士和他的妻子共同注册的 Corabi International Telemetrics, Inc. 于 1987年提交申请,最后由美国专利和商标局(U.S. Patent and Trademark Office)将最初的申请材料一分为二授予了两份专利权,期限分别为 1993～2010 年和 1994～2011 年。2010年专利保护期刚一结束,几家主要的远程病理设备商立即将专利中的机器人动态远程模式与高端 WSI 处理器结合,开发出了动态机器人强化型 WSI 远程病理系统[47]。事实上,就在美国第一份动态机器人远程病理系统专利保护到期的前一年即 2009 年,技术相似的动态机器人强化型 WSI 系统已经在欧洲上市。而国内启动远程病理会诊试点的时间是2011 年底,当时提供的扫描设备是一款机器人软件驱动的显微镜进行扫描,图像为 WSI模式,应该是动态机器人与 WSI 结合的产物。但设备粗糙简陋,扫描速度也比较慢(每张切片扫描时间为 5～15 分钟),图像分辨率不高,推测可能与国外专利期刚刚解禁,引进消化时间短、仿制技术不成熟有关。

　　自从高速 WSI 扫描的数字图像产出率以惊人的速度成倍增加以来,早期各种远程病理系统之间的差别已经越来越不重要,因为大多数大公司现在提供的数字化切片扫描仪能够在 1 分钟内即可完成一张切片的扫描。操作者之间的互动功能也因扫描速率的提升而显得多余,因而表 1.4 分类中的 5A/HVS 系统也将被淘汰。由于超高速数字切片扫描仪的出现,1990 年在欧洲远程病理学会议上展示的 4B 系统(虚拟切片/机器人交互处理模式)已经消失。一旦使用单光轴光路的光学显微镜系统的扫描仪能够普遍在 1～2 分钟内完成切片扫描,则分类中的超高速虚拟切片处理技术 5C/UVS 存在的合理性也将受到质疑。

　　关于 2001 年 Human Pathology 远程病理系统分类中的名词,需要做一些讨论。“虚拟切片(virtual slide, VS)”一词已经过时,应该用“全切片图像(whole-slide imaging, WSI)”取代。原因一是 WSI 与虚拟切片的内涵相同,而且现在已经被业内广泛接受;二是用“虚拟”指代数字化组织切片图像容易使一些人包括外科病理学家、保险代理人及管理人员等产生错觉;三是 2012 年 APMIS 分类中已经放弃使用“虚拟切片”[8]一词。另外,自从"WSI"这一名称变得流行以来，一些人倡议或习惯于用 WSI 取代"远程病理学（telepathology）"的概念[34]，这实际上已经给业内和医疗监管部门带来了很大困惑。正如本书开始介绍的那样，关于远程病理学的概念和内涵，ATA 在 2014 年 8 月发布的《ATA 远程病理学临床指南》中已经做了清楚界定[5]，即"远程病理学"包括图像处理模式、图像传输路径和临床实践活动等内容。不难理解，WSI 只是众多图像处理模式中的一种，不能以偏概全。

（二）APMIS 远程病理系统分类（2012 年）

表 1.5 是公开发表的最新版远程病理学系统分类，作为一个小型远程病理学座谈会的部分成果于 2012 年发表于《斯堪的纳维亚病理学、微生物学和免疫学学报》（*Acta Pathologica Microbiologica et Immunologica Scandinavica*，APMIS），学术界称之为"APMIS 远程病理系统分类 2012"。该分类在 2001 年 Human Pathology 分类的基础上进行了简化，删除了代纪标示和型号字母缩写，并按每种系统模式开始应用的大概时间顺序重新调整。与 Human Pathology 分类（2001 年）相比，最大变化是按每种系统的图像模式特点（如动态实时、静态及动静态混合）进行归类，突出了使用功能，侧重点从面向系统设计研发和工程技术人员转向临床应用和病理学家。正因为如此，世界上最大的、负责制定远程医疗临床标准和指南的国际性远程医疗/健康组织 ATA 于 2014 年将 APMIS 远程病理系统分类（2012 年）稍做修改后作为国际远程病理学分类的临床指南予以正式发布[5]。

另外，表 1.5 分类中的复合型动态机器人/静态图像远程病理系统由远程病理领域的先驱者挪威病理学家 Thor Eide 和 Ivar Nordrum 于 1989 年研制成功，也是世界上第一个能够提供可持续远程病理服务的系统。他们的这套复合动态远程病理系统在 20 世纪 90 年代的世界远程病理学界炙手可热，成为当时的品牌引领者。即使到 2015 年左右，依然是承担众多外科病理实验室远程病理诊断服务的主要系统[48]。

表 1.5　APMIS 远程医疗（病理）系统分类（2012 年）

图　像　系　统	年　　份
实时图像远程病理系统	
电视显微镜	1952 年
研究应用	1955 年
临床应用	1968 年
动态机器人远程病理系统	1986 年
静态图像远程病理系统	
静态图像远程病理系统	1987 年
静态机器人远程病理系统	1989 年
自动 WSI 远程病理系统	1991 年
人工控制 WSI 远程病理系统	1994 年

（续表）

图　像　系　统	年　份
多模式数字图像远程病理系统	
复合型动态机器人/静态图像远程病理系统ª	1989 年
双模动态机器人/全切片图像远程病理系统ᵇ	2011 年

注：ª 又称为静态强化型动态机器人远程病理系统（static-image enhanced dynamic robotic telepathology）；ᵇ 又称为动态机器人强化型全切片图像系统（dynamic robotic telepathology-enhanced whole-slide image or RT – WS）。

（三）Weinstein 从业者（Practitioners）应用分类系统（2014 年）

表 1.6 的从业者（指病理医生、病理技术人员及其他相关人员）应用分类剔除了以往分类中过多无用类型和冗余信息，其目标是建立一个适合于从事实际工作的病理学家的标准远程病理学系统分类。分类中列出的六个远程病理系统全部都是目前实际临床工作在用的系统，如将视频摄像机安装在传统光镜上的原始电视显微镜（视频显微镜），通过网络链接传输远距离图像的模式，目前在某些地区的临床病理服务中仍在应用[8]。现在，大多数动态机器人远程病理系统都装有静态图像模式，在必要时截取切片中的热点区域（regions of interest，ROI）或展示具有诊断价值的区域。静态图像系统经常用来截取典型图像用在报告中、显示复杂困难病例图像细节以及保存有价值的图片等。另外，静态图像远程病理系统仍然是一些地区最常用的远程病理诊断工具[49]。WSI（没有动态机器人成分）从分类上看属于静态图像系统范畴，因为 WSI 成像原理是众多静态图像无缝电子缝接在一起形成一个大的数字图像文件，同时具备存储-转发特点。上述分类列出了两款多模式远程病理系统，其中复合型动态机器人/静态图像系统成为过去 25 年以来临床病理实验室应用的主流远程系统，在"APMIS 分类"中已经介绍过了，而动态机器人远程病理系统/WSI 模式属于近几年开发的新产品，此种模式具有 Z 轴聚焦功能，有望克服以往系统无法像传统光镜那样上下聚焦的缺点，可能有助于解决穿刺细胞学的远程诊断难题！

表 1.6　从业者（Practitioners）应用远程病理系统分类（2014 年）

图　像　系　统	年　份
实时图像远程病理系统（RT）	
电视显微镜	1952 年
动态机器人远程病理系统	1986 年
静态图像远程病理系统（SI）	
静态图像远程病理系统	1987 年
WSI 远程病理系统	1991 年
多模式数字图像远程病理系统	
复合型动态机器人/静态图像远程病理系统	1989 年
动态机器人远程病理系统/WSI	2014 年

五、智能移动(手机、平板电脑)远程病理系统

最近,技术的进步使在不同医疗领域中广泛和迅速地通过临床摄影和智能手机共享数字图像成为现实,智能手机和平板电脑在临床的应用正在改变日常的医疗实践活动[50]。通过智能手机和平板电脑的数字化图像进行远程病理会诊也毫无例外地成为一种新型工具的选择[51],特别是在发展中国家和落后地区[52]。

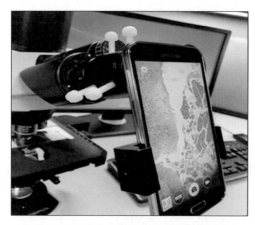

图 1.9　3D打印的适配器用来固定手机可进行显微图像拍照和(或)视频拍摄

美国国立卫生研究院李斯特-希尔国家生物医学通信中心的 Fontelo 团队[53]基于 iPhone5(iOS 系统)开发了一款智能手机图像应用软件。具体做法是在传统显微镜的目镜上装配一个 3D 打印的适配器上,用来固定手机进行显微图像拍照和(或)视频拍摄(图 1.9),并通过 APP 上传发送图像文件。经过世界范围九位病理学家对图像质量进行评估后,一致认为智能手机图像文件可以满足诊断需要。接下来,他们又采用同样的方法使用 Samsung Galaxy S5 和 Google/LG Nexus 5 两款 Android OS 系统的智能手机对图像应用软件进行了验证并得出了与 iOS 系统手机相同的结果[54],而且由于 Android 系统手机在中低收入和发展中国家的普及率更高,因而也更适合这些地区的远程病理学应用。在此之前,UPMC 的 Hartman DJ 团队[38]开发了一款 iPhone 应用程序,以方便使用智能手机进行快速病理学远程诊断。这款手机应用 APP 的功能是发送智能手机的相机镜头采集的显微镜下图像供远程会诊需要,并且给了它一个蕴含着将来病理学专家工作方式改变的形象名称:口袋病理学家(pocket pathologist,图 1.10)。

2016 年,一款基于智能手机平台并结合定量相位图像(quantitative phase imaging,QPI)技术的方法应用于血液红细胞成像[55]。QPI 方法的运用解决了智能手机相机一次拍摄的两幅散焦瞳孔图像的强度传输难题(intensity transport equation,ITE)。这套系统的智能手机只是完成了显微镜图像的采集,并利用采集的图像查找疟原虫和血细胞分类计数,而未涉及图像处理过程。

Auguste L 和 Palsana D[56]的研究显示,开放移动远程病理系统(open mobile telepathology system,OMT)由两个组成部分构成:口袋电子健康记录(pocket electronic health record,pEHR)和移动全切片成像(mobile whole slide imaging,mWSI),其主要功能是图像采集并通过移动网络上传图像。另一款相似的系统研究设计了一个低成本的智能手机显微镜适配器,并开发了一个用于血细胞自动计数和查找疟原虫的决策支持系统[57]。应用

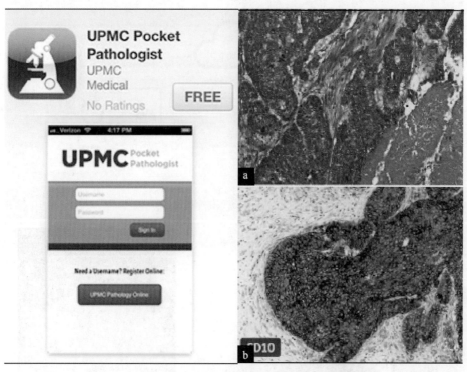

图 1.10 UPMC 的"口袋病理学家"APP 登录界面及静态图像

该适配器和软件进行的图像采集和处理,在两个诊所进行了测试并取得了预期效果。

上述资料代表了近几年不同地域、不同专业领域的学者(主要是病理学家和计算机工程师)在智能手机用作远程病理学图像获取和传输工具的不懈努力,虽然取得了很大进步,也解决了病理服务需求中的一些实际问题,特别是 UPMC 的"口袋病理学家"APP 的成功开发,深得世界各地病理学家的喜爱。但是,这些智能手机的图像处理方法依然是静态模式(照片和视频),其中绝大多数 APP 包括 mWSI 都缺乏图像处理过程中的数字化逻辑运算,在实际应用中不可避免地存在静态图像(照片和视频)的局限性。

真正意义上的移动款 WSI 图像处理系统被命名为"可缩放全切片成像(scalable whole slide imaging, sWSI)"系统(图 1.11),于 2017 年由 TerryDr 信息技术公司(TerryDr Info Technology)推出并应用于日常病理工作中[58],主要应用于病理诊断、远程会诊和 IOC 等方面。这个系统功能强大,高倍扫描可以在 40×～100×间自由选择,多重放大倍数任意调整如低倍全景浏览或对感兴趣的热点地区放大前移进行细节观察等,多重聚焦功能可以直观记录切片的三维信息。而且,与传统 WSI 的扫描仪相比,具有灵活、方便、价格低廉的优点。

同时,在国内由上海交通大学附属第一人民医院病理中心的病理学家们开发的 sWSI 系统也于 2017 年见于文献报道[59]。该系统是一种基于主流智能手机的 WSI 系统,并配以常规的光学显微镜使用(图 1.12)。在他们的 sWSI 设计中,数字化过程由智能手机上的轻量级客户端和功能强大的云服务器异步分割完成。这种超低成本的解决方案能够提供与独立数字化切片扫描仪相当的诊断性成像质量,同时支持不同放大倍率的物镜

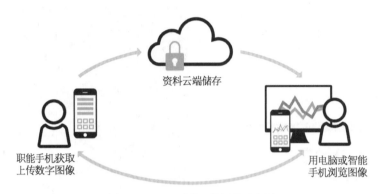

图 1.11　sWSI 系统工作原理示意图

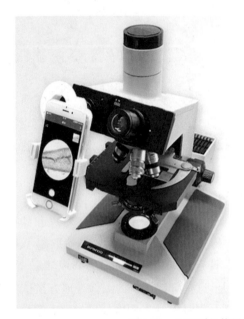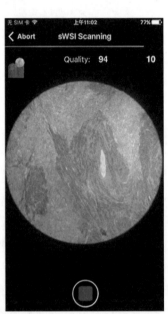

图 1.12　sWSI 手机使用与用户界面图像显示

甚至是油镜和可持续的流量过载。经过 iPhone 6 智能手机在术中冰冻切片诊断中的验证,图像质量可靠,操作简单,几乎不需要对操作者进行任何专业训练,取得了预期效果。随后,该团队于 2018 年用 Android 系统智能手机在 TCT 细胞学中测试了 sWSI 的性能,虽然 Android 系统的表现略逊于 iOS 系统,但两者之间差别不大,都能满足大多数类型标本的远程病理会诊需要[60]。广州达安临床检验中心远程病理诊断中心于 2018 年底也开发出了自己的 sWSI 移动远程系统,经过全面验证显示该系统运行可靠、操作方便,目前已经进行线上常规应用(图 1.13)。

综上所述,远程病理学自诞生到广泛应用于临床的半个多世纪的历程中,随着 IT 技术和图像处理技术的飞跃发展和巨大进步,远程病理系统随着图像模式的不断改进而趋于完善、成熟。每一次 IT 和图像技术的革命如模拟信号到数字信号、带宽受限到无线网络环境等对远程病理学的发展都起到巨大的推动作用,几乎都会有远程病理系统新模式的出现。远程病理系统分类也从开始注重工程技术和研发,逐渐转移到为临床、为病理医生服务的主旨义务上来。正如远程病理学之父 Weinstein 博士指出的那样[8],"将来的远程病理系统分类中将会包含移动远程病理学(mTelepathology)"。鉴于移动版的 sWSI 远程病理系统功能稳定、灵活方便以及商业化的成熟应用,同时,移动设备(智能手机和平板电脑)的浏览方式和应用程序与电脑也不完全相同,可以视为新兴的基于移动设备平台的独立系统而融入新的远程病理分类中。因此,笔者建议在 Weinstein 从业者(Practitioners)应用分类系统(2014 年)的基础上增加 sWSI 远程病理系统分类。修订后的新分类如下(表 1.7),称为面向临床应用的远程病理系统分类。从临床应用角度出发,病理医生可能更多地关注这些系统模式的功能和可用性,而对于其诞生的年代则显得不那么重要。因此,为便于记忆和应用,本文分类不再列出其诞生的具体时间。需要指出的是,目前业界内应用的主要远程病理图像系统为 WSI、动态机器人远程病理系统、动态机器人/WSI 远程病理系统和基于移动设备的 sWSI 系统,其他图像系统的应用虽然越来越少,但在少数特殊的环境中还有应用。因此,现阶段还不宜将视频显微镜、静态图像和复合型动态机器人/静态图像远程病理系统等排除在分类之外,随着时间的推移和技术的发展,这些系统会逐渐淡出人们的视野。

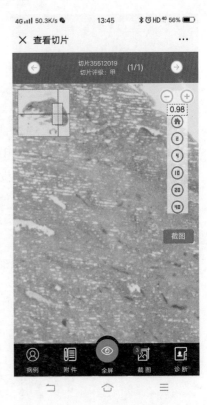

图 1.13　广州达安临床检验中心开发的 sWSI 移动远程系统

表 1.7　面向临床应用的远程病理系统分类(2019 年)

图　像　系　统	英　　文
实时图像远程病理系统	
视频显微镜	video microscope
动态机器人远程病理系统	dynamic robot telepathology
静态图像远程病理系统	
静态图像远程病理系统	static image telepathology
WSI 远程病理系统	WSI telepathology
sWSI 移动远程病理系统	sWSI telepathology
混合图像模式远程病理系统	
复合型动态机器人/静态图像远程病理系统	hybrid dynamic RT/SI telepathology
动态机器人/WSI 远程病理系统	dynamic RT/WSI

第四节　远程病理系统组织结构

远程病理学是一种应用远程通信技术远距离传输患者的大体和显微镜图像以及临床信息，供另一端的远程病理医生用来诊断、会诊及科教目的的病理学实践活动。其系统结构主要由三部分组成：诊断需求发起端或原始资料上传端、病理医生数据读取端或远程应答端及连接两地的远程通信链路。根据需求和功能不同，远程病理系统的组织结构形式和复杂程度也各不相同，呈现出多样化的发展趋势。在全球不同地域和机构的实践中，发现主要存在着单一地点项目、一对一远程病理系统、中心性或区域性远程病理系统和多中心分布式远程病理系统等组织形式[46]（图 1.14）。

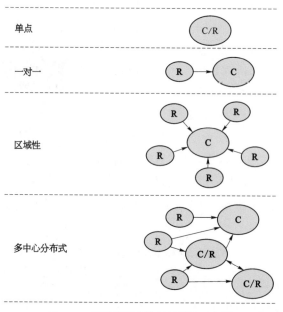

图 1.14　远程病理系统组织结构示意图

一、单点项目

单点项目结构简单，便于实施，主要供学术性医疗中心、医学院校内部使用，用于远程病理教学[61]、质量控制和质量保证等项目[62]。

二、一对一远程病理网络系统

一对一远程病理网络系统可以说是最典型的远程病理实践活动[63]。两个医疗机构之间互相连接形成点对点的远程网络系统,在两个单位之间进行远程病理的诊断、会诊、术中快速诊断以及科研教学等活动。同时,可以替代本地或来访的病理医生[64],并为对方提供诊断方面的质量保证。一对一远程病理网络系统的典型代表是浙江大学医学院附属第二医院病理科与加州大学洛杉矶分校的病理与实验医学系之间的远程病理会诊系统[20]和广州的参考医学实验室金域医学诊断与匹兹堡大学医学中心的远程病理合作项目[21]。其目的是为国内患者提供国际病理专家会诊服务,多年的远程会诊实践管理、运营及操作流程的实践证明,这种跨国界、跨地域的远程病理系统模式取得了预期效果。

三、区域性远程病理网络系统

区域性远程病理网络系统是以一个大型学术性医疗机构或教学医院病理科作为诊断与会诊中心,与一些较小的基层医疗机构或偏远落后地区的医疗机构建立病理服务网。由会诊中心的病理学专家为与之建立协作关系的单位提供病理相关服务,这种组织形式目前已经很成熟,国内外也很常见。国外的如美国的退伍军人综合服务网[65],国内的远程病理会诊系统大多数也采用这种方式,如2011年开始的中国远程病理会诊试点就是以国家病理质控评价中心的远程会诊平台为中心连接所有试点医院,形成全国范围内的远程病理会诊网络系统,还有各省级病理质控中心组建的以省内病理学专家为资源,旨在解决省内各个市县及基层医疗机构病理服务能力不足的省级远程病理会诊中心等。区域性远程病理网络系统由多家不同单位组成,人员权属复杂,管理及协调工作要求较高,需要强有力的组织者和一定的学术权威支撑。因此,国内除上述官方行业组织外,随着医疗改革过程中医院组织关系的变化,在一些医院集团或医联体范围内的医院之间建立区域性远程病理会诊中心,无论从管理上还是资源权属上都相对容易操作和处理。

四、多中心分布式远程病理网络系统

多中心分布式远程病理网络系统的特点是分散的网络系统连接多个地点、多个中心,交互式的专家会诊工作模式,而没有固定的单一点对点的会诊方式。这种远程病理组织形式不仅可以解决具体患者的诊断需要,更重要的是可以促进区域化病理服务体系的完善和区域病理整体水平的提高。这种模式的典型代表是加拿大东魁北克地区远程病理网,其目标是为东魁北克地区内的 408 760 km² 土地上的 170 万居民提供高水平、同质化的病理学诊断服务[16]。该地区地处偏远、交通不便、人烟稀少(最低的人口密度只有 0.4 人/km²),病理医生严重不足。这个网络是世界上最大的分布式远程病理网络系统之一,不包括社区医院为其提供病理标本的单一响应站点。在我国,广州达安临床检验中心的远程病理诊断平台于2015年开通,网络覆盖连接从乡镇医疗机构到市级三甲医院将近100 余家不同地域不同级别的医疗机构。整个组织架构以广州、上海及成都为中心,分别与就近所属区域的市县和基层医疗机构连通,形成本区域的分散网络系统,同时广州、上

海及成都三个中心之间也互相连接成网，实现网络系统内的资源、专家、信息的统一调配和实时共享，是一个名副其实的多中心分布式远程病理网络系统。三年多的实践表明，这种网络系统形式对于解决偏远地区和基层医疗机构病理资源匮乏，实现病理服务的可及性具有安全、高效、快捷的巨大优势。但由于网络系统庞大，组织结构分散，单位众多，涉及专家资源调配、工作流程优化以及信息共享管理等方方面面，其中的管理、协调及组织能力要求极高。目前情况下，这种远程病理系统由官方牵头的组建意愿及管理精细程度难以达到要求，可能由独立医学检验机构以市场需求为导向提供第三方服务方式来组织实施更具有可行性。

发表于 2015 年的一篇界域综述（scoping review）文献[46]研究总结了当时见诸文献报道，而后付诸实施应用的各类远程病理系统组织架构共 99 家，其中，五种组织形式占比分别为单点项目 21%（21 家）、一对一远程病理网络系统 19%（19 家）、区域性远程病理网络系统 21%（21 家）和多中心分布式远程病理网络系统 20%（20 家），其他形式 18%（18 家）。

图 1.14 不仅显示了各种远程病理系统组织结构的数量，同时用示意图诠释了每种系统结构内部的组织关系。需要注意的是上述文献中尚有 18% 的远程病理系统组织结构无法对应到具体的类别中，表明这种远程病理系统组织结构的多样性，分类并不是一成不变的，各地在构建自己的远程病理诊断系统时要结合实际情况，如服务对象、预期目的及现实需要等进行综合考虑布局，不必贪大求全，也不必拘泥于组织结构类型的优劣。其实，每种系统的组织结构都有其适用范围和优势，也存在一定的挑战和局限性（表 1.8）。

表 1.8　远程病理网络系统结构的特点与面临的挑战

远程病理组织结构	主 要 特 点	主 要 挑 战
单点项目	易于实施，适于教学	技术和设施层面
一对一系统	性价比高，结构简单适于国际合作	专家资源受限，国际项目存在合规性问题
区域性系统	覆盖面广，具有资源优势和规模效益	组织管理能力及学术权威
分布式系统	多中心，多样性，交互	工作流程优化，利益分配

第五节　远程病理学的积极影响与应用挑战

一、国内外临床病理现状

世界各地正在努力扩大和增加获得医疗保健服务的机会，其中一个重要的经验教训是需要将病理学服务作为卫生保健提供系统的一部分加以重视[66]。自 20 世纪 20 年代以来,病理学一直是美国医疗保健服务的重要组成部分,而且在政府事务中病理学和实验室服务无论是在监管层面还是政策层面也一直受到高度重视[67]。公开资料显示,我国现代病理学在徐颂明、胡正祥、谷镜汧等老一辈病理学家的带领下,也是从 20 世纪 20 年代开始了其艰难曲折的发展历程,由于国情和历史条件的原因,发展不尽如人意,特别是临床病理除少数大型学术医疗机构和军队医院外,普及到省市级医院的时间大概在 20 世纪 60～70 年代。直到 2009 年,临床病理学的发展滞后问题才出现在全国卫生工作会议的议事日程中,成为会议的重点议题之一,当时的卫生部领导在会议上指出"病理是基础,基础不牢地动山摇"。可见,当时的临床病理服务已经严重制约其他临床学科的发展并影响到整体医疗卫生服务的水平。会议之后,卫生部医政司发布了《病理科建设与管理指南(试行)》(卫办医政发〔2009〕31 号),并作为病理科建设和管理的标准与规范性文件在全国实行,对近些年来临床病理学科的发展起到了明显的推动作用。纵观全球,无论是发达国家还是中低收入国家,尽管都在努力提高病理学和实验室服务在医疗卫生保健服务体系中的地位和作用,但临床病理学在世界各地的发展还存在方方面面的诸多问题。

1. 病理医生短缺或相对不足　病理医生短缺或不足是全球性问题,即使在美国也不例外。(美国)医学院校协会(Association of Medical Colleges)提供的数字显示,2013 年全美病理医生总数为 13 710 人,占全部医生总数(829 962 人)的 1.65%,每个美国病理医生平均要为 23 058 人提供服务[68]。持续增加病理医生的供给对维持患者医疗服务水平至关重要,但在过去十多年中,许多发达国家的病理学家人数正在减少。日本[69,70]、澳大利亚[71]、英国和新西兰[72]以及加拿大[73]就是这种情况。在撒哈拉以南的非洲大陆,病理学家数量不到这一数字的十分之一(13 710 人)[74]。因此,在中低收入国家,大多数医疗服务提供者和普通民众从未接触过临床病理学的实践。视线转回我国,2018 年中华医学会病理学分会第二十四次学术会议提供的材料显示,目前我国(除港澳台地区)病理医生总数为 17 222 人,服务全国 14 亿人口,平均每个病理医生服务的人口约 81 291 人,是美国病理医生平均服务人数的 3.5 倍。而据国家卫生健康委员会发布的《2017 年中国卫生事业发展统计公报》显示,我国的临床医生总数为 339 万,病理医生占全部医生总数的约 0.5%。同期全国床位数为 794 万张,按照《病理科建设与管理指南(试行)》的最低要求每 100 张病床至少配备 1 名病理医生,则全国病理医生缺口至少为 6 万～8 万人。所以,无论是与国外病理医生数还是国内实际需要相比,国内病理医生已经严重短缺,现有在岗的病理医生几乎全部超负荷工作。由于病理学科直接与患者接触的时候不多,这些繁重的病理诊断任务大多以病理医生长年累月的超时加班为代价而化解于医院内部。其结果是能够得到病理服务的患者大多数也仅仅是得到最基本的初级病理检查,这与精准医疗对病理服务的更高要求相去甚远;另一方面,还有很多地区或基层医院的患者连最基本的病理服务都难以得到。

2. 病理医生分布不均衡,病理服务受地域发展状况和地理环境影响明显　世界范围内,上述为数不多的病理医生主要集中于欧美等发达国家,非洲特别是撒哈拉以南、中东战乱地区,如伊朗、阿富汗、叙利亚及伊拉克等,以及南美如圭亚那、苏里南及南太平洋岛国等发展落后和常年动荡地区,能够得到病理服务的患者少之又少,这在我国每年援外医疗的病理专业需求中可见一斑。据公开资料显示,南美的圭亚那和非洲的马里在中国的援外医疗队到来之前,整个国家的医疗服务体系中根本就没有病理检查这个服务项目,这些国家的临床病理科和病理信息系统全部由我国病理学专家陆续建立和开发并逐步应用到临床。据报道[34],2011年全球具有诊断资质的病理医生中接近一半在美国,服务不足5%的世界人口,当时我国的病理医生还不足1万人[19]。在国内,78%的病理医生集中于基础设施较完善、发展水平较高及交通发达的中东部地区;西部地区幅员辽阔,多数处于高海拔和喀斯特地貌区域,人口居住分散,交通条件不便,经济发展滞后,基础设施不完善,医疗资源和技术匮乏,整体医疗服务能力较差。22%的病理医生(其中大多数集中于西部中心城市)完全无法满足这些地区的病理需求,特别是处在大山深处、远离中心城市的很多基层群众恐怕一生都难以获得病理诊断服务。

3. 临床病理学教育不足及管理不规范严重阻碍了学科发展和临床病理人才培养 从世界范围看,病理学大多数是作为本科阶段的医学基础学科在大学第一年或第二年教育期间教授的一门学科,主要着重于病理生理学、疾病机制和形态学基础。虽然许多学校现在都有以专题或专科内容为基础的综合病理课程,但通常不包括病理医生为常规患者诊断所做的临床工作内容。因此,许多医学院校学生直到毕业也未接触过临床病理学的实践。到目前为止,国家卫生健康委员会尚未把"临床病理学"作为临床医学的独立学科加以分类,比如研究生教育中的"病理学"只有作为"基础医学"的"病理学与病理生理学"分类,而在全国医师资格考试中,病理科的年轻医生因分类中没有临床病理学而只能参加"临床"类别考试,更为令人不解的是执业医师注册中,病理医生被划分到"医学检验、病理"类别。表明在我国对病理学科的认识还存在许多误区,行政和行业管理上还存在政出多门、分类混乱的弊端,给临床病理学的发展和病理人才的成长带来了很多困扰和阻碍。

上述病理行业的现状,实际上暴露出了整个医疗卫生事业发展过程中的共性问题,即中低收入和偏远地区的医疗资源匮乏,人才短缺及基层服务能力薄弱。自新一轮医疗改革以来,国家花大力气不惜投入巨资在着力提升县级医疗机构综合服务能力,争取90%的患者在当地县域内得到治疗,以缓解看病难、看病贵的问题。

2014年8月国家卫生和计划生育委员会和中医药管理局发布了《全面提升县级医院综合能力工作方案》(国卫医发2014第48号),整体工作分为两个阶段,第一阶段为2014年10月到2017年10月,第二阶段为2018年10月到2020年。其中在"夯实临床支撑专科基础"中特别提出加强县级医院"病理科"等学科建设。在随后国家卫生和计划生育委员会发布的《关于印发县级医院医疗服务能力基本标准和推荐标准的通知》(国卫办医发2016第12号)中显示,各系统常见的肿瘤手术治疗几乎都在基本标准范围内,也就是要求90%的肿瘤患者在当地进行治疗。而病理科的基本能力要求除常规光镜诊断外,还要求开展手术中冰冻或石蜡快速诊断和免疫组化及部分分子生物学检查,应该说对县级医院病理科的能力要求还是比较高的。只有病理科的能力达标了,临床上90%患者"不出县"的目标才能实现。随着国家大量资金的投入,病理科的基础设施如房屋、设备及信息化建设等都不难解决。但是,病理医生短缺、培养周期长导致了许多地方出现"有科室,无医生或无诊断能力的医生"的状况。鉴于此,决策层已经意识到这个问题并在上述文件中提出了加强县级医疗机构信息化建设,开展远程医疗服务,特别是鼓励病理、放射等学科开展远程诊断的解决办法。

因此,患者日益增长对临床病理服务的迫切需求应该得到满足,这关系到医疗卫生服务的可及性及公平性;病理学科的发展和进步需要突破,这关系到病理人才成长、病理队伍壮大和病理服务水平的提高。随着医改的推动、IT 及网络技术的进步,远程病理学作为病理诊断的一种新方法,是目前解决偏远地区病理资源匮乏和病理医生短缺的最合适的方法,同时也会在促进学科发展及提高病理服务可及性等方面发挥越来越大的作用。

二、远程病理学的积极影响

随着远程病理学技术的不断完善、推广,以及应用范围和领域的不断扩大,其对改善病理服务的可及性、缓解病理医生资源短缺等方面的作用越来越明显,从而对提高整体医疗服务能力和质量也带来了积极的影响。

1. 远程病理学增加了医疗保健服务的可获得性　医疗保健服务的可获得性通常是指在面临地理、经济或社会障碍时获得医疗保健服务的难易程度[75]。临床病理学对于明确疾病的诊断、治疗方案的选择以及预后判断等都是不可或缺的,特别是肿瘤患者。由于病理医生的短缺及地域分布失衡、人口居住的分散性等种种原因,导致相当一部分人群无法得到及时的病理诊断而影响治疗,同时,长期的病理能力不足也严重地影响了临床科室服务患者的水平,从而影响了这些人的就医获得感。事实上,一些早期的远程病理实践就是为了解决挪威北部、瑞典偏远山区等人口稀少地区的病理服务可及性而进行的[43,76],同样的实例还有加拿大东魁北克地区的远程病理学网络系统[16]。具体来说,远程病理学改善医疗保健服务的可获得性主要体现在以下几个方面:一是扩大病理资源不足地区患者获得病理服务的机会;二是填补基层及偏远地区病理医生及病理实验室的空白;三是作为缓解病理医生紧缺的一种替代方法;四是减少因病理医生前往医疗机构现场会诊带来的不便,以保证病理服务的连续性和及时性,远程病理学可以实现不间断地向不同时区、不同地区的病理专家上传提交病理会诊,特别是亚专科会诊服务申请;五是促进外科、肿瘤科及妇科等手术科室业务拓展和人员保持稳定。一份对加拿大东魁北克地区远程病理网络系统应用效果的调查报告显示,外科医生对医院能否提供病理服务是决定其能否在医院安心工作的重要因素。下面是调查报告中外科医生的原话引用[77]:

"远程病理学确保病理服务得到维持,这对于外科医生和专家来说是必不可少的。有病理学家的医院比没有病理学家的医院有更多的专科医生。因此,远程病理学应该帮助我们在这里留住专家,如妇科医生。当你想在某个地方扎根的时候,你可以确定医院是否有病理学家是决策的一部分。我们很幸运我们能接触到远程病理学。对于我而言,如果医院没有远程病理学服务,我肯定不会来这里工作。我是一名肿瘤科医生，所以我根本不会。"

其次，远程病理学可以促进医疗质量整体提升。临床上医疗质量的好坏很大程度上是从疾病诊断的角度进行考虑，诊断是治疗的基础，没有准确的诊断，何来正确的治疗。一位临床学科的院士曾经指出："临床病理水平是衡量国家医疗质量的重要标志"。因此，病理诊断水平的高低关乎着一个医院乃至一个地区甚至是整个国家的整体医疗水平；如同传统光镜诊断一样，远程病理学本身具有非常巨大的直接和间接的临床价值。最直接的表现就是解决基层医院及偏远地区居住分散居民的术中冰冻诊断，以便外科医生确定手术方案，缩短手术时间，减少二次延期手术的发生率。这对缓解就医紧张，改善患者就医体验，促进临床医生诊疗水平不断提高具有重要意义。上述东魁北克地区的外科医生对此有着深刻的体会和感受[77]：

> "如果没有远程病理学，可能会有两次手术，而不是同一个患者的一次手术。如果不是接受了病理学家及时提出的意见，可能还有更多的侵入性手术。这对我们的患者来说意义重大，而且对手术本身也有很大的影响。"

远程病理学促进医疗质量提高的另一个表现是确保诊疗的及时性，使患者在短时间内得到及时诊断治疗，减少因病理诊断能力不足造成的治疗延误或中断。事实上，随着网络带宽和稳定性的不断提高，最近的远程病理学的实践中很少记录到病理服务延迟或中断。我们的体会是：快捷方便是远程病理诊断不同于传统光镜诊断的最大优势所在（我们的实践显示所有常规初始诊断报告时间为自接受标本后 2.5 天，会诊报告当天以内）。国外的感受也不例外，例如东魁北克地区的一位外科医生这样描述[77]：

> "当我们的病理学家不在时，我们已经有了远程病理学，所以我们没有理由担心。我的患者不需要等 4 个星期才能有病理医生来我们医院。据我所知，自远程病理技术引进以来，没有一次手术（因为病理）被取消。"

远程病理学会诊可以防止医疗差错，有助于质量保证。特别是对于基层医疗机构病理标本少，诊断能力弱或只有一个病理医生时，远程病理会诊就显得尤为重要。引用一位国外病理同行的话[77]：

> "当我向一位同事征求第二次意见时，他很快就证实了这一诊断。这样，你就可以在专业上保护自己，因为这些主要是癌症病例。"

远程病理学可以促进医生专业知识的积累和可持续的继续教育培训。一方面，经常对诊断进行解释和探讨，对转诊的病理医生或外科医生具有潜移默化的培训意义。另一方面，会诊中心的病理专家也可以通过接触复杂的病例从远程病理学中获益，因为"亚专科专家在一个临界范围内一起工作对他们保持诊断和科学的洞察力是必不可少的"[63]。因此，远程病理学在保持病理医生的专业化思维逻辑方面发挥着重要作用；同时，还可促进临床医生接触、了解和学习病理学相关知识，从而提高医疗机构的整体诊疗水平。

2. 远程病理学具有明显的社会经济效益　对于病理资源短缺和居住分散、交通不便的地区，远程病理学的应用消除了昂贵、低效和费时的过程，能够减少二次手术及治疗的延迟，增加医院患者的周转速度，缩短住院时间，有利于缓解群众看病难，改善患者就医体验和医患关系紧张的局面。在当前形势下，无疑具有明显的社会效益。关于远程病理学的经济效益，目前的应用和研究从表面看，直接的经济效益似乎不明显，但随着远程病理应用的普及，经济效益的体现会越来越突出。第一，远程病理学在病理培训及教学中可以用比传统方式更低的成本获得学习资源并达到满意的学习效果[78]。第二，成本效益分析是一种增值分析方法，使用标准化措施，包括强调患者诊疗的操作要素，对成本和效益进行全面评估。一项关于远程病理系统应用的成本效益分析显示，远程病理学的效益与医疗环境相关，发病率高、重大及疑难复杂病例数量多的环境下，远程病理学的效益最高[79]。第三，远程病理学能够实现规模效益和优化资源配置属性如实验室、显微镜和设备等，并在切片处理中某些重复活动的自动化、细胞学筛选或质量保证等方面体现出经济价值[80,81]。第四，远程病理学具有人力资源成本优势，它可以节省医疗机构雇佣全职病理医生的费用，降低存档成本，免除快递费用和切片邮寄风险。尽管这些收益通常被淡化和忽略，深究起来却也是一笔不小的开支[80,82]。

3. 远程病理学带来的病理工作组织流程和病理医生工作方式的改变　第一，病理工作的流程从传统光镜到 IT 技术与数字图像的转变，将意味着病理工作由传统的单一医疗机构的单一科室向连接多个不同医疗机构的不同层次的病理实验室转变；也将意味着参与病理工作的人员结构和属性发生显著变化，专家团队（病理医生）来自不同地区、不同层次的不同机构，IT 工程师的深度参与必不可少。第二，由于人员结构和属性的改变，医患关系和沟通方式也必将发生深刻调整。第三，对于小型医疗机构，可以通过远程病理学以较低成本满足患者病理服务需求而不需要自己主持建立开展病理业务[83,84]。远程病理学的兴起将为实验室共建和远程病理外包服务（第三方介入）带来极大方便。第四，远程病理学将使医生的工作方式由线下光镜阅片转到线上屏幕阅片，特别是最近智能手机远程病理系统如"口袋病理学家"[38]和 sWSI[58]的推出，使病理医生的阅片工作不再局限于电脑屏幕，而是真正能够做到病理诊断不受时空地域的限制。扩大的医疗保健网络可能导致全球化诊断服务的出现[85,86]。可以说，远程病理技术不仅是对传统病理服务模式的巨大改变，而且也将对整体医疗卫生服务体系带来不可估量的潜在影响。

三、远程病理学的应用挑战

通常，传统病理科绝大多数都隶属于一个医疗机构，涉及的协作人员主要是本医疗机构的临床医生、病理医生和病理技术人员，沟通交流容易，时效性也能得到保证。同时病理科工作流程相对简单而且比较固定，容易组织和管理。而远程病理系统（大型区域性和多中心分布式）的组织架构要复杂得多，包括临床医生、专家团队（病理医生）、病理技术人员、系统维护的 IT 工程师等，而且这些人员往往属于多个医疗机构管辖，管理、沟通、协调的难度非常之大，特别是对于区域性或多中心分布式远程病理网络系统，如何能够保障远程病理学作为一个系统平稳有序运行并取得良好效果（环节质量和基础诊断质量），确实是一个非常大的挑战。

因此，远程病理学是一群人的集体协作，代表了需要克服各种挑战或障碍的社会技术变革。一旦做出实施远程病理项目的决定，参与项目的临床医生、病理医生、IT技术工程师和管理人员将面临技术层面以外的各种实施挑战。归纳起来，这些挑战主要存在于个人因素、组织运营和法律层面上。

1. 来自个人因素的障碍与挑战　远程病理学实施者需要确保病理医生、技术人员和外科医生有针对性地接受新的病理系统模式和（或）工作环境。与其他形式的远程医疗服务一样，远程病理项目倡导者的专业素养和权威性在克服执行方面的挑战和确保全面接受方面发挥着关键作用。除了病理医生，临床医生通常是远程病理诊断的直接需求者，远程病理项目的实施需要他们积极支持并确信其有用和可靠。临床医生在使用远程病理学诊断确定患者的临床治疗方案时，除考虑病理技术和诊断的可靠性外，可能还会考虑参与这一过程的其他利益相关者如设备和（或）病理服务外包商等。许多外科医生可能不相信他们不熟悉的病理医生的诊断，因此，远程病理学顺利实施的第一步就是临床医生要相信数字图像和远程诊断。同时，负责病理切片制备和扫描的技术人员是远程诊断中的关键一环，技术人员也要充分信任远程病理医生，并按照他们的指导完成切片数字化过程并及时上传。实践中也发现一些病理医生不愿意或不习惯通过数字图像阅片进行病理诊断，究其原因还是对数字图像和远程诊断缺乏信心或不认同。建立信任和信心的最佳途径是，对病理医生进行面对面的远程病理学辅导并现场展示实际应用场景，在远程病理系统运行过程中明确每个病理医生负责的医疗机构的数量并相对固定，而且负责的医疗机构不宜过多，视需处理的病例数量而定，一般以不超过2家基层医疗机构为宜。这样既便于医患沟通，又便于所负责的医疗机构的临床医生了解为其提供病理服务的病理医生的特点、习惯及诊断水平，从而建立和谐、互信的合作关系。

实际上，除了信任之外，许多病理医生担心远程病理学"会把病理服务变成一个地理上没有界限的社区"[87]以及传统病理工作方式的重大变化。说得直白一些，这部分病理医生在心理上存在着所谓的"新技术恐惧症"。另外，有些人认为，患者与病理医生分离将不利于临床病理交流沟通，而只有在与临床有紧密联系的情况下，才能进行高质量的病理检查。需要指出的是，在信息技术高度发达的今天，时空上的距离已不是阻碍患者临床资料如电子病历、其他影像学检查等传递的主要障碍，移动通信及无线局域网（WIFI）的普及也早已改变了人们的交流方式和习惯。为了缓解这些担忧，我们建议将远程病理系统运行的重点放在用户需求上，即通过优化系统可用性、加强人员培训和完善技术支持等三个方面来实现这一目标。

较传统病理流程相比，远程病理学增加了切片数字化等许多烦琐的不总是符合人体工程学和人因工程学（Ergonomics）的应用程序环节：需要充分准备患者的资料文件、扫描切片、上传和下载数字图像以及浏览等。由于技术原因，在远程病理学应用初期，这些问题给病理医生造成了很大的负面用户体验，这也可能是远程病理学前期发展缓慢的部分原因。随着高速WSI技术的出现，加之应用系统的不断完善，现在病理医生对数字病理及远程诊断的感受已明显改观。

远程病理学改变了病理医生、技术人员和外科医生的工作环境和互动方式。熟悉远程病理系统和加强人员培训，能够减少远程病理诊断应用的阻力并提高效率[88]。人员培训的内容不仅局限于相关技术，更重要的是使相关人员适应所涉及的新的工作实践：外科医生在充分利用远程病理学的及时性的同时，也需要了解其运行的复杂性，以更积极的心态配合并参与其中；病理医生可以更加顺畅地与远方（基层医疗机构病理技术人员）的同事合作；技术人员必须明白，除本职工作以外，还要承担一些病理医生在转介/图像上传地点的部分工作。

IT技术支持有助于确保不熟悉信息技术的临床医生和技术人员不会因技术故障而导致工作受阻或对远程病理失去信心。技术支持主要体现在两个方面：在远程病理系统内部，目标用户需要获得技术娴熟的工程技术人员来解决问题，并确保系统在任何需要的时候都可以平稳、顺畅及可靠地运行；在系统外部，医疗机构需要与可靠的IT技术供应商合作，支持和更新正在使用的系统，并根据其特殊用途定制个性化解决方案，当然，如果远程病理服务由第三方外包服务商提供整体服务解决方案，则只需医疗机构积极配合即可。

2. 来自远程病理系统组织运营过程中存在的障碍与挑战　实施开展远程病理服务，医疗机构和卫生保健组织也面临重大挑战，如资金投入、工作流程再造和诊断责任分配等。第一，资金投入涉及两个方面：前期远程病理系统建设资金以及后期的运营及业务费用，后者需要稳定的持续投入，挑战可能更大。而且，每个利益相关者（资金、技术及劳务）都需要得到适当的回报，否则，资金投入和运营维护将不可持续。在单地点项目和一对一远程病理系统中，这个问题可能不那么复杂。在区域性和多中心分布式的远程病理系统中，投资分散在几个机构，运营成本分担和每个利益相关者的回报问题变得更加复杂，也可能产生利益分歧[89]。作为远程医疗的组成部分和新型的病理服务组织方式，远程病理学的实施和资金投入的主体尚未明确，到底是应该由政府（医保体系）主导还是由医疗机构实施或由企业（第三方外包服务商）介入，目前说法不一。从以往及现有的国内外实践看，大多数是由医疗机构（学术中心）组织实施的，而且多数都没有纳入医保或健保体系，因而面临费用补偿和资金投入压力[90]。不过，国内目前的远程病理学项目实施情况显示，从组织运营和资金投入的角度来讲，第三方外包服务商在组织运营上具有一定的优势。第二，远程病理学的应用意味着现有病理科的工作方式和流程的改变[91]。远程病理系统既是一个内容管理工具，也是一个连接非专家（临床医生或申请会诊病理医生）与专家（病理学家或亚专科病理学家）的协作平台[92]。作为一种支持病理过程和信息的内容管理工具，该系统越来越多地嵌入现有的临床信息系统及其工作流程中，例如实验室信息系统和电子病历[82]。这涉及互操作性问题，需要进行大量的集成工作，并需要统一信息和通信标准[93]。远程病理系统的工作过程实际是多方多人的高度协作配合过程，病理医生需要工作预案和最先获得及时高效的病例分配。以往的实践中出现了三种不同的病例分配模式[94]：第一种是亚专科模式，亚专科病理学家按自己负责或擅长的亚专业或疾病系统直接集中签署病理报告。这种模式适合大型和中心性的学术机构，需要配备足够的亚专科病理专家，如AFIP[65]、UPMC[38]等。第二种是病例分层模式，病理医生对所有病例进行直接诊断和评估,在需要时将其发送给亚专科病理学家进行会诊。这种分层筛选减少了对亚专科病理学家的依赖,只要有一个病理医生即可满足需要,这种模式适合一对一或小型区域性网络系统,及我们通常所说的真正意义上的远程会诊。第三种是虚拟专家团队实践模式,根据病理医生的特点(如可用性或相关经验)自动分配病例。这种模式主要用于向病理服务能力不足的医疗机构或病理资源匮乏地区提供专门的病理服务,并且可能更适合多中心分布式网络系统[95]。

3. 实施开展远程病理学项目所面临的责任划分问题 包括信息隐私、各方职责及承担的义务、相关合作方的合同安排等责任划分问题。一个突出的问题是会诊病理专家是否对诊断负责。对于会诊专家组的病理专家,他们的主要任务是致力于诊断,这种方式更适合于结构化的网络系统,如区域性或一对一的网络系统。在这些网络系统中,参与的机构是明确的,并互相融合成同一个工作整体,会诊医生的诊断责任相对明确。专家组或可以进一步围绕会诊平台/中心建立,在这些平台/中心,病理专家或初始诊断医生可以按照排班表进行轮转,以确保服务的连续性和分工的明确性。对于咨询讨论专家组,咨询病理医生只对病理诊断提出诊断意向或建议,而将最终解释和诊断权留给提交申请的病理医生或临床医生,而不一定能得出结论性诊断。咨询讨论专家组似乎更适合于分散性开放网络平台,如 iPath 项目[96]。在这个跨组织的项目中,咨询病理专家和来自世界各地不同机构的临床医生可以自由地请求和提供咨询。

4. 远程病理学实施的法律障碍 远程病理学在实施过程中也遇到了一系列重大的法律问题和挑战,应用之初有高达"58%的(病理医生)认为,诊疗过程中法律意义上的责任是(远程病理学)使用的障碍"[97]。而且,"如律师所见,远程病理学的特点是待评估的组织或标本与病理医生本人之间的地理距离"[98]。这就提出了在会诊地点与申请地点之间适用哪些规定的问题,实际上就是远程病理学的监管问题。其他还涉及许可要求、数据安全和隐私保护以及知情同意等相关法律问题。不过,经过近十年的发展和实践,国内外关于远程病理学的各种法规、标准正在不断完善。2014 年,ATA 发布了新版远程病理学指导方针[5]。美国病理学家学院(CAP)、英国皇家病理学家学院和加拿大病理学家协会提供了使用 WSI 的远程病理学的相关指南[99]。这些指南不仅涉及不同的技术和不同的临床应用,而且还讨论了与系统维护、质量保证、安全和规程相关的问题。另一个障碍是与收费有关,因为目前的大多数规定和医疗服务收费项目中并没有远程病理服务的收费标准,国内基本上是以特需服务项目报备主管部门备案,少数单位套用其他远程会诊收费标准如影像、心电图等。2018 年 10 月江苏省发布了官方医疗服务收费标准(苏价医〔2018〕154 号),正式将远程病理诊断纳入收费目录试点,标志着困扰业界多年的远程病理诊断服务收费终于开始有据可依,同时也意味着远程病理诊断在我国的应用取得实质性突破。

总之,随着远程病理学实施范围的逐渐扩大,人们早期关注的焦点是从技术问题到用户接受,到组织运营,再到数据安全、患者隐私等社会问题;但随着网络技术的成熟和图像模式的应用突破(如高速 WSI),现在的工作重点将是从只具备远程咨询功能的会诊系统转移到使用高速 WSI 技术的区域性和多中心分布式综合系统的验证试用,到全面部署,再到逐渐形成专业规范。

　　需要指出的是,为了远程病理学的良性发展,远程病理学研究必须跳出轶事证据和描述性叙事报道的范畴,以便利用现有的理论和实践探讨一些与远程病理学实施相关的、对整体医疗卫生保健具有重大影响的社会技术问题。应进行更严格的评价研究以提供与部署各种远程病理学配置和网络相关的个人因素和组织运营成果的确凿证据。具体说,研究的重点应该集中于因病理医生缺乏而导致被迫取消外科手术的数量、医疗并发症的数量或因冰冻诊断能力不足导致的二次手术方式的差异及对患者的影响,以及远程病理学在多大程度上替代了当地的病理医生等。未来的研究应该解决远程病理学实施的工作条件(最低要求及准入标准)与室内病理医生替代方案的问题,以及在这些条件下应该追求什么样的利益[46]。同时,除了技术和组织运营以外,还应该更加关注参与远程病理学的人员的研究:虚拟医生/专家团队、团体协作、相互信任以及医患沟通等。最后,鉴于远程病理学项目动态的特殊性,我们认为,专注于系统组织运营的思想有助于更深入地了解医疗卫生专业人员如何在不确定和复杂的情况下共同执行有利于患者安全的远程病理学环境[100]。

　　尽管远程病理学的实施和发展还面临诸多困难和障碍,但是,"我们的观点也被越来越多的病理学家所认同,那就是病理学实验室不再需要光学显微镜的日子已经不远了。病理学专业人士有责任确保这种转变能够安全有序地进行[101]"。正如世界远程病理学先驱 Weinstein 博士发表的一篇论文中所写的那样:"(自 1987 年以来的)25 年之后,开始建立远程病理诊断网络……可能被认为是对全球医疗保健系统的变革,是在世界各地实施以患者为中心的医疗保健的推动者。最终,以患者为中心的医疗保健成功的责任将落在诊断人员的肩上,希望是病理医生[34]。"

第二章
远程病理学临床应用

迄今为止,远程病理学的发展大致经历了三个阶段:第一阶段为 1950～2000 年代,是远程病理诊断图像模式的研发阶段,由 IT 工程师主导;第二阶段为 2001～2010 年代,这个阶段以远程病理学的试用、可行性及一致性验证为主;第三阶段自 2011 年以后开始,除可行性验证以外,大量的关于远程病理学临床应用的准确性和可靠性的实证研究陆续出现,其结果是欧盟及加拿大已先后批准远程病理学全面应用于临床(包括初始诊断)[17],经过试点后国内正在推广远程病理学会诊的全面应用(图 2.1)。

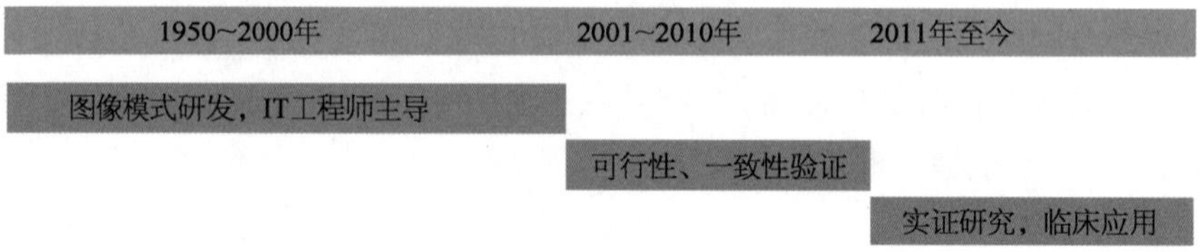

1950～2000年	2001～2010年	2011年至今
图像模式研发,IT工程师主导		
	可行性、一致性验证	
		实证研究,临床应用

图 2.1 远程病理学发展阶段示意图

第一节 远程病理学临床应用的可行性

1989 年复合型动态机器人/静态图像远程病理(hybrid dynamic robotic/static image telepathology)系统在挪威问世,才实现了真正意义上的可持续的远程病理服务[34]。自那时起,各种模式的远程病理系统在不同的国家和实验室陆续应用到不同的病理实践中[2,14],同时人们也在不断探讨总结远程病理学的可行性及面临的挑战[8,9]。与传统光学显微镜相比,远程病理学的实证研究主要集中在各种远程病理技术的可行性、诊断的可接受性上。我们选取了 2005～2018 年有代表性的关于远程病理学实施的可行性和可接受性的 74 篇文献进行简要而全面的论述。这些文献来自 30 多个国家和地区,其中包括 3

个跨国财团；远程病理学的应用类型包括远程会诊、远程 IOC、远程初始诊断、远程细胞学及智能终端（平板电脑、手机远程）远程应用等；病变涵盖中枢神经、消化、呼吸、妇科、泌尿生殖、皮肤、淋巴造血、内分泌、骨关节及软组织等几乎所有系统器官。除 5 篇描述性报告外，69 篇研究文献共包含了 8 179 个样本，平均为 119 个/篇，其中单篇最小样本数为 10 个，最大样本数为 1 862 个。下面按时间顺序对每一年度的研究成果进行阐述，以期读者对远程病理学的可行性和可接受性有一个完整全面的了解。

一、可行性研究（2005 年）

2005 年共有 6 篇文献入选，其中美国 2 篇，英国、爱尔兰、芬兰及匈牙利各 1 篇。美国的第一项研究（$n=110$）探讨了 Mohs 手术（一种依靠术中水平快速冰冻切片确定切缘情况的皮肤肿瘤手术方式）中动态远程病理学的可行性[102]。在手术过程中，需要对冰冻切片上的肿瘤与非肿瘤组织进行即时病理诊断以确定切缘是否有肿瘤组织残留。样本包括 50 张经组织固定的基底细胞癌和鳞状细胞癌的组织切片和 40 张含有或不含有肿瘤的冰冻切片（均为存档切片回顾性观察），以及实时进行的 IOC 冰冻切片 20 张。随后，所有的切片都由同一位皮肤病理学专家使用传统光学显微镜随机观察。研究结果显示："整体而言，在 Mohs 外科实践中使用远程病理技术，可方便地提供即时诊断，从而提高患者治疗的质量。"远程病理学的应用避免了二次手术进一步切除的必要，同时也为皮肤病理医生和 Mohs 外科医生提供了一个独特的学习和合作机会。

来自美国的第二项研究（$n=32$）调查了通过互联网连接低分辨率图像的虚拟显微镜作为一种自动筛查和解读宫颈细胞学结果的可行性[103]。自 20 世纪 50 年代开始广泛筛查以来，宫颈癌的病死率下降了 70%[104]。现在，大多数宫颈癌死亡发生在未经筛查的人群中，在我国宫颈癌筛查的普及率还需大力加强。在这项研究中，两位远程病理医生双盲观察得出的假阴性（false negative，FN）和假阳性（false positive，FP）率分别为 37.5% 和 8.3%，总体符合率为 84%（特异性 92%，敏感性 63%）。较高的 FN 率与目前 10% 的标准相比不是很理想，但持续使用该系统可提高敏感性。该研究结果支持这样一种设想："在互联网上传输自动筛查设备产生的图像，以便在偏远地区进行结果解读，有可能为缺乏病理服务和病理医生的国家和地区提供有效的筛查方案，并提供一种更有效、经济和集中的方法来筛查患者样本。"该系统的图像选择、数据存储、电子传输和远距离解读均表现良好。

英国的研究调查了通过电子邮件发送神经外科涂片标本的静态数字图像进行结果解读的安全性和有效性[105]，将 48 例神经外科涂片数字化并压缩，通过电子邮件发送给一名会诊医生进行远程解读并以最初的组织切片光镜诊断作为评价标准。图像选择和数字化的平均时间为 9.51 min。与传统涂片光镜的准确率相比，数字图像的总体诊断准确率为 85.4%（敏感性 100%，特异性 85.4%）。其中的差异主要在于"最不准确的是分级，这是由于视野选择和技术熟悉程度方面的问题造成的"。研究结论为静态数字图像对神经外科手术中的组织学诊断是可靠和安全的。

来自爱尔兰的一项研究由 9 名病理学家(受邀者 70 人,最后参加测试的 9 名),调查了 10 例乳腺活检标本在线测试的情况[106],该研究评估了在线病理平台(ReplaySuite)用于粗针乳腺活检标本评估的性能和病理学家对其培训和质量保证的看法。这次实验使用了一个虚拟的双头显微镜。在 70 名受邀病理学家中,有 9 人同意参加,其中 7 人表示,ReplaySuite 在病理学培训和质量保证方面"有一些或很大的好处"。作者表示,将进一步研究 ReplaySuite 的性能以提高诊断的能力。

芬兰的一项研究($n=62$ 例)调查了基于 Web 的虚拟显微镜在一组完整的前列腺穿刺活检的观察者间(interobserver)诊断的一致性和有效性[27]。本研究采用 Gleason 评分对前列腺癌进行分级并评价不同观察者之间的诊断一致性。基于 Web 的虚拟显微镜可以观察完整切片的数字图像,包括在所需放大倍数下浏览切片的任何部分。研究表明虚拟显微镜是"一种评价观察者间可变性的有效方法,并为 Gleason 分级的教学和标准化提供了一种很有前途的新工具"。

2005 年的最后一项报道介绍了匈牙利在远程病理学方面的经验,包括在欧洲联盟支持下实施的几个项目[107]。"通过电话线综合业务数字网(integrated services digital network,ISDN)对图像进行电子固定和传输,是多媒体系统应用于远程病理学的一个重要特点"。一般情况下,每年 60 万～70 万例病理诊断中有 5%～10% 需要会诊咨询意见,这些会诊大多来自其他欧洲肿瘤专家。远程病理系统的实施为讨论疑难病例提供了机会和可能性,这些会诊提高了一些病例和亚专科病理的诊断水平。

二、可行性研究(2006 年)

2006 年共有 4 篇代表性研究入选,分别来自美国、印度、伊朗和欧洲财团。美国的这项研究($n=20$ 例乳腺粗针活检)包括对影响使用传统光学显微镜的病理医生熟练程度的人为因素的分析[108]。作者指出,虚拟显微镜消除了操作人员眼睛接触图像的障碍,为人为因素影响和视觉搜索策略的研究打开了大门。他们的分析显示,当"虚拟切片浏览者最初查看数字切片时,观察者的眼睛很快就会被吸引到兴趣区",而这些兴趣区中可能包含相关的诊断信息。这些影响图像观察的人类因素研究很重要,因为 WSI 数据非常大,即使是最好的查看界面也要比传统的光学显微镜慢,尤其在网络带宽受限、网速比较慢时更加明显。

印度的一份回顾性研究($n=46$)评估了传统光学显微镜与基于互联网的远程细胞学之间的诊断一致性[109]。样本由两家相距约 500 km 的乡村医院的细胞学病例组成,这些病例使用静态图像模式提交第二次会诊意见。每个患者的平均上传的图像截图为 15 张,54% 的会诊在 1 天内收到报告,89% 的会诊在 3 天内收到报告。91% 的病例提供了临床有用的诊断,74% 的诊断完全一致,11% 需要传统光学显微镜观察。研究的结论为,"使用因特网的远程细胞学是获得专家诊断的一种快速和有效的方法"。

同样是回顾性研究,另一份报告描述了伊朗第一次静态远程病理学的实施情况[110]。该项目报道了基于伊朗和瑞士的两个学术癌症中心之间最初 32 个月的 161 例会诊数据。每个病例的切片截图数目由 3 张至 32 张不等(平均 8 张)。报告显示:有明确诊断的病例为 54.7%,26% 的病例需要进一步评估,19% 的病例诊断不一致,1/4 的会诊在一天内完成。与其他同类研究相比,该研究的确诊率要低得多,组织学上的最终诊断率高于细胞学,可能的原因有两个:① 图像选取不当;② 即使在初始诊断时也不能作出明确诊断的疑难病例。该报告得出的最后结论是:应该说,在伊朗实施的这种静态图像模式的远程病理学诊断率不够准确。最好的方法似乎是设计一个符合伊朗网络特性的软件将小型农村卫生中心与转诊中心联系起来,解决目前众多的会诊需求从而节省时间和资金。

欧洲财团(包括 7 个国家)报道了关于欧洲冷冻肿瘤组织库(European Human Frozen Tumor Tissue Bank,TuBaFrost)中虚拟显微镜的应用情况[111]。虽然这不是一项标准的实证研究,但它显示了欧洲通过互联网对远程病理学替代传统载玻片的高度兴趣。图像存储在服务器上,用户能够在扫描中的任何部分选择放大率。该报告指出,"这为组织学研究提供了新的机会,同时也克服了动态远程诊断系统必须具备兼容软件系统和显微镜的局限性"。用户只需拥有一台具有高质量显示屏的计算机并接入互联网即可直接访问这个生物组织存储库(TuBaFrost)。

三、可行性研究(2007 年)

在 2007 年,只有三项报告符合可行性研究标准,分别来自美国、伊朗和一个跨国财团。美国的这项研究属于前瞻性分析($n=100$),主要内容是利用超级便携式计算机、无线局域网(LAN)和广域网(WAN)评估远程病理系统与其他病理学家提供的原始冰冻切片诊断的一致性[37]。结果显示诊断符合率为 95%。对于不一致的 5 例,2 例被认为是原始冰冻切片诊断中的错误,1 例在临床上没有重要影响,2 例被认为具有潜在的临床意义,也就是说,实际的诊断符合率为 98%。对于有潜在临床意义的 2 例,其原因是不了解每一例的大体表现和另一个标本的术前活检结果对冰冻切片的误导。广域网的平均响应时间(从住院医生上传图像到顾问病理专家做出诊断)为 1 分 42 秒,而 LAN 的平均响应时间是 51 秒。因此,该研究足以证明:使用超便携电脑和无线通信的远程病理系统对于有经验的住院医师和病理学顾问专家之间的冰冻切片诊断非常有用。

伊朗报告了一项胸腔细胞学远程病理学诊断的可行性研究($n=50$)。该项目将伊朗的一个学术医疗中心与美国的两个提供远程会诊的学术医疗中心联系起来[112]。该研究对 50 例随机选取的胸腔积液涂片进行细胞学检查,以明确其良恶性。这些图片最初诊断为良性 23 例、可疑 7 例、恶性 20 例。其中恶性包括 2 例间皮瘤、5 例乳腺导管癌、5 例肺腺癌、4 例胃腺癌、2 例卵巢腺癌及 2 例小细胞肺癌。两个美国学术医疗中心的远程诊断与传统光镜诊断的符合率分别为 86% 和 84%,有 14% 和 16% 的诊断不一致。最后,两所医院的远程诊断正确率分别为 76% 和 82%,而伊朗光镜检查的正确诊断率为 82%。报告的作者最后指出："远程会诊可能有助于尽量减少有限细胞学资料丢失、(载玻片)破损或不归还的风险,其最大的好处是易于共享图像,更有效地利用稀缺的细胞病理学家的资源和专门知识。"

一个跨国财团(奥地利、意大利、伊朗、日本、美国、瑞典和斯洛文尼亚)的报告研究了数字图像系统在远程皮肤病理学中的可行性和诊断一致性[113]。这项研究($n=46$)以 6 个不同国家的 12 名远程病理会诊医生的诊断报告为基础,回顾了炎症性皮肤病的数字图像,并将其诊断与传统光镜的标准进行了比较。结果显示,远程诊断与常规诊断的一致性平均为 74%,在临床资料不全的病例中,符合率降至 66%,20% 的病例完全一致。"在 4 例炎症性皮肤病中,3 例在远程数字图像中诊断正确。"因此,作者认为,他们使用的基于网络应用的远程皮肤病理学对于炎症性皮肤病的诊断并不完全可行。其主要障碍是临床资料不全和炎症性皮肤病诊断本身的内在困难。

四、可行性研究(2008 年)

2008 年,来自美国、波兰、中国台湾、日本、埃及和意大利的 6 项研究从不同角度讨论了远程病理学的可行性和有效性。其中 2 项为描述性报告(埃及和意大利),阐述了远程病理学对发展中国家的重要性以及远程病理学评估系统的设计。

美国的这项研究($n=100$)评估了远程病理系统在住院医师与指导教师之间对细针抽吸活检(fine-needle aspiration biopsy,FNA)标本进行会诊,从而明确肿瘤良恶性的有效性[25]。该研究评估了远程病理诊断的充分性、初步诊断和最终诊断。最初的 50 例病例是通过互联网传送给远程细胞病理学家的,他们通过电话作出反应。结果非常理想,诊断符合率为 97%,准确率为 99%。筛查时间为 41 秒至 30.19 分钟。读片时间较短,从 10 秒至 12.5 分钟不等。基于上述结果,作者指出"远程病理系统对于 FNA 标本的初步评估和初始诊断是有效和准确的,但我们建议更资深和更有经验的受训者使用它"。

波兰的项目($n=20$)研究了数字图像在交互式显微镜仿真系统(interactive microscope emulator system)中的有效性和可用性(该系统允许一台计算机的行为类似于另一台计算机)[114]。首先通过互联网对 20 张高质量的数字图像进行评估,然后再通过传统光镜对其进行验证。结果显示总体符合率为 85%,而 15% 的不一致病例是由"组织样本质量差或免疫染色不足"造成的。参与这项研究的病理学家发现数字图像的下载速度足以满足诊断需要。此外,这项研究还表明,远程病理学方面的经验与数字图像诊断所需的时间有关,经验越丰富,诊断用时越少。

来自中国台湾的一种用于术中冰冻切片会诊的低成本远程病理系统被用来评估诊断的准确性[115]。这项研究($n=50$)评估了当班病理医生所作诊断与担任顾问的副专家或资深远程病理学家所作诊断的一致性。组织来源于十个器官系统(大部分为大脑/脊髓)。结果显示,当班病理医生与远程病理顾问之间有很高的一致性(一致性系数 $k=0.97$)。有 2 例(4%)组织病理学光镜观察略优于数字图像,如乳腺癌中小灶间质浸润的癌细胞未得到远程病理学家的认可,同时远程病理学未能对炎性组织中少量的非典型细胞作出及时诊断,但这两例都没有造成临床上明显的负面影响。远程病理诊断的时间平均为 4.5 分钟,同时"没有任何与电脑系统问题有关的投诉纪录"。因此,作者认为远程病理学是术中冰冻切片会诊的一个良好工具,而且几乎没有额外的成本。

一项小样本的日本研究($n=15$)探讨了数字图像远程病理学在术中远程诊断中判断手术切缘情况的有效性[116]。当标本最大尺寸小于 20 mm 时,使用 10 倍目镜进行远程病理学检查大约需要 10 分钟。远程诊断在 5 分钟内完成,所有诊断均正确无误。因此,远程病理学在术中冰冻切片上诊断切缘情况是完全可行的,但该项研究样本含量较少,还需更多相关研究进一步证实。

埃及的一份报告描述了连接埃及和意大利两家医院的远程病理试验项目[117],病理切片的 WSI 图像从埃及的医院传送到意大利医院进行会诊。报告的结论是:节省了大量的时间和资金,并成功为患者提供了更好的医疗服务。另外,意大利的一项报告描述了使用数字图像的远程病理系统的设计及其可接受性[118]。与上文相同,也是采用定性的方式对项目进行了评价,"初步结果表明,专家病理医生(对远程病理系统)高度接受"。不难看出,以上两篇描述性报告阐述了远程病理学服务在资源不足的中低收入国家的重要性和迫切性,以及在这种情况下建立低成本远程病理学系统的可行性。

五、可行性研究(2009 年)

2009 年,只有两项符合可行性研究的项目在希腊和格鲁吉亚共和国进行。希腊的研究($n=106$)依据组织学特征明确了星形细胞瘤(中枢神经系统恶性胶质瘤的一种)远程诊断分级的最低要求[119]。一名组织病理学家利用数字图像与常规光镜分别检查了低级别和高级别星形细胞瘤的组织样本,在诊断过程中使用了自定义设计的决策支持系统。随后对数字图像与常规光镜的观察准确性进行了对比,在使用决策支持系统时远程病理学的总体准确率提高到 91.8%。研究结果"提示远程病理系统对星形细胞瘤的准确分级诊断具有重要价值,这将大大减少诊断的总时间和成本"。

格鲁吉亚共和国的报告介绍了远程病理学的实施情况和远程病理学会诊的初步经验[120]。资料来源于 2006~2008 年三年之间的 140 例常规病理诊断病例,平均每个病例由 3 名病理学家在不到 12 小时内进行了远程诊断。确诊率为 65.7%,校正率为 17.8%,需实验室光镜检查的比例为 7.1%,其中 9.3% 的图像质量较差。报告最后指出,"远程病理学是一种非常有用和适用的工具,可以对疑难的病理病例进行会诊。它大大增加了知识交流,从而确保了更好的医疗服务"。

两份美国描述性报告分别阐述了数字病理学在药物研发中的应用[121],以及为神经病理学家设计实施并有效运行的远程病理服务系统[122]。第一份报告指出,"数字病理学通过数据共享正在改变全球制药研究"的手段。第二份报告讨论了远程病理技术在 IOC 中提高工作流程效率、加强质量保证/质量控制、并融入其他信息学模式等方面的益处。

六、可行性研究(2010 年)

在 2010 年,选择了两篇有代表性的关于远程病理学可行性的研究,分别来自丹麦和德国。丹麦的研究($n=96$)评价了虚拟显微镜在皮肤肿瘤常规组织学诊断中的有效性和诊断性能。确切地说,研究的主要目的为"是否可以用虚拟显微镜代替传统的皮肤肿瘤显微镜"[123]。四位病理学家对 96 张数字切片和 96 张相关的常规组织切片进行了两次评估,中间时间间隔至少为 3 周。对出现困难的数字切片进行了重新评估,以确定造成这种情况的可能原因。虚拟显微镜和常规显微镜的准确率分别为 89.2% 和 92.7%。所有的 k 值系数都表示了很好的观察者内部和观察者间的一致性。在良性、癌前、恶性各组中,虚拟显微镜与常规光镜的诊断符合率分别为 90.0%/92.9%、57.5%/75.0%、100%/100%。虚拟显微镜在日光性角化病(癌前病变)的诊断中准确性较低。但对切片的重新评估表明,虚拟显微镜和常规光镜都存在诊断困难,观察到的差异是由于病理学家缺乏使用虚拟显微镜的经验所致。所以,该报告最后指出:在病理学家完成一段时间的训练后,用虚拟显微镜对报告中所代表的皮肤肿瘤类型进行组织学诊断是可行的。

德国的这项研究($n=26$)探讨了在位于俄罗斯联邦的佩尔姆边疆区(Perm Territory)为疑似或经证实的恶性实体肿瘤的儿童举办"远距离显微镜讨论会"的可行性[124]。在佩尔姆,用一台显微镜和一个摄像机采集了这些图像,并通过低带宽的因特网(54K/S)传送给了德国的四个合作机构。这个国际合作项目是"在科学水平上对少见/罕见疾病在短时间内获得第二种咨询意见的原则证明"。

七、可行性研究(2011 年)

2011 年开始,远程病理学的可行性研究明显增加。本年度选取了 10 项有代表性的研究进行阐述:4 项来自美国,波兰、德国、意大利、奥地利、格鲁吉亚和英国各 1 项。其中的一些研究涉及两个或两个以上国家的国际合作机构。

美国的第一项研究($n=79$)评估了远程病理学对超声引导下甲状腺结节 FNA 的快速诊断[125]。甲状腺结节穿刺涂片的实时图像由显微镜上的数码相机拍摄,并通过因特网连接传送给病理学家进行初步诊断。与现场细胞技术人员的口头交流通过电话进行。"良性""可疑/恶性"和"不满意"的初步诊断分别为 72%、7% 和 21%。"最终细胞学诊断与初始远程诊断的准确率为 94%"。这两种模式不一致的主要原因是涂片局部细胞聚集并形成细胞团。作者的结论是,远程病理学是非常准确的诊断方法,它使病理学家能够更有效地利用时间。

美国的第二项研究($n=78$)评估了使用互联网诊断子宫内膜活检的观察者之间的变异性[126]。对一位妇科病理学家认为诊断困难的 18 例子宫内膜活检病例进行了在线测试,每个病例都有病史和至少 2 张显微图像。来自 13 个国家的 78 名参与者(60% 来自美国)从以下四种诊断中选择一种：① 息肉；② 良性子宫内膜；③ 输卵管化生；④ 腺癌。结果显示无特殊特征息肉(88%)、输卵管上皮化生(87%)和分泌性改变(75%)的平均符合率最高。而黏液性化生(38%)、广泛的桑椹状化生(28%)和息肉中的子宫内膜上皮内瘤变(endometrial intraepithelial neoplasia, EIN)(53%)的病例一致性较差。EIN 的总体平均一致率为 63%。研究结论是 EIN 标准的重复性较好，但在桑葚样化生和息肉中的 EIN 的诊断还存在较大问题，可能需要进一步协商会诊。

美国的第三项报告(n=126)展示了神经外科 IOC 的可行性研究成果[63]。冰冻切片置于机器人显微镜上通过专用网络供远程病理学家实时观察，该系统还可以在需要时查看影像学资料。平均出具报告的时间为 11～20 分钟，这个时间比在传统光镜下观察的时间要短。因此，远程病理学是神经外科专业中解决 IOC 的有效手段。

美国的最后一项研究(n=72)评估了高分辨率移动设备远程浏览冰冻切片 WSI 图像的性能[127]。标本的大体描述和所需临床资料通过链接可以随时查看。由经过训练的病理技师或医师助理负责冰冻制片和图像扫描，并按疾病类型、组织部位及检查目的等分类上传。结果显示，每张切片的平均扫描时间为 1 分 20 秒。诊断准确率为 89%，轻微的不一致为 8%，具有显著临床影响的分歧病例为 3%。总体一致性的相关系数 $k=0.85$。六位病理学家中有五位反映软件使用过程中会遇到一些困难。研究结论是远程病理学可以获得满意的诊断结果，但主要问题是高倍浏览不顺畅。

来自波兰的研究(n=28)评估了 WSI 用于神经系统肿瘤的远程图像定量分析的准确性[128]。主要内容是通过计算机图像分析(computerized analysis of medical images, CAMI)远程评价 WSI 图像中的形态特征和 Ki-67 指数的准确性和可靠性。结果显示，"通过 CAMI 算法自动评估脑膜瘤和少突胶质细胞瘤 WSI 图像可以成功取代人工阅片，CAMI 软件用于数字图像定量分析效果良好"。报告同时指出，在实施前需要进行必要的专业训练。

一个国际项目(n=96)研究了乌干达与德国之间基于互联网的动态远程病理学的可行性和准确性[129]。远程病理诊断与传统光镜结果进行对比，所需临床资料和诊断信息通过 Email 和 Skype 进行交流，必要时可以进行免疫组化辅助检查。诊断病理学家有 30 分钟熟悉远程病理系统，随后用 4～25 分钟进行远程阅片，两地病理学家诊断的一致性达到了 97%。不一致的诊断主要见于疑难病例如软组织肉瘤和原始幼稚性肿瘤，这些肿瘤即使在光镜下诊断也面临一定的困难。这些结果提示基于互联网的远程病理学是获取初始诊断和亚专科会诊的低成本的有效方法。

由欧盟区域发展基金资助的斯洛文尼亚和意大利的两国间远程病理学会诊项目对远程病理系统的可行性、图像质量和通信可靠性进行了评估[130]。60 例组织和细胞学病例用于测试图像质量、诊断时间和标准会议视频软件的表现。结果显示本地(光镜)与远程之间的诊断未出现分歧，诊断用时基本一样。因此，该系统可当作标准显微镜使用，并且也适用于远程会诊。

在奥地利进行的一项研究(n=45)评估了 CT 引导下的肺活检动态远程细胞学诊断

的可行性[131]。动态显微镜由一名放射科医生和一名病理技术人员操作,细胞学样本由细胞学病理专家诊断为"良性、恶性、非典型细胞或不能诊断"。标准答案以两位独立的细胞病理学家的一致解读为准。由放射科医生操作显微镜的诊断准确率为100％,而由病理技师操作时的诊断准确率为95.6％。报告的最后结论为,"CT引导下肺活检印片标本的远程细胞学评价是可行的,放射科的人员操作显微镜可以获得更高精度的诊断"。

格鲁吉亚共和国的一项研究(随机对照研究,$n=50$)分析了QA项目中子宫颈涂片远程病理诊断的准确性和观察者间的一致性[132]。一组混合子宫颈涂片的数字图像(2 048×1 536像素)通过电子邮件传送并由三位细胞病理学专家以双盲方式独立对原始载玻片和数字图像进行诊断,两种模式时间间隔为3个月。结果显示,"光镜诊断具有良好的观察者间一致性,相关系数分别为第一次的0.82和第二次的0.68;而数字图像诊断也有同样的结果,相关系数分别为第一次的0.80和第二次的0.66"。因此,"数字图像是组织切片(传统光镜诊断)的合适替代品;远程细胞学可以作为子宫颈涂片细胞学诊断的替代方法,特别是在质量保证项目中"。

英国在一项国家前列腺质量保证计划中对数字图像代替组织切片传统光镜诊断的可行性进行了评估[133]。在该项目中,51名病理医生参与了一个对前列腺活检标本进行评估的外部质量保证计划。这些病理医生在光镜下对原始前列腺穿刺切片进行了诊断,并与24位病理医生复习数字图像的结果进行了比较。使用数字图像的诊断一致程度在中等以上到良好,其结果可以与使用组织切片光镜诊断的结果相媲美。而且,高级别的肿瘤比低级别肿瘤有更高的一致性(使用Gleason分级)。

八、可行性研究(2012年)

2012年,远程病理学的可行性包括诊断准确性和可靠性的研究达到了近年来的顶点,各种文献报告接踵而至,此处选取了有充分性和代表性的15份报告,以展示世界各地对远程病理学的关注和期待。这些研究分别来自:美国5项,加拿大3项,日本2项,澳大利亚、英国、荷兰、肯尼亚和跨国财团各1项。

来自美国的5项报告详述如下:第一项比较研究($n=110$)评价了超声内镜引导下(endoscopic ultrasound-guided,EUS)胰腺肿块FNA的动态远程病理学现场评估和传统光镜两种检查方法的可靠性[134]。实时远程细胞学现场诊断的良性、非典型/可疑、阳性/恶性的比例分别为69％、7％和24％($n=55$),而传统光镜诊断的比例分别为60％、9％、31％($n=55$)。"初步诊断和最终诊断的总体一致性在远程细胞病理学中为84％,在常规显微镜中为87％。"因此,远程细胞病理学在胰腺肿块FNA的初始诊断的准确性与常规显微镜结果相似。

美国的第二项研究探讨了远程细胞病理学对支气管内超声引导下(endobronchial ultrasound-guided,EBUS)的气管旁淋巴结FNA标本进行远程即时评估的可行性及诊断准确性[135]。这项研究分三个阶段进行:第一阶段有两组回顾性病例的迪夫快速染色

(Diff - Quik)和过氧化物酶-抗过氧化物酶(RAP)染色涂片,每组 20 例(n=40)用于远程评估。第一组由四名病理医生作出诊断,第二组则由四名细胞技师参与。第二阶段对 56 例 FNA 进行远程实时评估,并将诊断一致性与 100 例常规光镜即时评估(ⅡB 阶段)结果进行比较。通过对"良性、非典型或恶性"最终诊断的符合情况来衡量远程评估的一致性。第一阶段的诊断准确率为恶性肿瘤 95%,良性病变 96.2%。在ⅡA 阶段,95% 的远程即时评估病例与最后诊断完全一致,而ⅡB 阶段常规光镜即时评估的符合率为 97%。因此,远程细胞现场评估是一种有用的诊断工具,其结果的一致性可与常规光镜评估相媲美。但在使用远程诊断之前,个人的实践应该从研究、学习及试点开始以了解技术的缺陷和局限性。

第三项美国研究(n=60)报道了远程细胞病理学在 EBUS 引导下纵隔、肺部病例和 EUS 下胰腺病例 FNA 标本远程实时评估中的应用[136]。研究分为两个阶段即学习和验证阶段进行。22 例 EBUS 引导下纵隔和肺部病例 FNA 标本被纳入学习阶段,以确定远程细胞病理学诊断的时间和效率。在验证阶段,对 38 例胰腺 EUS - FNA 标本进行了评估。细胞病理医生对这两个阶段的诊断都在双盲状态下进行。结果显示初步诊断的时间在学习阶段为 53 秒,验证阶段为 49 秒。"FNA 标本解读与远程细胞病理学评估的标本充分性之间有 100% 的相关性。"因此,作者得出结论,远程细胞病理学用于对 FNA 进行样本分类和解读"是一种强大的可供选择的、高效的策略"。

美国的第四项研究(n=29)调查了静态图像远程病理学在非洲进行的皮肤病理学会诊的可行性[137]。诊断解读由美国学术医疗中心免费提供给申请会诊单位。诊断准确性平均为 91%(86%~95%)。结果显示,"与组织切片相比,有 1 例由于不适当的视野图片选择,技术诊断受到了限制"。尽管如此,观察者间一致性很高(k=0.86),表明远程静态图像在解决病理资源缺乏地区的病理服务可及性方面具有明显优势。

美国的最后一项研究(n=109)评估了发展中国家病理医生在 40 个月内使用静态数字远程病理技术进行诊断和专业培训的情况[138]。40 个月内总共提交 109 例病例,其中皮肤病理学 29 例、血液病理学 14 例、细胞学 13 例和软组织 13 例。结果表明,"在 91.7% 的病例中,静态图像能够提供完整或部分诊断"。该报告的作者认为该系统"简单、经济、可靠、高效"。

下面对 2012 年来自加拿大的三项报告进行论述。第一项研究(n=103)的主要内容为:① 验证远程皮肤病理学作为诊断工具的效果;② 检测其在炎性和黑色素细胞病变诊断中的表现;③ 以两种分辨率(20×/0.5 μm/pixel 与 40×/0.25 μm/pixel)评定诊断准确性[139]。该研究分为三组:① 连续常规病例组 79 例;② 炎症病例组 12 例;③ 黑色素细胞病例组 12 例。结果显示,第一组诊断符合率为 96%,第二、第三组诊断符合率均为 100%。在 40× 物镜扫描中,图像质量优于光学显微镜相同物镜倍数。因此,WSI 适合于皮肤病初始病理诊断,可用于偏远和病理医生缺乏地区。而且,扫描所产生的 WSI 图像可充分满足黑色素细胞和炎症性皮肤病的病理观察。虽然 20× 扫描和 40× 扫描之间没有明显的区别,但在某些情况下可能需要使用 40× 扫描来提供更好的图像,从而在困难情况下增强诊断的信心。

第二项加拿大研究($n=30$)比较了术中神经远程病理的数字化冰冻切片和数字化细胞涂片的远程评估结果[140]。结果显示，29 例患者术中诊断与常规诊断一致，其中 1 例最初被解释为高级别胶质瘤，但最后诊断为淋巴瘤。在 $10\times$ 物镜下，27 例数字化冰冻切片和 28 例数字化组织涂片得以正确诊断。2 例组织涂片上有肿瘤，而冰冻切片无肿瘤（复发性星形细胞瘤 1 例，脑膜瘤病 1 例）；在 1 例淋巴瘤中，肿瘤仅出现在冰冻切片上。这些差异归因于组织取样，而不是图像质量。研究结果表明，"数字化组织切片及涂片适合于术中神经远程病理检查，并在中倍放大下为数字化冰冻切片提供了可比较的信息"。

第三项加拿大研究描述了在魁北克东部实施"以患者为导向"的远程病理网络所面临的挑战[95]。虽然该报告主要是描述性的，但它提供了关于术中冰冻切片所需时间的详细资料：各环节所需时间分别为大体取材 5.9 分钟，切片 7.7 分钟，切片扫描 2.6 分钟，获取图像 2.1 分钟，结果解读 2.8 分钟；总体平均所需时间 23.25 分钟。而且，到研究截止时间，通过远程病理对冰冻切片所作的诊断与用显微镜进行石蜡切片的诊断结果之间的一致性是 100%，表明在魁北克东部实施的"以患者为导向"的远程病理项目取得了巨大成功。同时，挑战包括需要适应新系统，为提高效率重新分配工作人员的责任以及积极支持参与远程项目的重要性等。

日本的两项研究侧重于远程皮肤病理学和远程细胞病理学。远程皮肤病理学研究($n=36$)探讨了一种使用数字图像远程会诊系统的性能[141]。作者描述了该系统的便利性，"最快速的诊断是在发送数据后 18 分钟收到的"，而且"没有与诊断相关的重大问题"。另一项远程细胞病理学研究($n=53$)评估了在排除子宫颈高级别鳞状细胞上皮内病变的诊断一致性[142]。来自 42 个刷检和 11 个棉签擦拭标本的细胞涂片以数字图像展示在一个网站供病理医生浏览。结果表明网上诊断率很低：刷检图像为 29.2%，棉签擦拭图像为 26.2%，一致性也很低，仅为 22.4%。在高度鳞状上皮内病变和良性病变之间，细胞形态上的"三维形状、粗染色质和不规则核显著不同"。作者认为，在线共享图像信息既可提高观察者之间的一致性，也可"避免地理和时间上的限制"。

澳大利亚一项研究（实验组 52 例，对照组 239 例）评价了远程病理学诊断乳腺淋巴结的准确性[143]。这项研究基于非随机化的非等效控制组设计。作为准确性指标，统计了假阳性率和假阴性率，实验组和对照组的假阴性率分别为 11.5% 和 10.04%。漏诊病例多为微转移和孤立肿瘤细胞。总体来说，远程冰冻切片的准确率（88.5%）相当于室内常规光镜冰冻切片的准确率（89.9%）。

来自英国的一项研究($n=61$)比较了消化道肿瘤的数字图像与传统光镜诊断的准确性[144]。结果显示，61 例活检标本的诊断一致性很高（$k=0.712$），其中，33 例阳性亚组的诊断符合率在传统光镜（$k=0.598$）和虚拟显微镜（$k=0.436$）达到了中等程度的一致性。两位病理学家用虚拟显微镜诊断的一致性也很高（$k=0.76$），与专家小组评分共识比较，虚拟显微镜与传统光镜的诊断一致性堪称完美（$k=0.877$）。"这样高水平的一致性在这个富有挑战性的诊断领域具有特殊重要的意义。"

另一项荷兰的研究($n=100$)也调查了 WSI 用于消化道病理诊断的可行性[145]。具体做法是用 WSI 阅读一年前经传统光镜诊断过的 100 例消化道病例,并将 WSI 结果与原诊断结果进行对比,两者之间的一致性达到了 95%。

东非的两个国家(肯尼亚、坦桑尼亚)对静态远程细胞病理系统的可行性进行了调查分析($n=40$)[146]。40 例被认为比较困难的细胞病例图像由当地病理医生上传至远程病理会诊网站,6 位病理医生单独浏览图像,远程诊断与传统光镜结果进行对比。6 位病理医生的诊断一致性为 71%~93%,而且经验越多一致性越高,诊断准确率为 65%~88%。不一致的原因包括图像质量差、细胞涂片厚度不均、细胞重叠、取样错误。该研究表明静态远程细胞病理系统具有可行性,但为了保证准确性,病理医生需要经过更多的细胞学及远程诊断的培训。

2012 年的最后一项研究是由意大利、爱尔兰、德国、瑞士、英国、奥地利、日本、法国和美国等 9 个国家共同组成的跨国财团完成的,主要内容是调查 WSI 图像在多个国家的多个医学中心诊断结直肠癌肿瘤出芽(tumour budding, TB)的可重复性[147]。研究用 5 种方法评价了 10 位调查者(病理医生)的诊断一致性。研究者最后指出,"总体上,(WSI 用于)诊断结直肠癌 TB 具有相当高的一致性,而且,在有经验的胃肠病理学家和早期肿瘤中一致性显著增高"。

九、可行性研究(2013 年)

2013 年开始,关于远程病理学可行性和可接受性的研究开始呈下降趋势,同时,基于实证的远程病理系统验证和临床应用的报道逐渐增多。本年度对三份研究远程病理学可行性的代表性报告(两份来自美国,一份来自土耳其)予以介绍。

美国的第一项研究是对甲状腺结节超声引导下 FNA 标本远程诊断的可行性进行评估(前瞻性分析,无随机性,$n=67$)[148]。共采集了 67 名患者的 92 个甲状腺结节 FNA 标本,其中 45 例涂片的数字化图像通过互联网上传。不满意的样本比例在上传组为 13%(6/45),在非上传组为 23%(11/47)。结果表明,与最终诊断相比,上传组的初步诊断符合率为 96%。该研究指出,"通过远程病理学对超声引导下 FNA 标本进行即时评估,确保了细胞学样本的充分性,并可能减少每个结节的穿刺率,与最终诊断相比,现场初始远程病理诊断具有较高的准确性"。

第二项美国研究($n=25$)评估了 WSI 用于肾移植活检的可靠性[149]。通过比较 WSI 与常规光镜的形态学特征(形态和结构)和诊断分类来评估其诊断可靠性。两种模式在肾移植活检标本的形态学特征和诊断分类的评估中具有很高的一致性($k=0.68$ 和 $k=0.74$)。"这些数据表明,在评估肾移植活检方面,WSI 和常规光镜一样可靠。"

土耳其的一项研究($n=17$)评估了远程病理学诊断涎腺肿瘤的差异[150]。肿瘤分为恶性和良性两组,或者是有肌上皮分化和无肌上皮分化两组。恶性组和肌上皮分化组的符合率分别为 81% 和 86%。良性诊断符合率为 70%,其中基底细胞腺瘤符合率最高达

91％。作者得出结论，远程病理学"可以用来获得关于涎腺肿瘤的第二次会诊意见"。

十、可行性研究(2014 年)

2014 年选取了 5 篇代表性研究文献，分别来自美国、加拿大、北爱尔兰、伊朗和英国。美国的研究主要集中在人为因素对远程病理学可行性的影响[151]。研究报告对 1862 个连续远程诊断质量保证病例的外科病理报告和远程诊断服务记录进行了回顾分析。这些是一家乡村医院超过 51 个月的累积病例，10 名大学医学学术中心的亚专科远程病理学专家处理所有传入病例。约 91％的病例诊断报告立即签署，9.1％被推迟到光镜诊断。远程诊断病例与转诊病理医生的诊断符合率平均为 94.3％（88.46％～100％）。延迟率为 4.79％～21.26％。研究者认为，亚专科外科病理专家有效地承担了以远程病理学为基础的外科病理质量保证服务的普通外科病理学工作。

加拿大的一项研究($n = 198$)评估了魁北克东部远程病理学 IOC 的诊断一致性和 IOC 报告的时间以及远程会诊的报告时间[152]。在 IOC 部分的研究中，将一家医院的最初 104 例 IOC 诊断结果与最终病理报告中的诊断结果进行了比较。104 例中，8 例因使用术语不同而诊断略有差异，2 例诊断有明显分歧。因此，"98.1％的诊断要么一致，要么没有临床意义上的差异"。IOC 的平均报告时间为 20 分钟（8～43 分钟）。在该研究的专家远程会诊部分，对 5 家医院的最初 94 例专家意见进行了复习，比较了提出会诊要求到最后报道的时间。68％的远程诊断在 24 小时内完成，85.1％在 72 小时内完成。该报道的最后结论为"东魁北克远程病理网络为没有现场病理医生的医院提供了快速、高质量的 IOC 服务。它还为独自工作的病理医生提供了快速的专家会诊服务"。

来自北爱尔兰的一项试点研究($n = 100$)有两个目的：① 确定 WSI 在大范围的组织病理学病例中的诊断准确性；② 调查参与会诊的组织病理医生对数字病理学的可接受性[153]。对 100 例活检组织和小手术标本的切片进行了数字扫描，生成 WSI 图像。这些病例至少在一年前通过光镜诊断，随后由最初报道的病理医生对 WSI 图像（对最初的光镜诊断进行屏蔽）进行了重新评估。WSI 与原始光镜诊断的符合率为 95％，其余 5％有轻微的不一致，但没有临床意义。参与者"使用数字病理学技术的经验参差不齐"。研究最后指出："在我们检查的大范围病例中，数字病理学是一种安全可行的初始组织病理诊断（primary histopathological diagnosis）方法"。

伊朗对 42 例前列腺不典型小腺泡增生的 WSI 远程会诊结果进行了评估[154]。结果显示，尽管免疫组织化学（immunohistochemistry, IHC）染色有一些信息缺失，但"良性病例组的远程会诊与 IHC 结果高度一致"。在会诊病理学家诊断为恶性肿瘤的 7 例病例中，5 例为恶性，1 例为良性，1 例没有最后结果。作者得出结论，"此方法可辅助其他诊断工具如 IHC，甚至作为独立的信息来源，以便尽快对非典型的小腺泡增生病例作出更准确的诊断，特别是在资源有限的情况下"。

来自英国的一项小型研究($n = 12$)评估了使用虚拟显微镜诊断主要肿瘤切除标本的

可行性,以提高外科病理的效率[155]。12名病理顾问医生参与了项目,每个人在虚拟显微镜上观看了一个多张切片的肿瘤病例(12～25 切片),另外一个医生在常规显微镜上观看。结果表明,"显微镜和虚拟显微镜的总时间和诊断置信度是相似的,切片的平均观看时间也是相似的"。此外,预计进一步的实践将提高虚拟显微镜的诊断效率。

十一、可行性研究(2015 年)

2015 年对 4 篇重要的代表性研究进行阐述,其中 3 项来自美国,1 项来自加拿大。第一项美国的研究($n=103$)评估了现场没有病理医生的远程 IOC 在诊断肺肿瘤中的应用价值[156]。需要进行术中 IOC 的医院没有病理医生,最近的病理医生也在 3 000 m 之外。在这种情况下,通过视频流现场进行了远程病理会诊。除了浏览图像外,会诊病理医生还获得了有关患者相关临床信息的访问权限。在两家医院进行术中会诊的普通病理医生作出初步诊断后,再将每一例的冰冻切片数字图像交由胸部病理医生进行会诊(胸部病理医生不知道原冰冻诊断)。冰冻切片会诊病理医生与胸部病理医生诊断一致为 90.2%(93/103),不一致诊断为 8.7%(9/103),延迟诊断 1 例。"胸部病理医生的诊断与最后病理诊断一致率为 98%,其中包括 88.9% 的不一致病例(8/9)。"此外,所有不一致的诊断均没有临床意义。最后作者总结,"我们已经证明,远程病理学是一个在冰冻切片诊断肺结节中的优秀会诊咨询工具"。

美国的第二项研究是一项前瞻性非随机试验($n=46$),该研究调查了远程病理学系统在诊断纵隔淋巴结病变 EBUS‑FNA 标本现场评估对手术时间的影响[157]。对照组的标本被送往病理实验室,研究组标本在手术过程中通过实时视频显微镜传送给一位远程细胞病理专家进行检查。该研究中,肺癌是最常见的恶性肿瘤类型。结果显示:取样平均淋巴结点数无显著性差异(研究组 1.3 *vs.* 对照组 1.8,$P=0.76$);使用远程细胞学可减少穿刺次数(4.9 次 *vs.* 7.3 次,$P=0.02$),从而减少阅片时间(8.4 分钟 *vs.* 13.5 分钟,$P=0.01$);出具报告时间研究组明显缩短(19.0 分钟 *vs.* 46.7 分钟,$P<0.001$)。研究报告得出的最后结论是:远程病理学能快速解读 EBUS‑FNA 样本,诊断准确性可与传统方法相媲美,并且能够缩短处理时间,是一种更有效的现场 EBUS‑FAN 解读模式。

来自美国的第三项关于远程细胞学可靠性的测试是在一项小型研究($n=10$)中进行的[158]。6 名病理医生最初通过传统光镜诊断了 10 例 FNA,并在 6 周后又通过远程病理学对这 10 例 FNA 进行了诊断验证。各位病理医生的平均诊断符合率分别为 96.7% 和 95%。病理医生之间的诊断一致性平均为 96.7%,每个病理医生的诊断重复性达到了 95%。"所有参与者都以 90% 或更高的比率通过了评估,这证明了他们的能力"。研究的结论是,"远程病理学为病理医生提供了更多的诊断时间、管理时间或学术追求,从而提高了他们的工作效率"。

加拿大的这项研究($n=100$)评估了动态远程病理学系统(Panoptiq™)在诊断外周血液异常(23 种不同的血液病)中的表现[159]。这项研究检查了 100 张血涂片,包括 23 种不同的血液学疾病、反应性或正常病例。在对这些病例的外周血涂片形态变化的解读中，正确率分别为 98.81％（83/84）和 100％（12/12），敏感性达到 99％；特异性为 100％。当使用静态图像时，正确率略有下降，因此动态远程病理系统更优越。该研究表明，Panoptiq™系统可以可靠地作为动态远程诊断工具，帮助社区实验室对外周血涂片病例进行外部会诊咨询。

十二、可行性研究（2016 年）

2016 年，用 8 项研究来阐述世界各地对远程病理学可行性的探讨，这些研究包括：美国 3 项，加拿大、意大利、新加坡、伊朗及日本各 1 项。

第一项美国研究（$n=20$）评估了全景图像和 WSI 在泌尿生殖道病理诊断中的表现，并与传统光镜的性能进行了比较[160]。同时，该研究还展示了远程病理学对 IOC 的独特优势，即"及时获得远程病理专家意见的能力"。实验采用常规光镜（组织切片）、全景图像和 WSI 对 20 例泌尿外科手术病理冰冻切片进行评价，与传统光镜诊断比较，全景图像和 WSI 的诊断一致性分别为 98.3％和 100％。在图像质量和诊断可信度方面，Panoptiq™图像与光镜下观察组织切片的体验相当。因此，全景数字图像可以作为一种新的工具用于冰冻切片远程病理学诊断。其优点是图像容易制作，特别是对于小型文件。但是，图像制作依赖于操作人员，所以创建文件的不同个体可能会影响最后诊断。

第二项美国研究评估了移动视频流（FaceTime）技术的使用情况，并借助附加在显微镜上的智能手机适配器进行细胞学标本的远程适足性评估[161]。研究分为两个阶段：第一阶段是由一位初级病理医生对 25 个样本进行回顾性评估，同时使用智能手机（iPhone/iPad）FaceTime 链接向第二个病理医生提供图像信息并记录每个样本的充分性数据和初步诊断。在第二阶段，现场初级病理医生和使用 iPhone/iPad FaceTime 链接的远程病理医生对现场病例进行前瞻性评估。在第一阶段，有 88％（22/25 例）的病例结果一致，12％（3 例）的病例不一致。3 例中有 2 例在 FaceTime 上被评估为样本不够充分，而在现场被认为标本足够充分。在第二阶段，相应的符合率为 85％。遇到的问题包括软件版本标准化、相机对位以及少量音频流干扰。研究数据表明，iPhone/iPad FaceTime 技术可用于实现对 FNA 标本的远程充足性评估，并且可以帮助病理医生节省宝贵的时间。

第三项美国研究（$n=70$）比较了 WSI 与传统光镜在皮炎常见显微特征检测方面的差异[162]。六位病理医生评估了 50～71 张数字切片，记录了物镜放大率、总时间和检测结果。观察对象为肥大细胞、嗜酸性粒细胞、浆细胞、色素巨噬细胞、表皮黑色素、真菌体、中性粒细胞、胶原小体、角化病及皮脂腺细胞。3 周以后光镜观察重复这一过程。结果显示，WSI 和光镜的平均读片时间分别为 176.77 秒和 137.61 秒（$P<0.001$,99％CI）。WSI和光镜检查相关组织特征的平均物镜放大率分别为 18.28 和 14.07（$P<0.001$,99.99％CI）。该研究最后指出，使用 20×物镜扫描的数字切片进行远程病理学检查，足以检测皮炎病例中经常遇到的组织病理学特征，尽管其效率低于光镜载玻片检查。

来自加拿大的研究(问卷调查,$n=45$,34 名临床医生和 11 名管理人员)评估了魁北克东部一个大型分布式的远程病理网络的好处[77]。这是一个包括了 24 家医院的号称世界上最大的远程病理网络之一的远程项目。该项目的主要目标是提高偏远地区外科服务的速度和质量,避免将患者不必要地转移到中心城市,并为偏远地区人员招聘和留住外科医生提供便利。截至 2015 年 1 月,已经完成 IOC 1 733 人次。结果表明,"在魁北克东部部署远程病理学项目,有助于确保在没有病理学家的偏远医院持续覆盖 IOC,从而防止服务中断"。而且,"从组织机构的角度来看,远程病理学至少在某种程度上对偏远地区的外科医生的招聘和留用作出了贡献"。

在意大利,对 WSI 数字病理报告的安全性和适用性进行了评价,以保证植入前肾活检的质量[163]。样本包括 62 例连续的先前接受肾脏光镜活检的标本,随后由两名病理医生在 2 周后用 WSI 进行切片数字化和重新评估。两位病理医生的前后两次观察的一致性很高($k=0.84\sim0.97$)。"无论是病理医生还是使用这两种方法所获得的总分都是相同的"。用传统光镜检查活检标本所需时间为 14 分钟,WSI 为 18 分钟(包括扫描时间在内)。因此,该研究表明 WSI 图像是可靠、快速和安全的远程病理诊断模式。

来自新加坡的一个学术医学中心对在诊断实验室环境中部署实施数字病理学的过程进行了介绍,强调了从部署到实施、再到完善的七项关键指导原则;同时,将病例的组织切片和 WSI 图像配对后由病理医生对部署后的系统进行了前瞻性验证[164]。在各种验证应用中,83 例患者的组织切片与 WSI 之间的结果一致性为 93%~100%,总体符合率为 96%。因此,数字病理(WSI)可以成为一种有用的诊断方式。

伊朗的一项问卷调查讨论了病理医生需要进行远程病理会诊最常见的组织类型及需求[165]。这项横断面研究使用了一个包含四个问题的问卷来评估病理学家的会诊需求。问卷分发给在距离伊朗首都德黑兰 1 000 km 的最大省份科曼省工作的 16 名病理医生。反馈结果显示,平均 7.5% 的病例需要与同行协商会诊,最常见的需要会诊的组织类型依次为关节和骨组织、软组织和淋巴造血系统病变。因此,执行会诊的病理学家应确保他们在关节和骨组织、软组织和淋巴造血系统方面具有专门知识或者是相关领域的亚专科病理医生。

日本的一项研究分析了乳腺癌部分切除手术的组织切缘的远程病理诊断结果,并对远程病理检查的有效性进行验证[166]。应用远程病理学对 114 例乳腺癌患者的手术切缘进行了远程 IOC 分析,并用术中冰冻切片对应的石蜡切片验证了远程 IOC 与术后病理结果的一致性。结果显示非常完美,术中远程冰冻诊断与术后病理检查的符合率为 100%。研究者认为,远程病理学对乳腺部分切除术术中切缘诊断很有用。对于没有病理医生的医院来说,与其他的病理实验室建立伙伴关系,应用远程病理技术可以获得更好的手术效果。

十三、可行性研究(2017 年和 2018 年)

随着时间的推移和远程病理学的广泛应用,远程病理学研究的热点逐渐从可行性和可接受性转移到基于实证的大规模应用研究上来。那么,2017 年的三个代表性研究从不同角度论述了远程病理学的可行性。

来自美国的一份简短报告描述了国际健康创新组织（Innovating Health International, IHI）在海地角的 Justinien 大学医院实施远程病理学项目的情况[167]。由于海地的病理医生人数有限，在首都太子港以外没有病理医生可用。长期以来，在海地，对肿瘤的组织病理学诊断需要使用私人病理医生或将样本运送到美国进行评估。为了解决这一问题，IHI在海地角的 Justinien 大学医院建立了一个病理实验室开展远程病理学诊断服务。该中心现在已经完全处于运营状态，负责处理生物组织、标本的大体取材、切片制作及扫描并将数字图像上传到一个全球性在线远程平台供病理医生浏览。在线平台允许病理医生进行远程诊断和签发报告，然后由海地病理技术人员打印并向患者报告结果。该研究的结论是，IHI 的病理实验室现在有能力在有限的资源环境下进行快速的组织病理学诊断。需要克服的障碍有样本保存问题以及互联网速度和连接性差等。

伊朗的一项描述性报告调查了管理人员、IT 专业人员和病理医生等利益相关者对实施远程病理学所需能力和设备的看法[168]。作为 2015 年开始的一项横断面研究，采用问卷调查法收集数据。以西阿塞拜疆所有公立和私立医院的管理人员、主任、病理医生和IT 专业人员为调查对象，并对问卷的效度和信度进行了评估。结果显示，受调查医院的目标人群对远程病理学的平均知晓率为 2.43，标准差为 0.89。在所研究的医院中，病理医生、管理人员、主任和 IT 专业人员对远程病理学的平均认知度具有显著性差异（$F=7.211$，$P=0.001$），病理学家的认知度明显高于其他人。据 IT 专业人士称，在所研究的医院实施远程病理项目的影响因素中除硬件能力外，所有维度的影响都在中等水平以上。所有被调查的利益相关者认为，远程病理技术的实施一方面提高了医疗服务的质量，另一方面也降低了医疗成本。因此，在实施这些系统的过程中考虑用户的观点是至关重要的，因为他们在项目的成败以及对所需资源的准确评估中起着关键作用。

澳大利亚的一项研究比较了两种机器人远程病理系统在甲状旁腺 IOC 诊断中的准确性和速度，并与室内冷冻切片的常规显微镜诊断进行了比较[169]。三位病理医生分别用Aperio LV 1 系统、Mikroscan D 2 系统和传统显微镜对悉尼的三家病理服务机构（Austpath 实验室、SWAPS 和 ICPMR）提交的 60 例（每家 20 例）84 张连续甲状旁腺切除的术中冰冻切片进行了诊断，每个病理医生在这三种观察方式之间有 2 周的记忆清除期。结果显示，与传统光镜相比，三位病理医生用 Aperio LV 1 的诊断一致性分别为 79.8%、92.9% 和 95.2%；而用 Mikroscan D 2 系统的诊断一致性分别为 88.1%、90.5% 和 94.7%。对冰冻切片的解读时间分别为传统显微镜平均为 35.9 秒，AperioLV1 为 94.4 秒，MikroscanD 2 为 232.5 秒。

2018 年来自美国 AFIP 的一篇文献通过对 20 年前的一组远程病理会诊病例的回顾分析，来探讨远程病理诊断与传统光镜诊断的一致性[170]。研究复习了 1996 年 6 月至1997 年 3 月期间由 AFIP 发出的 262 例远程病理学报告的存档材料。诊断一致性标准分为完全一致、部分一致、不一致（通常是良恶性的诊断）及报告延迟。评估结果为：194 例（74%）诊断完全一致，34 例（13%）有微小差异，21 例（8%）有重大分歧，报告延迟 13 例

（5％）。上述结果表明，尽管在那个时间段内存在电信传输方面的挑战，但 AFIP 还是证明了利用成熟的商业技术，远程病理诊断可以可靠地进行。

以上文献代表了世界各地近十几年来对实施应用远程病理学的可行性和可接受性的研究概况。归纳起来：第一，远程病理学的研究在 2010 年前以技术的可行性和诊断的可靠性为主，并在 2012 年达到高潮，之后可行性研究与基于实证的临床应用验证研究并行，但以后者为主。表明随着技术的成熟和应用范围的扩大，远程病理学的可行性和可接受性已不是主要问题，问题的焦点是如何使远程病理学应用的更好、更规范；第二，除了技术的可行性外，一些研究还纳入了人为因素对远程病理学实施的影响，调查结果表明所有与远程病理学实施相关的人员包括病理医生、外科医生、IT 技术人员以及管理者等对远程病理技术的了解和认知度越来越高，而且持普遍支持态度；第三，很大一部分研究对远程病理学在资源有限、病理服务匮乏的偏远地区和中低收入国家的应用状况和效果进行了评估，结果显而易见，远程病理学对解决这些国家和地区的病理服务需求更为紧迫和重要；最后，客观地说，虽然近十几年来远程病理学已经发展到临床应用阶段，但还面临着硬件（设施、条件）和软件（技术规范、工作流程改变、组织协调及医患关系等）等方面的诸多挑战。远程病理学的实施和应用才刚刚起步，需要在临床实践中不断改进、完善、提高和逐步规范成熟。

第二节　远程病理学临床应用

通过前一节对远程病理学应用的可行性和可接受性的全面且详尽的介绍，不难理解，远程病理学的实施在技术层面及诊断可靠性上正逐渐被接受。近十年来，远程病理学临床应用的实例验证大量涌现，部分地区开始临床推广应用。人们对远程病理学关注的重点发生了明显变化：第一，从关注技术本身的影响到注重实施过程中的人为因素的影响；第二，从强调单一技术提升（如科室增加远程会诊或数字图像分析）到注重数字化病理科及远程诊断全面应用的整体解决方案；第三，人们开始关注远程病理学带来的诊断方式和工作流程的变化；最后，从宏观上看，远程病理学的全面应用所带来的是病理工作和服务方式的改变，是解决医疗服务（包括但不限于病理）可及性的有效途径，具有明显的社会意义。

远程病理学的临床应用主要有远程会诊、远程术中会诊、远程初始病理诊断、FAN 标本适足性的远程快速现场评估、质量保证及多学科互动（如 MDT）等。本节重点讨论与患者诊断最直接相关的前三个方面内容，其他内容另辟章节进行讨论。

一、远程会诊咨询

远程会诊咨询（teleconsultation/secondary consultation）是远程病理学最早应用于临

床病理诊断领域的项目，也是最成熟的项目。在2011年前，全球32个国家400多个实验室发表了远程病理学研究文献，除细胞学外，主要的临床应用是疑难病例的远程会诊[171]。随着技术的进步，再加上对数字病理优缺点的深入了解、仪器成本的降低、网速和内存容量的提高，以及快捷迅速、操作容易及便于病理医生自主安排阅片时间的特点，WSI图像模式在外科病理远程诊断中的应用越来越广泛。从目前趋势看，实时动态图像模式（机器人与非机器人）的临床应用受到了一定影响，CAP关于WSI临床应用的病理资源指南（数字病理学）[6]的发布也说明了这个问题。正是得益于高速WSI扫描仪的出现，近十年来远程病理学特别是远程会诊得到了极大的发展和普及。

从全球范围看，首先是美国的各大学术医学中心都先后开展了远程病理会诊服务如退伍军人事务部医院[12]、UCLA[20]、UPMC[21]、AFIP[170]、克利夫兰医学中心解剖病理学系[172]，由位于马萨诸塞州的拉希诊所（Lahey Clinic）、塔夫茨医学中心（Tufts Medical Center）和马萨诸塞大学医学院共同开发的皮肤病理学会诊网站（www.DermatopathologyConsultations.com）等等，这些会诊中心可以随时为全球提供远程病理会诊并主导许多国际合作，不受地域和时空限制。仅2012年美国克利夫兰医学中心解剖病理学系就完成了7 671例外部疑难病例的远程会诊[172]。随后，他们按照CAP病理学和实验室质量中心关于WSI临床应用（资源）指南[6]的要求，对多年来实施的远程病理会诊项目进行了基于诊断目的实施WSI的实验室观察者内的诊断差异性验证。验证过程在克利夫兰诊所解剖病理学系进行，验证范围包括病理学的11个亚专科的217个病例，分别是乳腺与头颈各21例，皮肤和骨骼肌肉各22例，泌尿、妇科、肺和神经系统各20例，胃肠道25例，肝胆19例及心血管7例。26名病理学家参与了测试，光镜与WSI图像的观察时间间隔平均为43天。结果显示WSI的诊断与光镜有2例为主要差错（0.92%），8例为不影响临床治疗的轻微差异（3.7%）。这两例主要差错的病例本身就比较疑难，在光镜诊断时就经其他病理学家会诊讨论过。验证结果表明克利夫兰医学中心解剖病理学系的远程病理系统一直是稳定可靠和高效率的，病理学家的能力和诊断水平也非常高。

作为国际远程病理会诊合作成功实施的代表，UPMC总结了与中国金域医学诊断2012年1月至2014年12月三年间的远程会诊实践[21]。结果显示，三年共提交了1 561个病例，61.4%的病例由中国病理学家转交，临床医生主导占36.9%，中国患者自己申请占1.7%。其中会诊病例排在前三位的依次为血液病（23.7%）、骨软组织肿瘤（21.0%）和妇科（包括乳房）疾病（20.2%）。平均完成报告时间为5.4天/例，并从2012年的6.8天/例降至2014年的5.0天/例。在855例（54.7%）由中国病理医生提供初步诊断或诊断意向的病例中，其中25.6%的病例由UPMC病理学家做出最终诊断，50.8%的病例诊断结果有显著修改而导致治疗计划改变。上述结果表明，UPMC与中国金域医学诊断公司的国际远程会诊合作显示出成功的、可持续的、不断发展的国际合作伙伴关系。同时，利用远程病理技术能够方便快捷地得到国际病理专家的诊断服务，这会极大地改善国内患者的医疗状况。

2011年，由魁北克卫生局和加拿大联邦远程医疗基金会健康信息中心出资建立的大型远程病理系统成功运行[16]。欧洲是全球最早将远程病理学应用于临床的地区,时间大约在 1990 年左右[34],技术成熟,远程病理系统的组织运行经验丰富,参与很多国际项目和地区合作[78,147]。在非洲,由北卡罗来纳大学(University of North Carolina, UNC)教堂山分校提供技术支持,马拉维卫生部协助的卡穆祖中央医院(Kamuzu Central Hospital, KCH)病理实验室于 2011 年成立,并于两年后启动了远程病理会诊项目[49]。对于疑难病例,先由当地病理学家阅片,按需要进行免疫组化检查并向临床医生传达初步印象。然后扫描切片并把 WSI 上传到 UNC 病理科供美国病理专家观察。在每周一次的远程病理学讨论会上,当地的临床医生、病理学家和他们在美国的同行共同讨论这些病例。一般情况下每周讨论 10~15 个病例。类似的远程病理会诊项目还见于乌干达和德国[129]以及肯尼亚和坦桑尼亚与 MGH 等[137]。远程病理会诊不仅解决了非洲病理资源匮乏及病理服务需求的问题,还为本地的病理人才培养和诊断水平的提高带来了机会。

国内的远程病理会诊试点工作于 2011 年由原卫生部医管司和中国病理质控评价中心组织实施。2014 年,中国病理质控评价中心发布了远程病理会诊试点后的第一份总结报告,介绍了试点的组织运行和远程会诊情况[173]。该项目建立了一个基于互联网的远程病理平台,以连接参与的医院和专家顾问。项目由北京协和医学院、四川大学华西临床医学院和浙江大学医学院附属第二医院三个区域中心组成,设有 20 个省级会诊咨询中心,60 余家试点医院参与(作者有幸参与了这个过程)。2011 年至 2013 年 7 月期间,平台共对 16 247 例患者提供远程病理会诊服务,其中 84% 属于诊断困难病例,16% 是应患者的要求进行会诊。原诊断与会诊意见一致的病例为 59.8%,不一致的病例为 24.2%,16.0%的病例没有提供初步诊断。会诊病例按系统或器官分布为:消化系统占 17.3%,妇科16.7%,头颈部 15.7%,骨软组织 10.4%,肺和纵隔 8.6%,乳腺 7.6%,泌尿系统 7.5%,血液病学 6.4%,皮肤 5.2%,神经系统 2.5%,细胞病理学 1.3%。该报告最后指出,远程病理学可以解决病理资源分布不均衡的问题,同时对提高我国病理诊断水平具有非常重要的意义。

之后,相关部委机构多次发文鼓励和促进远程病理会诊在全国的推广普及。截至 2018 年底,很多省份(主要集中在中东部)都以质控中心为依托开展了远程病理会诊服务,一些单位与国外学术医疗机构建立了国际间的远程病理会诊合作(见第一章第一节)。应该说,目前国内对远程病理学的认识、接受及应用的程度已经远远超出 2011 年全国远程会诊试点时期的局限,甚至已经成为日常病理工作中的一部分。远程病理会诊省时省力、方便快捷,避免了切片邮寄过程中的破损及丢失风险,同时也省去了患者或病理医生因现场会诊而带来的旅途奔波,具有明显的优势。但是,以往的实践也暴露出一些问题,对这些问题需要充分重视:第一,对于区域性远程会诊中心或大型分布式远程病理网络系统来说,咨询专家来自全国各地,而会诊病例来自异时异地的医疗机构,如何保证及时约到专家或如何安排专家值班则是远程病理会诊顺利进行的关键。这可能需要从医生职责入手,平衡好责任与利益关系,对会诊专家有适当的制度约束。第二,区域性远程病理中心与大型分布式远程病理网络系统接触的医疗机构点多面广,层次不同,需求各异,如何将上传病例按不同组织类型分配到相应的会诊专家，做到既能保证时效，又能得到客观准确、完整详尽的诊断意见，可能需要一个简洁、清晰、顺畅的日常工作流程去沟通协调各方面诉求。第三，实践中我们经常会发现，由于取材不充分、临床资料不全或重要病史信息遗漏等造成诊断困难而导致相当比例的专家会诊咨询意见过于笼统简单，少数甚至含混不清，达不到会诊目的，这可能需要加强与患者或临床充分沟通及增强责任意识来解决。第四，网络环境不佳以及终端设备出现意外状况造成不能按时使用，导致在规定时间内无法完成会诊工作，这就需要会诊专家和会诊平台做好预案（包括应急方法及解释沟通工作）。最后，作者实践显示，区域性远程病理中心与大型分布式远程病理系统设置的终审发布员岗位能够保证远程会诊工作的顺利进行。终审发布员通常由高级职称的资深病理医生担任，负责与会诊专家沟通，交流患者情况和会诊需求并对返回到平台的会诊咨询报告进行发出前的最后形式审查，确保会诊结果客观完整、准确及时。从申请端经会诊平台到报告端的远程会诊流程示意图见图 2.2。

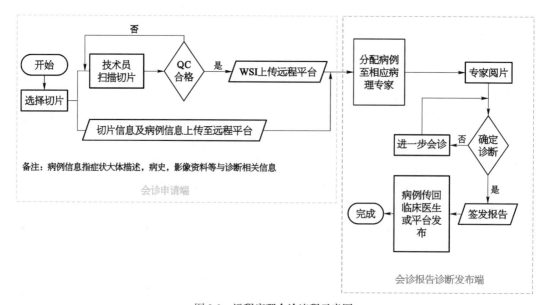

图 2.2 远程病理会诊流程示意图

二、远程术中冰冻诊断

1989 年，挪威首次将远程病理学成功应用于术中冰冻诊断（intraoperative consultation, IOC）的初始诊断[43]。当时，在 5 家偏远医院使用远程电视显微镜提供 IOC，准确率达100%。自此，世界各地开始了远程病理学应用于包括 IOC 在内的临床病理初始诊断的漫长探索。远程病理的图像质量、网络传输速度和诊断准确率一直是病理医生和临床医生所关注的问题，也是推广实施的主要障碍。随着技术的进步，图像质量和分辨率有了革命性的提高，画面质感完全能够满足 IOC 需要，图 2.3 是同一张冰冻切片光镜图像与 WSI

的对比。而且由于电脑屏幕和视野的开阔,在观察低倍图像时 WSI 较传统光镜具有明显的优势。随着基础设施的普遍改善和网络技术的提升,网络传输速度早已不是二十多年前的概念,按照专线 6 M 以上的带宽标准,传输一幅 WSI 图像不会有任何的图像卡顿和延时感,满足远程诊断已不成问题。相信到 2020 年 5G 网络正式商用以后,远程数字图像传输将不再是人们关注的话题。关于远程 IOC 的准确率,与其他新技术应用于临床一样,按照循证医学的原则,世界各地进行了大量的临床验证和总结。目前,临床验证显示远程 IOC 的准确率平均达到了 96.7%(84.1%~100%),表 2.1 列举了远程 IOC 的临床验证和总结文献。从表 2.1 中可以看出,除了 2003 年的一项验证显示准确率只有 84.1%外,其他都在 95%以上,特别是几项 WSI 的准确率验证结果平均达到了 98.6%。因此,影响远程 IOC 准确率的可能更多地取决于个人的诊断经验,而与 IOC 所用的系统和方法关系不大。

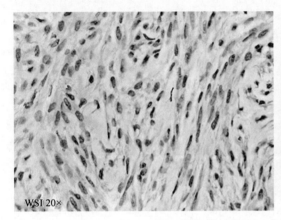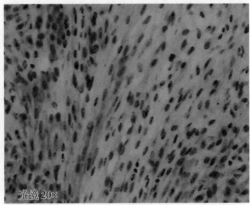

图 2.3 同一张冰冻切片的 WSI 与光镜图像比较,视觉上没有区别

表 2.1 远程病理学冰冻切片验证研究和总结报告

年 份	文 献	准确率(%)	延迟率(%)	时间(分/张)	图像模式
2000	Winokur[174]	97	3	NA	DM
2001	Demichelis[175]	95	11	6.2	RM
2002	Kaplan[176]	100	NA	2.8	RM
2003	Moser[177]	84.1	7.4	14.2	RM
2007	Frierson[37]	95	NA	NA	DM
2008	Tsuchihashi[116]	100	0	15	WSI
2009	Evans[44]	98	7.7	15.7	WSI
2011	Ramey[127]	97	NA	8.8	WSI
2014	Ribback[178]	98.6	NA	10.6	WSI
2014	Perron[152]	98.1	NA	20	WSI

（续表）

年　份	文　　献	准确率(%)	延迟率(%)	时间(分/张)	图像模式
2016	Pradhan[160]	100	NA	NA	WSI
2017	Chandraratnam[169]	95.2	NA	3.9	RM
2018	Chandraratnam[179]	99.6	NA	≤8.7	RM

注：NA，not available，不可用。

除上述临床验证外，远程 IOC 的临床应用范围不断扩大，从明确疾病的性质到确定肿瘤切缘的范围等，诊断经验积累不断丰富。表 2.2 展示了近年来远程 IOC 大多数临床应用情况的报告文献。表中文献表明：远程 IOC 与传统光镜一样，逐渐成为解决术中快速病理评估的常用方法，特别是在人口居住分散及偏远地区已经成为病理医生现场诊断的替代工具；同时，远程 IOC 涵盖了临床日常工作的所有常见类型的手术标本，显示出远程 IOC 的广泛适用性；而且，所有系统图像模式包括动态（机器人和非机器人）、静态（WSI）和动静态复合模式等都有所应用，虽然各种模式略有差异，但远程 IOC 的总体效果没有明显区别。

表 2.2　远程病理学初始冰冻诊断文献

年　份	文　　献	准确率(%)	系统器官	结　　论
1991	Nordrum[43]	100	乳腺等十种组织/器官	TP 在小型医院可为替代品
1995	Oberholzer[180]	90.3	乳腺、甲状腺、卵巢、涎腺	TP 是一种有价值诊断工具
1999	Della Mea[181]	100	胃肠道、泌尿及其他	TP 是一种有用的诊断工具
2000	Dawson[182]	97	皮肤鳞癌及切缘评估	TP 适用于偏远地区医院
2003	Hutarew[183]	99.4	常规手术标本	TP 可为一种互补技术
2003	Terpe[184]	98	乳腺手术标本	TP 适于无病理医生医院
2005	Sukal[102]	NA	皮肤肿瘤 Mohs 手术切缘	TP 方便可行，提高手术质量
2005	Hitchcock[185]	95.3	乳腺切除及穿刺活检	TP 与 CM 比，效果良好
2006	Hutarew[186]	97.9	神经系统病变	TP 符合远程医疗法规，本身对患者不构成风险
2007	Horbinski[187]	96.9	神经系统病变	TP 准确率和时间与 CM 相当
2009	Evans[44]	98	神经系统病变	TP 可靠，临床满意度更高
2012	Gifford[143]	98.4	乳腺癌前哨淋巴结	TP 方法精确，堪比 CM
2013	Suzuki[166]	100	乳腺癌切缘评估	TP 评估乳腺切缘非常有用
2014	Têtu[16]	98	乳腺、肺、卵巢、胸腹膜、头颈、胃等	TP 可在 20 个地点提供快速高质量病理服务
2015	Vitkovski[156]	98	肺肿瘤 IOC	TP 是非常好的诊断工具
2018	French[188]	96.7	胸外科标本	TP 适合胸外科 IOC

（续表）

年 份	文 献	准确率(%)	系统器官	结 论
2018	Vosoughi[189]	97.4	头颈、淋巴结、神经	TP可靠，易于使用
2018	Huang[19]	99.8	乳腺、甲状腺、妇科、消化道及软组织等	TP可提高患者医疗质量，解决病理资源分布不均问题

注：TP，telepathology，远程病理学；CM，traditional microscopy，传统光镜。

　　远程 IOC 主要用于不同地点医疗机构之间或区域远程网络系统内不同医疗机构的快速术中诊断，主要是解决现场缺乏病理医生或偏远地区的术中病理需求问题。因此，其工作程序、方式和要求与室内传统光镜下的 IOC 有所不同，图 2.4 和图 2.5 是两种模式工作流程的比较。

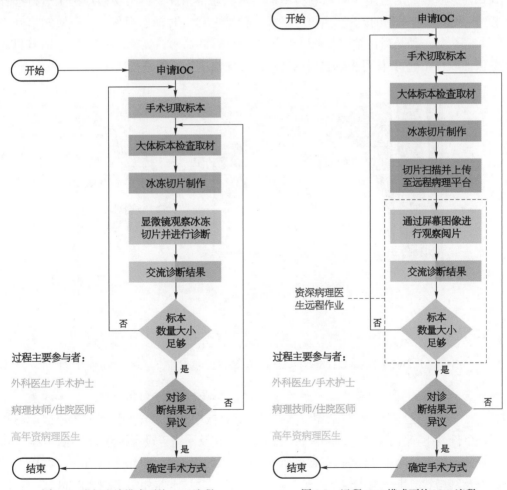

图 2.4　常规光镜模式下的 IOC 流程　　　图 2.5　远程 WSI 模式下的 IOC 流程

　　因此，实际工作中需注意以下问题：

　　1. 任务分配及患者临床资料准备　对于一对一的远程病理系统，过程相对简单，由申请 IOC 的医疗机构的相关人员直接与系统另一端的承担远程诊断的机构（多数为学术医疗中心）或病理医生联系处理即可。对于区域性或大型分布式远程病理中心来说，由于同时申请 IOC 的可能是多家不同的单位，而负责远程诊断的病理医生也可能来自不同地点的不同机构，情况就变得非常复杂。通常需要由中心内具有病理知识（一般为病理技术人员或低年资病理医生）的专职人员（我们称为分配员）来进行协调申请端（临床医生）与诊断端（远程病理医生）的各种关系和需求，包括患者临床资料的汇集完善和上传、申请端的技术监控、远程病理医生选择及任务确定、各种通讯联系沟通等，总之，专职分配员在 IOC 的整个过程中都非常重要，其协调、中继及调度的职能不可或缺。

2. 取材及监控　取材正确是诊断正确的前提。由于远程 IOC 的特殊性，申请端取材的人员通常是熟练的病理技术人员、医生助理或低年资病理医生，如何保证取材准确恰当从而保证诊断质量是远程 IOC 顺利实施的关键。通常情况下由资深病理医生进行远程监控[16]，我们目前采用的方式主要有两种，一种是远程实时动态观察并进行实时语音交流（图 2.6），另一种是微信拍照并辅以语言文字交流（图 2.7）。无论采取哪种方式，其目的就是保证取材正确，具体可根据当时的环境以方便快捷为原则进行选择。

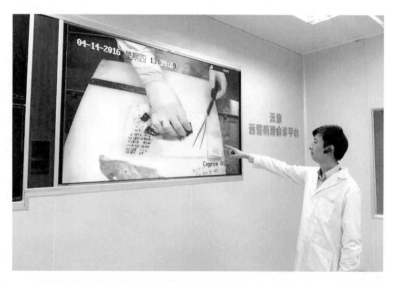

图 2.6　远程病理平台的监控墙，对系统内所有站点进行实时监控，主治医师在指导取材

3. 保证切片扫描仪或动态显微镜处于正常工作状态、数字图像上传及时和相关各方网络传输正常　这些因素经常是导致冰冻报告延迟或中断等意外事件高发的原因。为避免意外事件发生，平时要对冰冻切片机、扫描仪、电脑及网络等设备设施加强维护保养，及时发现并消除事故隐患。同时，在接到远程 IOC 预约申请时，即在冰冻前一天对相关设备设施及网络状况进行检查保证处于正常备用状态。另外，与相关 IT 技术部门联系，确定冰冻当天的 IT 技术值班人员，以备急需。对于大型区域性或分布式远程病理中心，每天要完成的远程 IOC 可能有多例，涉及不同的医院单位，这时可由远程病理中心的工作人员在收到冰冻预约申请后提醒申请端做好上述准备工作。如果远程病理中心由第三方

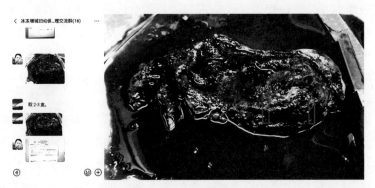

图 2.7　显示术中冰冻时微信拍照及语言文字交流

机构负责运营,则这些准备工作包括配备 IT 技术值班人员等可由第三方机构的运营平台统一管理安排。这样即可减少远程 IOC 过程中的意外事件发生,还可提高工作效率和顺畅度。

4. 做好远程 IOC 各环节的质控工作,保证冰冻报告准确、及时发出　除遵守常规 HE 染色冰冻切片的制片和诊断规程外,要重点关注影响"远程诊断"的环节质量因素：负责切片扫描或动态显微镜的技术人员要对扫描仪或动态显微镜的性能及使用习惯充分了解并能够熟练操作;远程病理医生最好选择与所要处理冰冻切片组织类型相关的亚专科或有过远程阅片经验的病理学专家;严格执行远程 IOC 报告审核签发制度,我们的经验是"双人阅片双人签字三审复核制",即两个病理医生同时阅片同时签字,形成报告后由审核专家审核后发布到申请端打印报告。如果两名阅片医生出现分歧,则审核专家提前介入,三人共同讨论协商形成最后报告发出;最后需要注意的是报告发出后及时与临床做好沟通反馈工作,确保临床医生对远程 IOC 结果的充分理解和信心,以利于以后更好地开展工作。总之,作为临床病理工作中的一种新兴技术方法,必须确保远程 IOC 报告的时间和准确性与传统光镜室内冰冻诊断基本一致,才能更好地推广实施以服务更多的患者。

三、远程初始诊断

远程病理学的初始诊断(primary diagnosis)是指仅通过观察由传统组织切片生成的图像文件(包括 HE、组织化学或免疫组织化学染色)而作出的最终病理诊断。与远程 IOC 稍有不同的是,由于常规诊断的工作量巨大,实时动态图像系统的应用受到了限制。因此,目前远程病理初始诊断的图像模式基本上以 WSI 系统为主,后续的讨论也主要围绕 WSI 系统的应用进行。

任何方法和技术在全面临床推广应用前都需要进行一系列的测试验证以取得可行性和有效性的确凿证据。作为一种颠覆常规病理诊断方式的新技术,WSI 数字系统和基于 WSI 的远程初始诊断的技术验证工作在过去的十几年中持续开展,对设备的性能和可靠性、诊断的准确性以及数字病理的工作流程等进行了全面的测试和评价。尤其是 CAP 关于 WSI 用于临床目的的验证指南（自草案声明算起）[190] 发布以后，一些临床验证更加严谨规范，结论也更趋完整准确。截至目前，除血液及骨软组织等少数亚专科病理的验证数据相对较少外，几乎所有的组织病理领域的证据均显示 WSI 数字系统和基于 WSI 的远程初始诊断的效能并不亚于传统光镜诊断。

首先，在皮肤病理领域，自 2010 年以来有 4 篇文献报道了 WSI 用于常规诊断的验证结果[123,139,191,192]。其中两项研究的病例分别为 79 例和 100 例[139,191]，WSI 系统与传统光镜之间的观察者内一致性（intraobserver agreement）很高，前者为 96%，后者为 94%，但没有出现影响临床治疗的重大分歧。另一项仅限于皮肤肿瘤和肿瘤样皮损的研究表明，WSI 系统和传统光镜的诊断结果一致，两种方法的 k 值均为 0.93[123]。最近，一项基于 CAP 验证指南、包含了 181 例皮肤炎症性病变、黑色素病变及非色素性增生性疾病的研究[192] 显示传统光镜与 WSI 系统观察者内一致性为 86.9%，而传统光镜之间观察者内一致性为 90.3%，两种模式间无明显差异；同时观察者间的一致性分别为 WSI 系统 89.9%、传统光镜 89.5%。表明 WSI 系统在皮肤疾病的常规初始诊断效能与传统光镜并无区别。

在乳腺病理中，WSI 系统用于常规诊断的有效性已经被多个不同的研究所证实。这些研究[193-195] 包含了常规活检和手术标本，样本数量不算很大（100～150 例）。在所有的上述研究中，WSI 系统和传统光镜之间的观察者内部和观察者之间的一致性都非常好，一致率为 90%～99%，而且大多数分歧没有明显的临床意义。令人鼓舞的是，其中的两份研究[193,194] 表示 WSI 系统的诊断比传统光镜的诊断更准确。

核分裂活性指数（mitotic activity index，MAI）是影响乳腺癌预后的独立因素之一，也是构成乳腺癌分级的重要指标。因此，正确计数核分裂对于指导乳腺癌的治疗和评估预后至关重要。一项利用高分辨率（40×）WSI 图像评估乳腺癌 MAI 的验证研究[195] 获得了几乎完美的结果：观察者间一致性在常规显微镜与 WSI 系统之间为 $k=0.642$，两种诊断模式的 MAI 计数与核分裂评分之间存在着较强的观察者内一致性（$k=0.506\sim 0.617$）。这些结果表明，在一个聚焦平面上扫描的高分辨率 WSI 图像可以可靠地计数乳腺癌的核分裂象。

另外，乳腺病理数字化的一个主要优势是在免疫组化中可以使用 WSI 图像分析来提高雌激素受体（estrogen receptor，ER）和孕激素受体（progestogen receptor，PR）以及 ki 67 计数的准确性和重复性[196]。尤其是对于乳腺癌的 HER-2 评分，基于 WSI 的图像分析与荧光原位杂交（fluorescence in situ hybridization，FISH）相比，具有更高的一致性并降低了观察者间的分歧[197]。因此，几款用于 HER-2、ER 和 PR 免疫组化半定量评估的病理图像分析和管理软件也相继获得了 FDA 的批准[198]。

两项验证研究表明，WSI 系统与传统光镜在胃肠道活检标本中的诊断效果相当[199,200]，结果显示 WSI 图像和传统光镜的观察者内一致性均为 95%，且未出现影响临床治疗的重大分歧，并认为 20× 物镜扫描可以满足胃肠道活检标本的诊断。另外一项研究[201] 比较了 WSI 图像和传统光镜对胃肠道息肉手术标本的评估效能。两种模式在诊断上的观察者内部和观察者之间的一致性都很好,并且 WSI 图像为息肉的量化提供了方便,因为它的放大率可以低到查看全切片的完整息肉轮廓。最近,一项针对 Barrett 食管相关的异型增生和肿瘤的研究[144]显示,WSI 系统和传统光镜有很好的诊断一致性,但 WSI 系统在肿瘤的一致性评分较低,用于诊断的时间较长。这些结果可能是由于观察者对使用 WSI 系统缺乏信心和经验造成的,并且随着熟悉程度的提高和实践经验的积累,诊断一致性有明显改善。

WSI 系统用于妇科活检标本的初始诊断验证研究比较少。只有一项来自巴塞罗那大学医院病理科的研究[202]对 452 例常规妇科标本进行了分析,结果显示 WSI 图像与传统光镜的观察者间一致性几乎完全一致($k = 0.914$)。并且发现 WSI 图像和传统光镜之间的一致性随着时间的推移也在相应地增加,说明 WSI 系统的使用过程是一个逐步学习和适应的过程,而 WSI 图像观察者经验的增加也提高了两种模式间的一致性水平。该研究只有 2% 的病例出现重大分歧,但与 WSI 图像质量差无关,而且大多数差异出现在子宫颈癌前病变的活检标本中。同样,对于这类病变即使是在传统光镜中也显示了较高的观察者间和观察者内的变异率。

前列腺穿刺活检标本被认为最适于 WSI 图像观察诊断,原因有以下几点:① 穿刺组织的体积很小,所生成的图像文件较小;② 经常需要多参数测量,而数字图像工具更方便这些测量;③ WSI 的全景视图更方便浏览,从而使 Gleason 评分更易操作[203]。WSI 图像的另一个特点是可以在同一个屏幕上同步观看 HE 和 p63、P504s 等免疫组化染色,从而可以将两幅图像进行比较,方便诊断和教学过程[204]。因此,目前 WSI 系统用于前列腺活检标本诊断的证据比其他领域更常见。许多研究(病例 50~800 例)的重点都集中于 WSI 图像用于前列腺穿刺活检标本的 Gleason 评分。诊断的 k 值为 0.586~0.813[205-207],其中一份报告包括了仅在活检标本边缘有肿瘤组织的困难病例的 Gleason 评分。另有研究[208]显示,在 Gleason 评分中,WSI 和传统光镜之间的一致性在初始诊断(k 值为 0.65~0.96)高于第二次诊断(k 值为 0.53~0.75),大多数的不一致对患者的治疗没有影响。而且,WSI 图像能更好地评估肿瘤的大小,而其他参数如神经周围浸润等在两种诊断模式之间的评估情况相似。

一项验证研究[209]对 100 例几年前经传统光镜诊断的存档泌尿系统活检和手术切除标本的 HE 切片重新用 20× 物镜扫描后进行 WSI 图像观察。标本类型包括肾脏、膀胱、输尿管和尿道。结果显示 WSI 系统与传统光镜的原始诊断符合率为 87%,对临床治疗和管理有影响的主要分歧为 5%,而且发现与原始诊断不一致的 13 例中,其中 6 例 WSI 系统诊断的结果被认为优于原始光镜诊断。表明 WSI 系统可以用于泌尿道活检标本的常规初始诊断。另一项研究[149](40× 物镜扫描)显示 WSI 图像与传统光镜在肾移植活检诊断中具有良好的一致性,但 WSI 系统诊断的时间比使用传统光镜的时间长。

有两项研究证实了 WSI 图像在儿科病理初始诊断中应用的可靠性。一项来自荷兰的研究[210]包含了 80 例 18 岁以下患者的常规活检和手术切除标本及 20 例胎盘组织。其中 80 例儿科标本的诊断正确率分别为传统光镜 98.75% 和 WSI 图像 95%,两种模式之间的差异没有统计学意义。20 例胎盘组织两种模式的诊断正确率均为 70%。表明 WSI 在儿科病理和胎盘病理诊断中的表现并不亚于传统光镜。第二项研究[211]基于 CAP 的验证指南标准评估了 60 例包括各种复杂性病变在内的儿童活检和手术标本的 WSI 图像诊断表现。手术标本用 20×物镜扫描，小活检和细胞学标本用 40×物镜扫描。结果显示在 WSI 与传统光镜之间观察者内部的一致性几乎是完美的，只有一个病例诊断不一致。

除上述器官系统病理初始诊断的 WSI 系统验证以外，其他系统疾病如呼吸、头颈及骨软组织等的专科验证虽然不多(IOC 验证除外)，但在几个大型常规病理的综合验证研究[212-216]中都或多或少地有所体现。5 篇全面验证研究在 2011 年至 2016 年间完成，分别来自美国的 UPMC、内布拉斯加大学医学中心和克利夫兰医学中心、英国考文垂大学和匈牙利布达佩斯 Semmelweis 大学。验证的病例样本总数为 4 442 例(216～3 017 例，平均 888 例)，涵盖几乎所有常规病理的标本种类，如乳腺、皮肤、胃肠道、妇科、泌尿生殖系统、呼吸系统、肝胆胰、阑尾、耳鼻喉、骨软组织、甲状腺、淋巴结、产科、骨髓及普通病理等；WSI 系统与传统光镜的符合率(包括不影响临床治疗和决策的一般分歧)为 90%～99.3%，平均为 96%。最后，这些研究一致认为：基于 WSI 系统的数字切片的组织病理学诊断与光学显微镜的诊断高度一致，WSI 图像在诊断中的表现并不比传统光镜差，支持 WSI 数字切片用于除骨髓血液外的绝大多数常规病理的初始诊断。扫描质量达标的 WSI 成像方式并不会导致诊断差异，但在 20×物镜扫描的图像中无法清晰地观察核细节或微生物体[215]。质量差的数字切片可影响病理医生观察和诊断报告的时效，但不会危及患者的安全[216]，因为病理医生可以识别这些错误，可以采取进一步的纠正措施如重新扫描或切片等(图 2.8)。与传统光镜诊断一样，病理学家的能力和水平是造成 WSI 图像诊断差异的主要原因。

如果说基于 WSI 图像的远程诊断在远程会诊、IOC 等已逐渐被接受，那么，远程病理用于常规病例的初始诊断，或者说用 WSI 系统取代传统光镜及组织切片进行诊断也已经在全球范围内陆续开展[16,89,217-219]。欧洲是世界上最早成功应用远程病理学的地区[43]，初始诊断于 2009 年就已开展[217]。目前一些 WSI 系统(包括扫描仪和数字病理学软件)已经获得欧盟"CE 标志"，并被归类为"其他"体外诊断医疗设备。这些系统的符合性声明是基于体外诊断医疗设备的第 98/79/EC 号指令作出的，不包括性能评估[220]。意味着在欧盟范围内应用取得"CE 标志"的 WSI 系统从事远程病理诊断是合法的。除此之外，英国和西班牙还发布了自己的应用指南，进一步明确了鼓励和规范远程病理诊断和 WSI 系统用于临床目的的具体措施。2013 年，英国皇家病理学家学院(Royal College of Pathologists，RCP)发布了基于 2005 年远程病理学使用和实践指南的更新版本[221]，其中包括数字切片应用程序。指南对相关的法律、责任和义务都作出了具体规定，并规定病理医生在应用前必须进行相关知识和技能的培训，确保自己有能力通过常规或数字显微镜进行准确诊断。换句话说，在英国只要是符合指南中规定的技术标准和质控要求，是否用数字切片进行病理诊断完全取决于病理医生的意愿。西班牙解剖病理学会和国际病理学

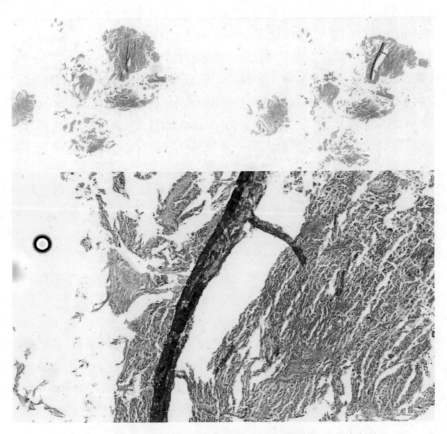

图 2.8　偏远地区的一家医院上传的不合格 WSI 图像（上为缩略图，
下部为放大图像），被诊断医生退回重新扫描

会西班牙分会最近出版了数字病理学临床指南[222]，对数字切片应用于临床病理诊断给出
了具体建议，包括基于 CAP 和 ATA 准则的数字切片验证程序、样本可追溯性、图像分析
和立法等，并提出了图像储存和保留方案建议。

　　事实上，早在 2006 年，荷兰的海伦中庭医疗中心（Atrium Medical Center，Heerlen，
AMCH）就已经开始了 WSI 图像用于常规病例初始诊断的部署工作[217]。在经过对 100
例乳腺穿刺标本的回顾性验证和 85 例不同部位的日常活检标本的前瞻性验证后，于
2009 年 1 月开始，平均每天有 8 个病例使用 WSI 图像进行诊断。采用 WSI 图像进行初
始诊断的病例约为全年病例总数的 15％～20％。对 2010 年的 WSI 图像初始诊断病例的
阶段性回顾分析显示，在 3923 例扫描病例中，完成 WSI 图像初始诊断的病例为 3 222 例，
占扫描病例数的 82％。375 例因为扫描及图像质量问题无法用 WSI 图像作出诊断，其余
326 例未有明确原因被病理医生推迟到传统光镜诊断。82％的 WSI 图像的诊断完成率看
起来不是很理想，但处于十年前的扫描技术和网络环境中，这样的成绩在临床病理实践中
应该是一个很大的突破。根据我们的实践，现在切片扫描的一次性成功率在 97％左右，
因图像质量问题导致的诊断延迟几乎没有。

完全基于 WSI 的常规病例初始诊断也已经应用于瑞典的卡尔马郡医院（Kalmar County Hospital）[217]。这所医院的组织病理学标本的数字化应用几乎与 AMCH 同步进行。75％的初始病理诊断是以数字方式进行的，同时，这家医院还对来自其他没有现场病理医生医院的冰冻切片进行远程术中诊断。

澳大利亚皇家病理学家学会（Royal College of Pathologists of Australasia，RCPA）关于远程病理诊断的立场声明[223]只有两页纸，表示使用数字切片诊断的准确性可与常规显微镜相媲美。并指出了远程病理学的好处包括远程会诊、IOC 等，以及在对远程病理学进行评估以提供诊断性病理服务时要考虑的质量问题。有趣的是，声明中没有直接提出远程病理学可用于常规病理的初始诊断，而是间接地表示远程病理学可以在雇用全职病理学家不符合成本效益或招不到全职病理学家的偏远地区提供病理初始诊断服务。

远程病理学兴起的主要原因之一是现场病理学家的不可用性，其主要任务是致力于解决病理资源匮乏、病理医生短缺和居住分散的偏远地区的病理服务需求问题。非洲作为全球欠发达地区之一，基础设施落后，大部分地区病理资源极度匮乏，一份调查显示每个病理医生的服务居民人数平均在 50 万左右，一些国家居民与病理医生的比例甚至达到了 500 万：1[224]。即使是在专业层面的临床治疗（如肿瘤医学）环境中，获得解剖病理学服务的机会也非常有限。正因为如此，包括常规病理初始诊断在内的远程病理学在非洲得到了快速发展[89,225,226]。这些远程病理项目都是发达国家与非洲国家官方半官方合作的结果，不仅仅是提供远程病理诊断服务，还帮助受援国和地区建立病理学实验室、培训病理技术人员以提升当地的病理服务能力。2004 年，由意大利 Patologi Oltre Frontiera 协会（成立于 2000 年，旨在改善发展中国家的病理服务）协助赞比亚奇龙杜（Chirundu）的姆坦代教会医院（Mtendere Mission Hospital）建立了病理实验室并培训了两名当地的病理技师[89]。病理实验室于 2007 年开始处理常规病理标本，两名技师负责取材、制片及切片扫描上传工作，数字切片（WSI）图像由意大利的两名病理医生负责远程诊断。初期（大约半年左右）的 261 例组织学病例包含了乳腺、消化系统、妇科、皮肤、泌尿系统、甲状腺及软组织等常规外科标本，远程病理诊断的准确率约 88％，同期的 61 例非妇科细胞学则没有出现重大分歧。同样，2007 年德国协助坦桑尼亚佩拉米霍（Peramiho）圣约瑟夫教会医院（St. Josef's Mission Hospital）进行远程病理诊断以满足当地医院的病理需求。标本取材、切片制作及基于兴趣区的静态数字图像（JPEG）采集上传由两名经过 10 周专门训练的本地病理技师完成，由位于德国的两名资深的顾问病理医生完成远程诊断[225]。一年间的 545 例标本中，女性生殖道和乳房占 48％，皮肤 18％，淋巴结 10％，甲状腺、消化道、头颈及腹部病例分别为 5％、4％、3％、3％。上传图片数平均为 7 张/例，报告时间平均为 27.7 小时/例。总体符合率为 84％，8％的结果不一致，另有 8％的病例因为图像选择和质量问题推迟到传统光镜诊断。2012 年 7 月，由卢旺达卫生部、健康伙伴（Partners in Health，PIH）、黛娜-法伯布雷格姆（Dana-Farber Brigham）和妇女癌症中心（美国）共同合作在卢旺达农村布塔罗区医院（Butaro District Hospital）设立的布塔罗癌症卓越中心

(Butaro Cancer Center of Excellence，BCCOE)正式运营[226]，其中包含了一个功能齐全的解剖病理学实验室。但是因为卢旺达国内病理学专业知识和资源有限，组织蜡块和切片被邮寄到美国波士顿的布里格姆和妇女医院(Brigham and Women's Hospital，BWH)完成病理诊断。为改善病理服务的时效性和着眼于本地病理服务能力的提升，2013 年 3 月，BCCOE 开始试用静态图像远程病理技术，包括培训技术人员、建立互联网连接、使用在线共享工具和实现远程病理诊断。经过对 3 个时间段内共 9 个月的 953 例静态图像远程病理诊断结果的评估，与传统光镜诊断的一致性在 95% 以上。随后，该项目组又对 2013~2015 年三种不同诊断模式(切片邮寄、静态远程与现场光镜诊断)的 3 514 例的报告周转时间(turnaround time，TAT)进行比较[227]。结果显示，邮寄组的 TAT 平均为 30 天(22~43 天)，远程诊断组的 TAT 平均为 14 天(7~27 天)，现场光镜诊断组的 TAT 平均为 5 天(2~9 天)，三组之间差异显著($P < 0.001$)，提示在没有现场病理医生的环境中，远程病理诊断具有明显的时间优势。上述项目是远程病理学特别是常规病理的初始诊断在非洲广泛实施和开展的典型代表，其他非洲国家的类似项目还有很多[49]。远程病理学在非洲的成功实践表明，尽管还存在一些不足和障碍，还需要不断完善，但远程病理诊断是一个可以在资源有限和病理医生缺乏的环境中提供疾病诊断的可靠工具。此外，这些成功案例还为其他不发达国家获得病理服务和提升本国病理服务能力规划了可能的路线图。

　　加拿大远程病理学的发展和应用走在了世界的前列。加拿大东魁北克地区地广人稀、居住分散，在 408 760 km² 的区域内只居住着 170 万居民，某些地区的人口密度更是低到 0.4 人/km²。为解决当地的术中冰冻问题，保证外科手术服务的速度和质量，达到在任何地方、任何时间段内都能使患者得到 IOC 服务的目的，魁北克省卫生部和加拿大健康资讯网(一个联邦远程保健基金机构)于 2007 年决定共同出资在东魁北克地区开发远程病理网络系统[16]。经过严格论证，2010 年开始启动远程病理所需设备、软件和其他基础设施的部署，2011 年 1 月开始临床应用。该网络系统由 24 家开展肿瘤手术的医院组成，其中 21 家已全面运作。在这 24 个医院中，7 个医院没有病理实验室，4 个医院有病理实验室但没有病理医生，6 家医院只有一个执业病理医生，其他 7 个医院有 2 至 15 名现场病理医生。这个远程病理网络系统主要负责 24 个医院的 IOC、远程会诊、远程初始诊断/紧急分析和大体取材指导等工作。截至 2014 年 3 月，已经成功扫描了 7 440 张切片进行了远程初始诊断/紧急分析，1 329 张切片用于 IOC 病例，2 308 张切片用于远程会诊。虽然最初的主要目的是解决术中冰冻问题，但实际应用中远程初始诊断还是占比最大的。东魁北克远程病理网络能够在分布于一个广阔地区的 20 多个地点成功维持快速和高质量的病理服务，解决了偏远地区居民的就医难题，产生了巨大的社会效益和影响，也为在魁北克其他地区推广远程病理学的第二阶段工作积累了经验。

　　另一个将 WSI 图像全面应用于临床 IOC 和初始病理诊断的典型代表是加拿大多伦多大学卫生网络(University Health Network，UHN)的远程病理项目[218]。UHN 是一个位于多伦多市中心的 3 处学术医疗中心的医学网络平台，由多伦多总医院(Toronto

General Hospital，TGH)、玛格丽特公主医院(Princess Margaret Hospital，PMH)和多伦多西区医院(Toronto Western Hospital，TWH)组成。TGH 和 PMH 直接相邻，而TWH 位于 TGH 以西约 1.6 km 处。病理科合并在 TGH 内，根据不同专业按亚专科模式运行。该部门还包含其他几个合作伙伴，位于距离多伦多 50～500 km 的不同地点。自 2004 年开始，UHN 以 TGH 的病理科为中心组织实施基于 WSI 图像模式的远程病理项目，用以取代传统光镜为合作伙伴提供包括 IOC、常规病例初始诊断、远程会诊及 QA 活动等在内的全方位病理服务。TGH 的病理科每周完成由 TWH 上传的 10 张左右冰冻切片的术中快速诊断，其中 90% 以上是神经外科病例。冰冻切片诊断与最终永久诊断的年度差异率为 0%～2%。病理学家将冰冻切片诊断延迟至石蜡切片诊断的年延迟率不到 2%，单张冰冻切片病例的平均 TAT 值为 14～16 分钟。与传统光镜现场诊断相比，WSI 图像远程诊断的表现毫不逊色。在常规病例初始远程诊断方面，UHN 的一个合作伙伴 Lakeridge Health Oshawa(LHO)自 2012 年以来将近三年的时间共上传了 6700 多例(扫描切片超过 35 500 张)初始诊断病例，超过 90% 的病例通过 WSI 图像远程签发而没有延迟到光镜室内诊断。结果证明基于 WSI 图像模式的远程诊断系统在 UHN 的合作伙伴中发挥了不可替代的作用。

正是由于这些地区的成功实践和不断探索，远程病理学在加拿大的全面应用包括远程初始诊断得到了官方的批准[17,18]，成为解决居住分散和偏远地区病理服务可及性的重要手段。

目前，虽然 ATA[5] 和 CAP[190] 相继出台了远程和数字病理的应用和验证指南，除 Philips IntelliSite Pathology Solution(PIPS)外，FDA 尚未大规模批准其他数字病理设备用于常规病例的初始诊断，因此在美国数字病理学还主要用于远程会诊、医学教育和科研。而 UPMC 最近介绍了他们从传统光镜诊断向数字病理平台的转变经验，其目的是逐步实现全部常规病例的数字图像初始诊断[219]。他们选择从不同亚专科的活检小标本开始进行 WSI 图像的初始诊断，随着熟练程度的提高和工作流程的不断优化，逐渐增加病例，实现渐进式转换。鉴于目前 WSI 扫描仪硬件的局限性，除一些亚专科如细胞学和血液病理学、病理培训案例和冰冻切片外，UPMC 的数字病理系统已经扫描了 40 000 多张不同亚专科的病理切片用于初始病理诊断。从传统光镜诊断转换为数字病理诊断的关键是工作流程的融合优化，包括切片数字化前调整、软件集成和数字化后评估等过程。另外，UPMC 还声称他们将致力于领导病理学界的数字化转变。

作者所在单位为一家大型参考实验室，建有目前全国最大的多中心分布式远程病理诊断系统。自 2015 年远程病理诊断系统运行以来，工作流程不断优化，软件系统几经迭代升级，专家团队建设不断加强。依托广州、成都及上海三个中心形成了覆盖全国的分布式、开放式远程病理网络系统，为全国 100 余家各类医疗机构提供包括远程病理初始诊断(以初级执业医师或助理执业医师驻点负责取材及数字图像扫描上传的远程咨询诊断方式进行)、远程会诊、远程 IOC 及远程教学培训等在内的全面病理服务。2018 年的数据显示，全年完成了常规病例的远程初始诊断 40 779 例，远程会诊 2528 例，远程 IOC 2 720

例。80％的病例来自基层及偏远地区(包括西藏和新疆)的中小医疗机构,有效解决了长期困扰这些地区病理服务的可及性问题。远程病理会诊系统在运行前按照 CAP 验证指南[190]的要求进行了严格的回顾性验证和试运行阶段的前瞻性验证。关于作者所在单位远程病理系统的运行情况和经验教训将在后续的章节中详细介绍。

第三节　远程病理学的质量管理

严格的质量控制(quality control,QC)和质量保证(quality assurance,QA)是远程病理系统正常运行和保证患者医疗安全的关键。在远程病理学的发展过程中,诊断的准确性、系统运行的可靠性以及数字图像的清晰度等关键的质量指标一直是业内关注和讨论的重点,也是各种指南和共识的主要内容[5,190,221,228]。因此,关于远程病理诊断标准的详细讨论不再进行赘述。在此,我们根据自己的实践经验,结合中国的国情并参考上述各种指南的内容,列出远程病理系统运行过程中的质量管理(quality management,QM)清单,力求简捷具体,便于操作,以供使用者参考。需要指出的是:第一,由于各医疗机构的性质、服务对象以及需求和侧重点等都有所不同,加上各种远程和数字病理系统之间的差异,此处的 QM 清单可能并不完全适用于所有机构;第二,网络传输建议是基于现行 4G标准,将来出现新的传输技术如 5G 等,将按新标准进行更新;第三,切片的数字化模式基于目前的主流 WSI 系统,技术的发展可能会促进图像处理方式的迭代升级如各种闪存技术的出现等。希望读者或参考者加以注意。

远程病理学质量管理及相关内容建议清单:

一、基础设施设备要求

1. 取材室　除常规病理科的取材设施设备外,需安装大体摄像、实时音视频系统及电子画板。

2. 网络连接　≥6 M 远程病理专线,用于传输数字图像及其他影像、文件;在保证数据安全和患者隐私的前提下,建议远程病理系统与医院信息系统、实验室信息系统进行整合,实现数据共享。

3. 选择与工作量、工作环境、标本特点及任务用途相匹配的扫描仪　相关质量参数建议:

(1) 扫描物镜分辨率:$20\times$,$\leqslant0.5\ \mu m/pixel$;$40\times$,$\leqslant0.25\ \mu m/pixel$。每像素微米(micrometer-per-pixel)数值越小,图像分辨率越高,图像就越清晰。

(2) 扫描速度(机内纯扫描时间):标准载玻片,组织片大小为 15 mm×15 mm,平均扫描时间:$20\times$物镜$\leqslant1.5$ min/张;$40\times$物镜$\leqslant4$ min/张。

（3）扫描失败率：指扫描后的数字图像无法用于观察，需要重新扫描或光镜观察的切片数量，≤4％。

（4）非正常停机时间：指一定时间内因机器故障导致的无法正常扫描而延误的时间，是反映扫描仪连续工作性能和计算数字图像产量的重要指标，≤4％。

4. 选择与扫描仪相匹配的软件系统　包括图像浏览器、图像管理软件以及用于协助工作流和执行图像分析的算法。以便于工作流管理和图像分析，特别是用于特殊目的如超大切片扫描或荧光扫描等。

5. 数字图像文件存储及检索平台　根据工作量和数字图像的产出量计算存储服务器的空间大小，要足够大且可扩展，并制订相应的存储、管理和数据安全策略。

二、远程病理系统验证要求

1. 扫描仪校准试验（需供应商技术人员协助）

（1）扫描仪必须是有关监管部门批准的合格产品。确认扫描仪安装正确，处于备用状态。

（2）最佳扫描参数测定：取一张优良的 HE 切片（推荐含有淋巴组织的切片，最好是带被膜的脾脏、扁桃体或胸腺组织）进行扫描，观察 WSI 图像的色度、对比度、清晰度、聚焦平面、扫描完整性及伪影炫光等，直到调整到最佳状态为止，并记录最佳状态参数。

（3）扫描速度及失败率初测：选取不同大小、不同组织类型和不同部位的 10 张优良 HE 切片，在最佳状态参数下扫描，记录扫描开始和结束时间，算出每张切片的平均扫描时间，同时检查 WSI 图像质量，计算扫描失败率。

（4）扫描仪连续工作性能测定：随机选取用于常规诊断的优良 HE 切片满负荷加载（扫描仪一次性连续扫描的最大切片数量，比如 100 张）进行自动扫描，重复扫描 3 次，每次换用不同的常规切片。分别记录每次扫描的平均扫描时间和失败率，再计算三次扫描总和后的平均扫描时间和失败率。

2. 用于诊断目的的 WSI 系统验证　建议按以下内容及步骤进行。

（1）对参与验证的病理医生进行培训，培训内容包括：① WSI 系统使用流程及注意事项；② 60 例代表性 HE 切片及 15 张不同表达模式（包膜、胞核及胞质各 5 张）的 IHC 切片图像观察学习。

（2）切片扫描倍数：常规扫描为 20×物镜；核细节及病原微生物（如核分裂计数及幽门螺杆菌等）使用 40×物镜。

（3）建议验证常规光镜与 WSI 系统的观察者内的诊断一致性，即比较同一观察者用两种不同阅片模式观察相同组织切片的一致性（结果可重复性）。目的是验证 WSI 系统的可靠性，与观察者的诊断能力无关。

（4）光镜观察与 WSI 图像观察的间隔期或记忆清除期：CAP 推荐 2 周[190]，文献中最长者为 1 年[213]。我们建议 4～8 周比较合适。

（5）验证方法：

● 一致性验证：常规病例数≥100例，IHC病例≥20例，病例要随机选择，具有代表性，能够反映不同的组织类型及难易程度；建议以光镜与WSI图像之间的诊断一致性≥97%为可接受的最低标准。

● 冰冻切片一致性验证：病例数≥60例，方法及一致性标准与常规病例验证相同。另外需验证比较两种模式的TAT。

● 非劣效性或等效性验证：建议设定WSI系统与显微镜检查的主要差异大于4%，则病例数≥225例[214]。分别用光镜和WSI图像观察切片并计算两种模式各自的主要差异率进行比较，如果两种模式的差异率≤4%，则认为WSI系统的性能不低于光镜，或者说WSI系统的性能与光镜是等效的。

● 前瞻性验证：通常在系统一致性验证后进行，相当于远程诊断正式实施前的试验性诊断。主要目的是测试系统运行的顺畅性，进一步优化工作流程，提高远程病理医生对数字图像诊断的熟练性。建议每周25例，持续4周共100例日常送检的连续常规病例。先由一名病理医生用WSI系统作出诊断，随后再由另一名病理医生用常规光镜进行诊断。两种诊断模式的结果进行比较（两名医生不知道彼此的结果），如果WSI的结果与光镜一致，数字报告正常发出；如果WSI的结果与光镜不一致，数字报告则按光镜诊断结果进行修改后发出。验证结束后对两种模式的诊断差异及验证过程中发现的问题进行总结分析，并根据验证结果进行整改、完善和优化。前瞻性验证不是必需的，但我们建议进行此项验证。

3. 应该保证在验证过程中诊断端接收到的图像与所上传的图像一致　对于有损压缩模式，经过"压缩—解压"过程产生的图像可能与原始图像并不完全相同，但是，在诊断信息和细节等方面，至少保证"视觉上无损"。

4. 验证过程应包括将来使用该系统的所有个人　包括病理医生、实验室主任、实验室工作人员和IT人员。

5. 全面记录并保存WSI系统的测试及验证方法、数据　形成用于批准WSI系统应用于临床的最后文件。

6. 其他　需要注意的是，更换使用地点，增加用途或维修尤其是更换配件后等都需重新对系统进行测试和验证。

三、远程病理系统运行管理

由于单点项目和一对一网络架构相对简单，运行管理的对象主要是区域性和多中心分布式远程病理系统。

1. 建立远程病理系统运行的SOP文件　用以规范数字病理的工作流，并确保远程病理系统内所有工作人员按照各自的岗位职责，遵照SOP流程规范操作。

2. IT工程师团队　每天专人值班，负责维护数字病理系统正常运行和故障处理，保证网络连接畅通平稳。

3. 日常运行团队

（1）专职病例分配员：负责上传病例的分配，患者临床资料收集，远程病理医生及专家排班，相关信息沟通反馈，协助远程病理医生与临床医生的联系沟通。

（2）熟悉远程和数字病理工作流程的专职资深病理医生：日常值班，协助远程病理医生和专家工作，审核并发布远程病理报告，常规和冰冻标本取材监控，解答临床医生咨询。

（3）专职 QM 内审员：整理、记录、分析日常工作数据，监测各种质量指标如报告及时性、诊断准确性、冰冻 TAT、扫描失败率、延迟诊断率（包括补充取材、深切重新制片及推迟到光镜诊断等）、意外事件及用户满意度等。

4. 培训与考核

（1）负责取材的助理执业医师、低级别执业医师（住院医师及低年资主治医师）和病理技师：培训内容为大体取材规范、常规 HE 制片、冰冻切片、切片扫描上传及基础常用的 IT 技术，培训时间至少 6 个月。适用于缺乏独立签发报告的现场病理医生的医疗机构。

（2）负责复核或签发远程初始诊断和 IOC 报告的主诊医师：建议高年资主治医师以上职称，培训内容：一是远程病理系统的操作流程、使用方法、注意事项及图像质量辨识等；二是 WSI 图像诊断训练，建议 60 例不同部位、不同组织类型、难易程度适宜的 HE 切片的 WSI 图像，每天 12 例，分 5 天不间断阅片。完成后另选 10 例进行考核。

（3）咨询会诊专家：应为高年资副主任医师以上职称，根据每个专家的亚专科方向和擅长学科领域选择具有一定难度的 10 例 HE 切片的 WSI 图像进行测评。

（4）上述考核测试材料、过程及结果应形成记录文件作为质量管理文件的组成部分及时存档备查。

5. 质量保证

（1）数字病理的一个突出优点就是其本身即可以作为质量保证的一个有用工具，实现对复杂病例的同行审查（peer review），以及大宗病例的回顾性或前瞻性分析。

（2）专职内审员应该尽职尽责，做好日常各种质量指标的监测工作。

（3）专职审核发布员（由资深病理专家担任）应该对所有远程报告负责审核后发布，建立远程初始诊断和 IOC 报告的"三审"会诊制和远程咨询会诊报告的"二审"签发。

（4）需要特别强调的是，对于疑难复杂或对患者医疗安全有重大影响的病例，诊断所需的临床资料包括重要病史、影像学图像及实验室检查数据等必须齐全，远程主诊医生应避免在缺乏重要临床资料支撑的情况下勉强出具诊断报告。

（5）定期召开质量持续改进分析会，一般情况下以 1 次/月为宜，必要时可就某一专题或事项随时召开。

（6）建立必要的"应急预案"，在发生长时间停机（扫描仪）和断网等意外情况时，确保远程诊断能够在最短时间内就近回归到常规光镜诊断以确保患者得到及时诊疗。

（7）远程病理系统运行过程中产生的所有记录、相关统计表格及日志等非数字图像材料按常规病理科的要求予以保存。

6. 建立顺畅的沟通交流机制,确保医疗安全　远程会诊系统涉及的人多面广,顺畅、有效的沟通协调机制是保证患者安全和系统平稳运行的前提。远程病理平台要充分发挥远程诊断医生与临床之间各种信息、资料传递的中介作用。如果远程主诊医生相对固定于某个或几个医疗机构的诊断任务,则可充分利用现有通信技术如微信、QQ、手机等与服务的医疗机构的临床医生建立直接的联系沟通渠道,效果会更好。

另外,远程病理服务的对象大多是基层医疗机构,那里的临床医生普遍缺乏病理知识,对一些病理过程(如重新取材或蜡块深切、脂肪组织的冰冻切片等)不能很好理解,对诊断结果的认知(如活检标本的局限性、肿瘤的异质性等)存在偏差。针对这些情况,一方面是在远程病理报告中对一些少见病变或涉及临床治疗预后的主要信息应该预先作出备注解释,实践证明基层医院的临床医生对此非常欢迎,这就需要远程主诊医生更加耐心细致的工作;另一方面,远程病理平台要有意识地加强对基层医院临床医生的病理知识科普培训工作,经过一段时间后,就会发现基层医院对病理基本知识的了解有明显提高,工作会越来越顺畅。

7. 医疗安全与患者隐私　应对接触远程病理系统的工作人员包括病理医生、IT人员、病理技术人员及其他相关人员设置相应的权限,确保医疗安全;同时,监督上述所有人员遵守职业操守和相关法规,不泄露患者的就医材料和敏感信息,保护患者隐私。另外不合规的云服务不得用于个人健康信息或保密数据存储。

第四节　远程病理学临床应用的基本原则

综上所述,远程病理学发展到今天,正在被业界和社会广泛接受。临床应用范围也从早期的远程会诊和IOC拓展到常规病理的初始诊断,使病理服务惠及更多中低收入国家和居住偏远分散地区的群众。但是,作为一项正在发展普及的新兴技术,在临床应用过程中还存在一些局限性,也面临一些挑战。为使远程病理学在临床应用中更加顺利进行,做到扬长避短,根据我们自己的实践经验和体会,结合其他地区的实施情况(特别是非洲和魁北克地区),提出一些建议,供读者和未来的实践者参考。

一、正确掌握远程病理学的适用范围

以 WSI 图像模式为主的远程病理诊断系统目前只适用于组织学诊断,特别是在胃肠道、乳腺、前列腺、妇科活检标本中表现最佳。由于缺乏 z 轴聚焦(上下聚焦)功能或 z 轴聚焦深度不足,目前的 WSI 图像"景深"较浅,无法在同一聚焦平面得到不同厚度切片的清晰图像(图 2.9)。因此,基于 WSI 图像的远程诊断不适于细胞学特别是穿刺和体液细

胞学涂片。由于扫描倍数（常规扫描为 20×，少数情况下为 40×）的限制，目前的 WSI 图像无法准确分辨胞核细节（如染色质）、病原体（细菌、真菌及疟原虫等）和血液病理学中的细胞形态和分类。尽管部分远程病理系统将 WSI 整合到机器人动态系统中（如莱卡的 Aperio LV1 等），可以获得多平面聚焦的 WSI 图像，但由于设备昂贵，操作相对繁琐，扫描时间过长难以大批量应用。

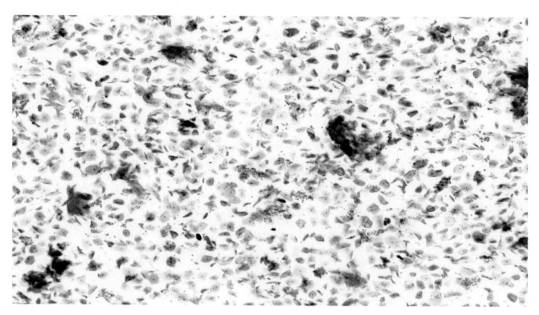

图 2.9　宫颈液基细胞学 WSI 图像（20×），图中细胞成团与其他成分干扰造成诊断困难

二、客观对待远程病理与传统光镜诊断的差异

必须从技术普惠原则出发，客观看待基于 WSI 图像的远程病理诊断与现场光镜诊断的差异。首先，光镜现场诊断的准确性要求一般是 97%[104]，前述众多文献显示，十余年前远程诊断与常规光镜诊断的符合率大多在 95%左右，但近几年的主要文献和应用报告[193,213,214]显示两种模式的符合率已经达到或超过了 97%，而且两种模式的非劣效性验证[213,214]已经证明了基于 WSI 的远程诊断与现场光镜诊断的效能是相同的。其次，远程病理学最大的优势就是解决病理资源匮乏地区的病理服务可及性的问题，脱离实际简单地谈论准确性是 95%还是 97%没有任何意义。是否开展远程病理服务要根据所处的具体环境和不同的需求区别对待。对于基础设施落后、病理医生极度缺乏的非洲，绝大多数人很难得到病理服务，在这里，用没有多少技术含量的静态图像（显微照片）实现远程诊断 84%的准确率，在当地被认为是"世界范围内的重大贡献"[225]。这样的准确率不用说在欧美发达国家，就是在我们这样的发展中国家也是不能接受的。为了解决偏远地区人口居住分散、就医不便的难题，加拿大东魁北克的远程诊断的准确率达到了 98%[16]，即使在这

样几乎完美的准确率面前,他们强调"远程病理学的更广泛应用,还需要改进技术,更好地协调网络的可持续性和发展区域性病理组织"。所以,不同的需求对标准的要求也不一样。

我国病理的现状一是病理医生短缺,二是分布不均,东部发达地区集中了大部分病理资源,三是地域辽阔,诊断水平参差不齐,越是病理医生短缺和偏远地区,诊断能力相对越差,有的地方即使用光镜诊断能否达到80%的准确率也很难说。因此,我们主张在我国的现实情况下,应该遵照技术普惠原则,广泛开展远程病理学技术,以满足广大群众的病理服务需求,促进相关地区的病理诊断水平的提升。再次,观察者间一致性验证表明病理医生的诊断水平比WSI图像的质量更重要[216],也就是说,对于同样病例,都是用WSI观察,不同的病理医生的诊断结果也会出现不同。因此,业界内应对远程病理持更加开放的态度,着力提升病理医生自身的诊断能力以应对新技术的挑战。

作为一项互联网+医疗的实用性技术,远程病理学不应该仅仅是处于解决少数疑难病例会诊的金字塔的顶端,而应该是回归到解决病理资源短缺,满足大多数人病理服务需求的本源。

三、注重远程病理工作流程优化

在远程病理系统运行过程中,必须做好诊断工作流程的协调优化,有步骤、分层次地向数字病理科转化。与医疗机构内传统的病理科相比,大型区域性和多中心分布式远程病理网络系统的工作流程要复杂得多,管理难度也相应增加;数字病理科与传统病理科在工作流程上存在很大差别(图2.10)。需要处理和协调的关系主要来自:① 外部专家和医

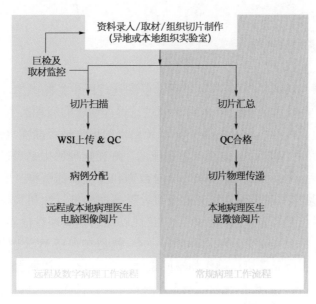

图2.10 常规病理与远程及数字病理工作流程比较

生团队的协调;② 服务对象各种需求的协调;③ 专家和诊断医生与临床之间的沟通协调;④ 平台内部团队各种关系的协调;⑤ 工作任务的分配与责任落实等等。面对这些,必须有一支高效精干、充满活力、乐于奉献、熟悉远程病理特点的团队进行日常管理和运作,才能保证整个系统平稳顺畅运转,才能保证远程诊断的质量和时效。

四、坚持审慎实施原则

作为一种新兴技术,远程病理学正值快速发展和扩大临床应用阶段,无论是技术层面,还是运行管理层面,还需要不断完善和积累经验。因此,建议在实施过程中采取审慎原则,即对实施远程病理学的目的、任务、范围、成本及预期效果进行充分论证规划后分步实施。在完成系统验证、工作流程制订、病理学专家及医生团队培训考核、运行团队组建完成及完善应急预案后才能进入试运行阶段。千万不能因为赶工期或出于其他需要而匆忙上马,这样做不仅是对患者的不负责任,也是对这项技术和病理学科长远发展的损害(事实上,国内许多远程病理会诊中心在挂牌拍照后都长时间处于休眠半休眠状态)。对试运行阶段发现的各种问题特别是来自服务对象的反馈要认真对待,谨慎处理。一段时间后对发现的所有问题进行分类汇总,逐一分析,并有针对性地对工作流程进行优化、完善。应急预案是保证患者医疗安全的有力措施,特别是在出现长时间断网、扫描仪故障等意外事件时,能够及时采取相应替代措施甚至是重新回归到常规光镜诊断模式,使患者因此受到的损失降到最低并确保不出现重大不良后果。远程病理学是一种实实在在的新兴技术,是解决病理资源短缺和满足偏远地区人民群众病理诊断需求的有效途径,只有从患者需求出发,着眼于基层和偏远地区,脚踏实地,平稳有序地落实推进,才能确保这项技术沿着正确的轨道健康发展。

五、做好沟通与培训工作

必须强化沟通与培训工作,使参与远程诊断的病理医生消除顾虑,建立信心,适应新的诊断方式。对于不熟悉或刚接触 WSI 图像进行远程诊断的病理医生,总是会感到一些担心和不舒服。最直接的担心就是用 WSI 系统给出的报告是否准确,会不会造成诊断错误,这种担心主要是对 WSI 系统缺乏了解造成的。好在病理医生是经过系统医学教育并接受规范化职业训练的高知群体,向来以面向数据和注重证据著称。引导他们进行一定的文献阅读(这也是本书引用了大量文献介绍远程病理的可行性和实证研究的初衷),使他们了解远程病理与常规光镜之间良好的一致性以及远程病理在世界各地的应用情况,这种害怕诊断错误的担忧就会逐步消除。再一点,就是在观察 WSI 图像过程中,由于与传统显微镜相比存在明显的机械操作和空间视觉上的差异,在初期会感觉不舒服或不习惯。确实,使用输入设备如鼠标或触控板来导航数字切片图像,计算机屏幕上的视觉范围与显微镜上的视觉范围不完全同步,而且组织和细胞在屏幕图像上的大小参照标准也不同于常规光镜等都会带来不习惯的感觉。最后，工作流程的不同，特别是在与临床沟通或了解患者情况时，病理医生往往会觉得不像在"自己医院"那样熟悉方便，从而在心理和主观上产生对远程病理诊断的抵触情绪。针对上述情况，在远程病理系统运行之前，运行团队必须与病理专家和医生团队进行详细的沟通交流，对远程病理系统的操作流程、特点、注意事项、遇到问题的解决方法进行全面介绍，并面对面进行操作训练，直到熟练应用为止。同时，就有关远程病理学的基本知识进行一次理论培训也是必要的，培训的内容包括远程病理学发展的历程、系统模式的演变、可行性和实证研究、基于临床应用的系统验证方法及目前的应用现状等，使远程病理学专家及医生对远程病理学有一个完整清晰的了解，从而增加对远程病理诊断的信心。

第五节　远程病理学在病理教学及培训中的应用

病理学无论是对医学生还是病理医生来说，都是依赖形态学的实践科学。其中对疾病在组织及细胞水平甚至是蛋白质水平的辨认能力主要是靠形态学训练完成的。主要的训练方式就是用常规光镜观察大量的组织切片，这种训练由于需要显微镜，通常在实验室才能完成。而基于 WSI 图像的远程病理系统则使这种训练变得高效、灵活、简便。远程病理学在病理教学和培训中的应用主要体现在几个方面：① 医学生的组织学和病理学的实验教学；② 病理住院医师的规范化培训；③ 病理从业者的继续教育培训；④ 病理学家和医生针对某个亚专科疾病或特殊项目（如 HER‑2 的 IHC 结果）进行自主训练。

一、医学生的组织学和病理学的形态教学

关于医学生的组织学及病理学的形态学教学，国外许多大学和学术医疗机构在本科和研究生的病理实践环节都引入了数字及远程图像技术[78,229,230]。埃及开罗大学为了更有效地在组织学和病理学形态教学中展示典型病例的形态改变，增加教师与学生以及学生之间的互动，在病理学系建立了供本科生使用的数字化病理图书馆[78]，数字病理图书馆不仅为开罗大学服务，还向埃及境内的其他大学和研究机构开放并提供数字病理的相关服务。在完成本科病理教学的数字化转变后，又为病理学研究生（病理医生候选人，不同于我国的病理研究生）建立了拥有更多教学病例及更侧重临床的数字化病理图书馆，为埃及的大学和周边阿拉伯国家的大学的所有病理医生候选人提供教学资源。与此同时，由开罗大学病理学系发起在中东地区多国病理中心之间建立了一个数字和远程病理学网络，用于相互间的学术讨论和专业知识交流。截至目前，开罗大学的数字病理教学与远程病理服务取得了非常显著的成效，吸引了许多国际合作伙伴如意大利、英国和美国的多家学术医疗机构的加入。另外，作为学术医疗机构，开罗大学全面实施数字及远程病理学的

成功实践也值得我们国家特别是学术医疗机构借鉴。

波兰的波兹南医科大学临床病理学系在牙科学生的基础病理学与口腔病理学的教学过程中，从 2005 年起历经 5 年时间，逐渐完成了从常规光镜到数字及远程病理学的转换[229]。数字及远程病理学方便灵活的教学方式深受师生们的欢迎，而且认为使用数字图像来研究基础病理学和口腔病理学是对光学显微镜的重大改进。

另外，国外很多大学都开发了自己的数字及远程病理教学应用系统（表 2.3）[230]，这些系统不仅供本校学生和教职员工使用，而且对外开放，大多数都是免费服务。相比之下，国内的大学和学术医疗机构在这方面还有很多工作要做，相信国内一些大学或学术医疗机构也有类似的应用系统，但至少向公众开放的这类系统鲜有文献描述。

表 2.3　国外部分大学常用的数字及远程病理教学应用系统

应 用 系 统	大学/国家
Histologiekurs	Zurich University，瑞士
ScanScope Images	Zurich University，瑞士
vMic	Basel University，瑞士
VSlides（Pathorama）	Basel University，瑞士
Mainzer Histo Maps	Johannes Gutenberg University Mainz，德国
Virtuelle Pathologie	Otto von Guericke University，德国
Histoweb	Tübingen University，德国
Histonet	Ulm University，德国
HistowebAtlas	Düsseldorf University，德国
NUS Histonet	marburg University，德国
NYU Virtual Microscope	New York University，美国
pathology 2	Johns Hopkins University，美国
Pathweb	University of Connecticut，美国
Histology	Illinois University，美国

二、病理住院医师的规范化培训

从当今社会的现实环境和技术层面看，远程病理和数字切片在病理住院医师规范化培训中的应用具有很多优势和巨大的发展潜力。目前，参加病理住院医师规范化培训的毕业生集中在 35 岁以下的年龄段，正是在 1985 年后出生的所谓的"网络一代（Net Generation）"或者叫"千禧一代（Millennials）"。这一代人的特点是思维活跃，乐于接受新事物，对阅读和听讲座的传统学习方式不是很重视。相反，他们希望学习具有互动性、创造性和趣味性。为了加强培训的针对性和有效性,病理住院医师规范化培训的方法和手段应该随着 IT 技术的发展有所创新和改变,包括增加互动性、学习讨论小组、主动自学及在线测评等方法,而远程病理学和数字图像技术正好契合了病理形态学培训的这种特点。但是,截至目前,国内尚未发现利用远程病理和数字图像进行大规模、系统性病理住院医师规范化培训的项目经验报道。国际上,除了开罗大学建立专门用于中东地区的病理住院医师培训的远程网络系统和数字化图书馆[78]外,杜克大学做了一项关于病理住院医师培训中应用远程病理和数字图像技术的全国性调查[231],发现在美国应用远程病理和数字图像等新技术进行学习的病理住院医师很普遍。在受调查的病理住院医师中,59%的人使用过 WSI 图像,33%的人访问过培训项目创建的数字切片数据库,52%的人使用过远程病理学。曾几何时,远程病理学和数字切片在病理住院医师规培中的应用还被认为遥遥无期,现在却正在越来越多地融入日常病理实践中。究其原因,一是官方鼓励病理住院医师在培训中使用远程病理和数字图像,不仅培训项目的规模与远程病理和 WSI 图像的使用率呈正相关即越是大型的培训项目使用率越高($P=0.001$ 和 0.01),而且,美国病理认证委员会越来越多地使用 WSI 图像对病理住院医师进行评估。因此,使用远程病理学和数字图像进行教学正变得越来越必要。二是美国的许多大学都有专门的远程病理系统和数字图像数据库对外开放,使学习者在获得数字病理图像资源时变得很容易。

另外,一种增加互动性和自主性的培训方法即协同网络编辑发布技术在病理住院医师培训中得到了很好的应用。UPMC[232]利用维基网站(wiki,允许访问者添加或修改资料的网站)对 18 名进入第二年和第三年培训的病理住院医师进行为期 2 周的病理互动课程培训,内容包括技术讲座和现场演示如切片扫描,远程 WSI 图像观察和统计软件分析等,取得了良好效果。

三、病理从业者的继续教育培训

病理从业者的继续教育培训指毕业后在工作期间接受的专业培训,包括各种继续教育培训班、学术讲座、各种学术会议及疑难病理读片讨论会等。远程病理及数字图像的应用主要有几种形式:① 视频学术讲座及会议直播,异地远程同时收看,如华夏病理网和91360 智慧病理网等播出的视频课程;② 各种读片讨论会中利用 WSI 图像取代传统切片,既可省去重复多张切片的费时费力,又解决了微小组织无法提供充足切片的难题,方便了阅片及讨论;③ 两地或多地进行的实时视频讨论会;④ 计算机标准化测试等。这些用途无论是国内还是国外,应用都很普遍,病理从业者也很熟悉。

四、亚专科疾病或特殊项目的自主训练

病理学专家和医生可能会利用空余时间进行自主学习,对一些亚专科和特殊项目(如

HER-2 的 IHC 结果及前列腺 Gleason 分级等）进行有针对性的训练，或者分享一些典型病例，或者对一些典型病例进行点评等等。所有这些在常规光镜或传统病理模式下会费时费力或很难操作（如分享一些典型病例及病例点评），而远程病理和数字图像为这些任务的实施提供了极大的便利。目前，国内外许多专业网站和远程系统都提供这些服务，国内的如中国病理网、华夏病理网和 91360 智慧病理网等，国外的常用网站和远程系统列表如下，供读者参考（表 2.4）。其中，iPath 是最早应用于远程病理会诊和服务的网站，由瑞士巴塞尔大学（Basel University）于 2001 年开发。iPath 是使用开源软件构建的，为全世

表 2.4　国际常用的远程及数字病理专业网站

网 站 名 称	特　　点	网址（URL）
SIMIAGIS Live Digital Pathology	数字切片管理软件、分析应用程序和云托管服务	http://web-pathology.net/
PathForcedx	远程病理会诊，扫描仪供应、联网和数据存储	http://pathforcedx.com/
CuePath platform (InvitroCue)	基于 Web 的虚拟幻灯片共享、管理和分析平台	www.invitrocue.com/en/cuepath/services
DP3 platform (Corista)	病例和数字图像获取储存	www.corista.com/
Core + console (Proscia)	WSI 云平台	http://proscia.co/
TeleSlide TeleMedecine (TRIBVN)	基于 Web2.0 的医学图像管理平台	www.tribvn.com/
ProNet (Xifin)	在线信息交换和全球数字咨询网络	www.xifin.com/pronet
Aperio ePathology	WSI 软硬件共享服务	www.leicabiosystems.com/pathology-imagig/aperio-epathology/
Precision digital Pathology platform	WSI 软硬件共享服务	www.omnyx.com/precision-platform-2/overview
iPath	远程医疗、教学和医学知识管理通信平台	www. openclinical. org/os _ iPath. html
UPMC Pathol ConsultationServices	美国学术数字病理学会诊服务	www.upmc.com/healthcare professionals/physicians/pathology consultation/Pages/default.aspx
Réseau en Afrique Francophone pour la Télémédecine	面向农村地区远程会诊	www.who.int/workforcealliance/members_partners/member_list/hugraft/en/
MECES & VIPI	远程医疗交流平台、远程教育与培训论坛	www. diagnomx. eu/portal/home. php
Pathologyoutline	免费病理学专业网站	www. pathologyoutlines. com
Pathologylinks	病理搜索引擎	http://poyhologylinks. com/

界 150 多个用户组提供远程病理服务,包括瑞士、德国、南非及所罗门群岛等国家和地区。截至目前,这个全球网络已完成了 20 000 多例远程病理学病例的检查诊断。医学电子咨询专家系统(Medical Electronic Consultation Expert System,MECES)是一个与 iPath 类似的远程病理平台,基于 Web 2.0 和 WSI 图像系统构建[233]。虚拟国际病理学研究所(Virtual International Pathology Institute,VIPI)是一个国际性的以电子数据为基础的虚拟病理研究所,以 MECES 作为数据输入和输出工具提供专家会诊咨询、出具具有法律效力的诊断报告和其他众多服务包括自动访问参考图书馆、自动测量图像和自动翻译语言等[99]。最近,一些大型学术机构如加拿大的 UHN、得克萨斯州的 MD Anderson 和波士顿的 MGH 等也相继建立了国际远程病理学网络。商业公司也开始与一些病理组织建立业务伙伴关系,提供远程病理便携式设备和云服务,典型例子如 PathCentral、AccelPath、Aperio ePathAccess、Corista 和 XIFIN 等。

　　总之,IT 技术的进步、图像处理技术的发展与计算机网络能力的提升,使现代教育特别是职业教育的方式发生了很大变化。而基于形态特点和经验积累的临床病理学的教学和培训正在逐渐摆脱对传统光镜的依赖。一部随身携带的移动设备能够随时随地获得专业讲座文件,创建自己的数字图谱和虚拟切片教学集,开发 WSI 检索路线图,开展标准化测试及模拟训练等,既增加了教学的互动性和趣味性,也便于学员自主学习。

第六节　远程细胞学

　　远程细胞学(telecytology)是远程病理学领域的一个重要分支,主要是通过数字图像技术实现对细胞学标本的远程评估和诊断。理论上,同组织学的数字切片一样,远程细胞学可以进行远程初始诊断、远程会诊、快速现场标本评估,以及其他用途如科研教学和质量管理等。

　　远程细胞学在临床初始诊断的应用进展非常缓慢,主要原因有:细胞学涂片本身的材料和技术所限,如细胞分散,可供观察的材料有限,工作流量巨大等;含有干扰观察的成分如血细胞、黏液等杂质;涂片厚薄不一,含有许多三维立体的细胞团块(图 2.11),由于聚焦平面不同而无法形成清晰的 WSI 图像。最近,一种高倍放大的 z 轴图像叠加扫描技术(z-堆栈,z-stack)有望解决 WSI 图像的上下聚焦问题,从而解决细胞学涂片大批量远程诊断的难题。其中的原理是,玻璃切片沿着 z 轴在多个图像平面上被扫描,从而形成一幅多层平面相互叠加在一起的单张复合图像(视觉上)[234,235]。z-叠加的结果是在同一张 WSI 图像上可以通过上下聚焦(如同传统光镜观察载玻片一样)观察不同平面上的目标,使聚集成团的细胞更好地聚焦并改善其中单个细胞的清晰度。但是,由于 z-叠加扫描耗时过长,加之产生的 WSI 图像文件太大,目前这项技术还很难大批量应用于常规细胞学的初始诊断中。

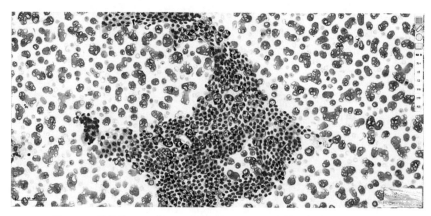

图 2.11　甲状腺 FNA 的 WSI 图像(40×)，显示大量血细胞和成团细胞

　　关于疑难病例会诊,使用远程病理学包括远程细胞学进行咨询和获得专家意见,在外科病理实践中是最成熟的领域,这一点在多项应用研究中已充分报道[49,218,236]。虽然WSI 图像用于大批量常规细胞学的初始诊断目前还存在困难,但用于细胞学涂片的远程会诊仍被一些单位(尽管单位不多)采用[20,235]。浙江大学医学院附属第二医院病理科与UCLA 之间在 2014～2017 年期间进行了 20 例细胞学病例的 WSI 图像远程会诊试验[20],包括 10 例妇科液基细胞学和 10 例 FNA 病例。FNA 标本主要为淋巴结、甲状腺及胰腺等,全部会诊病例(100%)都获得了有临床意义的诊断,预期效果良好。液基细胞学病例大多数为良性病变,FNA 标本的诊断包括:滤泡性肿瘤、可疑甲状腺乳头状癌、神经内分泌肿瘤(低度和高级别)、高度可疑腺癌、少见的高度非典型细胞/可疑恶性肿瘤及淋巴结转移癌或阴性所见等。所有上传的 FNA 标本的 WSI 图像所含细胞数均可以满足诊断要求,会诊结果一般在 24 小时以内返回。但是,一些细胞聚集成团给观察胞核细节和诊断带来了一些困难。另外一项研究[236]显示,在 30 例细胞学标本(10 例妇科液基及 20 例非妇科标本)中,WSI 与传统光镜的诊断一致性为 90%～100%(四位观察者分别为 90%、93%、100% 及 100%)。以上结果表明,细胞学标本的 WSI 图像在少数用于远程会诊病例中的一致性和准确率可以达到预期结果,只是由于技术条件及本身材料的限制而难以大批量应用于临床初始诊断。

　　与组织学相比,细胞涂片更适合针对特定细胞或区域进行重点观察,加上技术要求低、操作简单及造价低廉等,静态图像在细胞学领域的远程诊断应用最为广泛和普遍,特别是中低收入国家和地区如非洲[49]等。一项来自希腊雅典大学医学院和希腊 401 陆军总医院的研究[237]对静态图像在远程细胞学诊断方面的表现进行了临床验证。该研究由5 名注册细胞病理医师对 270 例甲状腺 FNA 标本进行阅片后,间隔 6～12 个月后再对这些病例的静态图像(每个病例选取 10 个代表性视野进行拍照)进行观察,然后对两次的观察结果进行对比以验证观察者内和观察者间的一致性和准确性。结果显示两次的诊断未见明显差异即诊断准确性为 100%,观察者内和观察者间的一致性几乎完美,k 值分别为0.967～1.00 和 0.869～0.939。表明只要选取的图像具有代表性并使用标准细胞学诊断方法,静态远程病理系统所做的诊断可以与常规显微镜的诊断一样可靠。另外一项有代表性的数字远程细胞学诊断研究[238]显示,使用静态图像在 iPath 网络会诊平台上,细胞病理专家对良恶性病变鉴别诊断的准确性可达 90%,而且观察者间一致性很高(总体 k 值为 0.791)。该研究比较了 4 名病理医生对 167 例连续细胞学标本进行静态图像诊断的结果。标本由渗出标本(胸腹水)、尿液和膀胱冲洗液、支气管分泌物及各种器官的 FNA,如唾液腺、甲状腺和淋巴结等组成,其中大部分为湿润固定和巴氏染色。这些结果与基于载玻片的传统光镜诊断(91 例良性肿瘤或恶性肿瘤标本,76 例非肿瘤性病变)进行了比较。在恶性病例的诊断中观察到最佳的观察者间一致性,k 值为 0.829。特异性和敏感性分别为 83%～92% 和 85%～93%。4 名病理学专家的总体准确性从 88% 到 90% 不等。另一项基于 iPath 平台的研究[146]报道了肯尼亚内罗毕阿加汗大学(Aga Khan University,AKU)四个处于不同地点的附属医院之间使用远程细胞学会诊的情况。该研究由在这四个地点有不同经验的六名病理医生对静态图像进行评估,诊断符合率为 71%～93%。诊断准确率为 65%～88%。病例分布包括子宫颈涂片、不同器官的 FNA、尿液和其他体液标本。这些研究结果支持使用远程细胞学在偏远地区和现场病理学家不足的情况下就疑难病例进行会诊咨询。以上案例为静态图像用于远程细胞学会诊的典型代表,其他类似研究还有很多,结果也基本相同(表 2.5)。

表 2.5　远程细胞学诊断的主要研究文献

年份/文献	国家/地区	图像模式	OC(%)	IEO(k 值)	IAO(k 值)
2004 年/Yamashiro[239]	日本	静态	88.6	NA	0.538～0.933
2007 年/Ayatollahi[112]	伊朗	静态	84～86	0.71	NA
2010 年/Kldiashvili[240]	格鲁吉亚	静态	94	NA	0.955
2011 年/Georgoulakis[237]	希腊	静态	NA	0.869～0.939	0.967～1.00
2012 年/Heimann[135]	美国	静态	95	NA	NA
2012 年/Kumar[146]	肯尼亚	静态	71～93	NA	NA
2012 年/Tsilalis[241]	希腊	静态	NA	0.79～0.97	0.76～1.00
2014 年/Dalquen[238]	瑞士	静态	88～90	0.791	NA
2016 年/Durdu[242]	土耳其	静态	90.7	NA	NA
2018 年/Sahin[243]	土耳其	静态	84.3	NA	0.665～1.00

注: OC,总体一致率(overall concordance);IEO,观察者间(inter-observer);IAO,观察者内(intra-observer); k 值,Kappa score(一种相关性统计值)。

由于操作复杂,技术要求相对较高,加之设备造价昂贵,采用动态图像系统进行远程细胞学会诊的报道不多。几项研究显示,动态图像系统诊断的一致性和准确率相对于静态图像较高,可以达到 95%～99%[25,244],其原因可能是能够通过实时查看整个涂片来更好地选择有代表性的诊断区域和材料。

除远程会诊外，远程细胞学的另一个主要用途是对 FAN 标本适足性进行现场评估即 ROSE，以确定穿刺组织的细胞量是否能够满足诊断需要。大量研究表明，ROSE 的使用提高了细胞含量的适足性，减少了标本的淘汰率，从而降低了并发症的发生率，并为活检材料的最佳分类提供了机会[245-247]。细胞学已经从严格的形态学诊断发展到免疫组织化学的常规应用，而精准医学的发展又增加了对分子检测的个性化需求，如何能够保证穿刺标本的细胞含量满足这些检测需要，ROSE 就显得更加重要。因此，在进行远程细胞学 ROSE 时需注意以下几点：一是根据不同的穿刺方式、不同的器官/部位区别对待，例如在对 CT 引导下的 FNA 和 EBUS 标本进行 ROSE 的过程中，远程细胞病理医生与现场的细胞技术人员及临床医生的充分交流讨论对于确保取材的准确性和充足性至关重要；二是选择合适的远程图像模式。由于 ROSE 过程中互动性要求较高，在远程图像模式的选择上以实时动态图像模式为首选。在充分考虑技术条件（包括网络带宽）、工作流量、人员情况及成本负担能力后，可在视频显微镜、机器人远程动态系统和复合型机器人/WSI 远程系统中择优选择。必须指出，每种图像系统都有它们自己的局限和不足，例如对系统稳定性的考验和高速互联网的需求等。这些挑战将在目前不断进行的临床研究中得到解决，相关技术指南也已处于酝酿阶段[248]，相信随着技术的迅速发展，远程细胞学将成为越来越多的细胞病理医生的日常实用方法。三是对参与 ROSE 的病理医生、细胞技术人员、细胞病理学研究人员和临床医生进行远程病理系统基本知识的培训，包括性能特点、操作流程及常见的软硬件问题的识别能力等。最后，在远程细胞学 ROSE 过程中，作为处理、分类、分析和解释细胞学标本的专家，细胞病理学专业人员处于独特的地位，要承担起穿刺细胞学标本的看门人责任，确保这些标本被妥善处理和使用，以获得最大的临床价值[249]。在此，看门人是关键，但不是锁门，而是把握方向、专业培训、强化告知沟通、并与临床医生分享信息，以利于实现我们所有相关医护人员的最终目标：为我们的患者提供最好的诊疗服务。

第三章
基于互联网的远程病理系统/平台构建

第一节　目标与网络结构类型

用于临床诊断目的的远程病理系统主要包括站点医疗机构组织切片的数字化、数字图像传输及终端诊断的实现等几个部分。作为一个患者或标本与病理医生处于分离状态的诊断系统,其诊断功能的实现主要靠远程病理系统的诊断平台。远程病理诊断平台是协调调度远程病理系统各组成要素的指挥中枢,是实现远程病理系统功能的载体,日常的远程病理诊断活动均集中于诊断平台,因此,人们习惯于用远程病理诊断平台来指代整个远程病理系统。由于几种图像模式(静态、动态及 WSI)的功能特点存在着巨大差异,采用不同的图像模式构建的网络诊断平台,其技术要求、性能表现、适用范围及操作流程等也各不相同。那么,本章讨论的远程病理诊断平台构建主要是围绕当前普遍使用的 WSI 图像模式在临床的应用进行,其他模式的系统平台构建在涉及某些特殊目的的应用时一并讨论。

一、明确临床用途和目标

在构建远程病理诊断平台或实施数字图像转换过程中,由于缺乏标准或实践指南和经验,大多数组织者包括医疗机构负责人、实验室主任或牵头的病理医生在内,所面临的首要问题是:不知从何下手。因此,经常见到这样的情景:一些机构或单位花费大量资金购置了昂贵的扫描仪,举行一个挂牌仪式,邀请一些专家和领导在媒体上亮亮相,远程病理项目就算开通了。之后系统很少运行,设备闲置,远程病理项目处于停滞状态,造成了极大的资源浪费。这种现象虽然国外也有,但在我国更为普遍。出现这种现象的原因除体制因素外,主要是组织实施者对远程病理平台或数字病理科的功能定位以及将来的用途缺乏充分的认识和理解。

　　构建远程病理诊断平台的首要问题是需要明确：所建平台的用途是什么，是解决单一需求如远程会诊、远程 IOC、远程初始病理诊断的其中之一，还是全部实施；服务对象是谁，是解决偏远地区的病理医生不足问题，还是针对疑难病例会诊的亚专科需求；远程病理平台的运行方式是什么，是由大型学术医疗机构组织运行，还是由中介组织（国内通常是第三方参考实验室）来管理运营等，后者负责运营因为不涉及医疗机构间的利益平衡，可能组织起来更容易，也更有效率。同时需要注意，在确定远程病理诊断系统的用途和功能时，必须为将来的发展留出适当的拓展空间。这些事项将决定后续实施步骤的进程，如系统结构形式、所需资金投入、设备选择、人员配备及工作流程组织等，也为预期良好效果的取得提供基本保证。

二、根据临床用途确定网络系统的组织结构类型

　　远程病理系统的用途和需求不同，其平台构建的规模和组织结构也不一样。如果是一家学术医疗机构为一或两家基层医疗机构提供远程病理会诊或远程 IOC 服务，则形成一对一的远程网络组织形式，结构简单，设备及网络要求不高，容易管理和操作。如果是一家学术医疗机构牵头组织病理医生/专家团队为区域内多家基层医疗机构提供远程病理服务，则以区域性远程网络系统为宜。由于病理服务是单向的即学术医疗机构只对基层医疗机构提供服务，远程病理平台管理的重点是病理医生/专家团队的协调及值班调度，确保病理医生/专家及时可用。如果组建的是一个开放式的、分散的大型网络系统，最好以多中心分布式网络系统方式组建，以分中心组织局部区域内远程病理服务为主，同时分中心之间及系统内其他医疗机构间可以按各自需要进行相互间的业务联络。这种方式涉及的人多面广、机构众多、需求各异，管理难度极大，最适合中介组织（第三方参考实验室）牵头组织实施。

三、组建一个实施运行团队

　　以往经验表明，一个高效、精干和强有力的实施团队是成功构建远程病理平台（尤其是大型区域性或多中心分布式远程病理平台）和病理科数字化转换的有效组织保证[219,220]。这个实施团队的大多数成员将在远程病理平台正式运行后构成中心平台连接各分散医疗机构的虚拟病理科/实验室的主要组成人员。实施团队应该包括医疗机构的决策者、资深或有过远程诊断经验的病理医生、病理技术人员、系统管理员、IT 支持人员和工作流程及质量管理人员等（图 3.1）。在实施过程中做到科学决策，分工明确，分步实施。

　　在实施过程中，决策者要考虑的问题主要有两个：远程平台的资金预算和运行方式。资金预算包括两个部分：前期投入和后期运营费用。前期投入主要指设备设施的购置、安装费用，与所选择的设备规格、型号及性能相关，同时还要考虑远程系统内其他网点的数量及设备费用分担问题。譬如一家大型学术医疗机构按国家医改政策要求组建医疗集

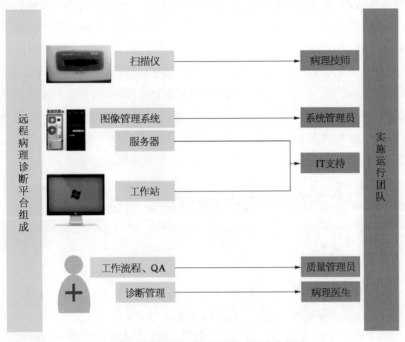

图 3.1 实施运行团队组成及对应工作范围

团或医联体,在医疗集团或医联体成员内实施远程病理项目,那么,设备设施的归属及费用承担问题就必须在项目设施前予以明确;如果是以中介组织(第三方参考实验室)作为独立医疗机构组织实施远程病理项目为系统内的其他医疗单位提供第三方服务,则问题相对简单,全部资金投入由组织实施的第三方参考实验室独自承担,按国家规定收取服务费即可。当然,作为大型开放式平台系统,可以允许以多种方式加入并获得远程病理服务。后期运营费用主要有系统平台工作人员的劳务费用、网络传输费用和系统维护费用等。与设备设施投入不同,后期运营费用是持续发生和存在的,决策者对这部分费用应给予足够的重视和考虑。否则,可能会出现前期设备投入很大、后期服务收费不足以支付运维费用而造成运营困难,从而导致设备闲置和浪费现象的发生。事实上,以往这种现象并不少见。

在决策者作出具体实施方案和计划后,实施团队要按各自的专业特点进行分工,派遣任务,明确责任和进度安排(图 3.2)。首先,IT 支持人员应按项目实施方案和计划表中的相应设备包括扫描仪、电脑、工作站、相应软件系统以及网络系统在供应商配合下进行安装测试。需要特别注意的是,不同厂家的设备的接口是否与工作站匹配,不同厂家的设备是否与 HIS 系统和 LIS 系统兼容;其次,需要任命一位项目实施的负责人(相当于远程网络系统超级用户),承担项目实施以及后续运营过程中的全面管理责任。项目实施负责人应该熟悉所有实施团队成员(不包括 IT 人员)的一系列职责和能力要求,所以,这个角色由资深或有过远程诊断经验的病理医生或医学实验室专家担任比较合适,这位项目实施负责人可以是建成后平台(虚拟病理科/实验室)负责人的优先人选;另外,具有一定工作经历的病理技术人员对扫描仪的使用、切片数字化和质量保证非常重要,而且需要具备一些其他管理能力,如按亚专业分配病例、专家管理及协调、系统小故障排除等;最后,系统管理员应做好数据管理的把关工作,按不同人员的职责设置不同的用户权限并进行实时维护,并随时对系统运行过程中的意外故障进行处理,根据需要提出工作流程优化方案。因此,系统管理员应该由对远程病理工作流程的每个阶段都有深入了解的人员担任。同时,质量管理员或内审员应该熟悉 LIS 系统,掌握传统病理与远程/数字病理系统在工作流程上的区别,有针对性地对远程病理系统实施运行过程中的环节质量进行监控并提出流程优化改进措施,以保证远程病理平台在最优的质量环境中平稳有序运行。

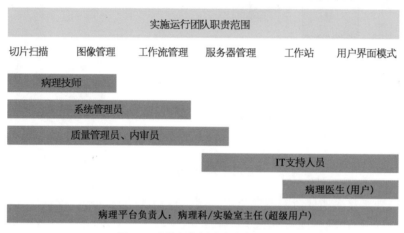

图 3.2　实施运行团队职责范围划分

　　从早期实施者的经验和笔者的实践看,远程病理平台的构建过程大致可以分为三个阶段,分别是实施前准备阶段、正式实施阶段及实施后系统评价优化阶段(图 3.3)。一旦作出建立远程病理系统并确定了系统平台的用途范围和功能定位后,即进入了远程病理平台构建的实施前准备阶段,此阶段包括资金投入预算、设备设施的论证选型、系统平台工作团队的组成及规模确定等。正式实施阶段的主要工作是设备设施安装调试、系统验证、工作流程规划,SOP 文件及应急预案制定、病理医生/专家团队组建及相关人员培训等;实施过程中要特别注意以下几点:① 偏远地区和基层医疗机构的网络连通性和可用性必须得到保证;② 要参照现有法规和标准如 ATA[5]、CAP[191]、RCP[222] 及加拿大远程病理指南[229]等的相关要求并结合国内实际做到规范有序实施;③ 做好应对意外突发事件的应急预案,避免出现远程诊断过程特别是远程 IOC 等的突然中断对患者带来的诊疗影响。实施后系统评价优化阶段是指远程病理平台正式运行后对系统运行的状况进行评价监测和阶段性总结,进一步修正系统运行过程中的各种偏差,不断优化远程病理诊断流程,建立完善的质量管理体系。必须注意,构建远程病理平台的实施过程是一个随环境及时间不断变化的动态过程,一些工作可能会有交叉或重叠,而且与远程病理系统的类型、组织结构及成员的数量有很大关系,实施过程中一定要因地制宜,根据当时的具体环境和情况进行适时调整。

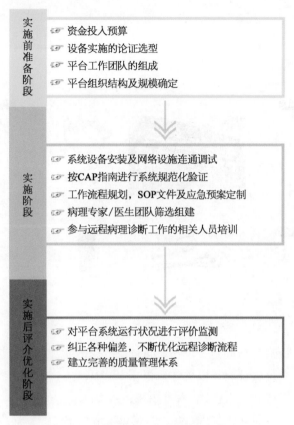

图3.3　远程病理平台实施阶段示意图

第二节　网络环境与硬件配置

一、网络环境要求

在远程病理诊断系统中，网络传输是承担数字图像、患者临床资料及其他相关信息传递的载体，是不受时空限制完成远距离病理诊断的根本保障。因此，稳定顺畅的网络环境是顺利实现高效、快捷的远程病理诊断的前提。基于现行4G标准的网络具体要求如下：① 参与远程病理平台系统的各单位及相应地区必须有良好的网络覆盖；② 每个站点的网络带宽要求≥6M专线，超五类(CAT 5e)或六类(CAT 6)网线接入；③ 承担病例分配及会诊中心或分中心的远程平台网络带宽要求≥10M专线，六类(CAT 6)或超六类(CAT 6a)网线接入；④ 从集线器即通常所说的交换机到室内计算机或服务器的配线距离≤100 m(图3.4)。

不同的网线种类和配线距离与传输速度及所传输的文件大小有直接关系。但就目前应用的双绞线而言，无论哪种类型，在保证最大网速不受损时的最佳传输距离为80～

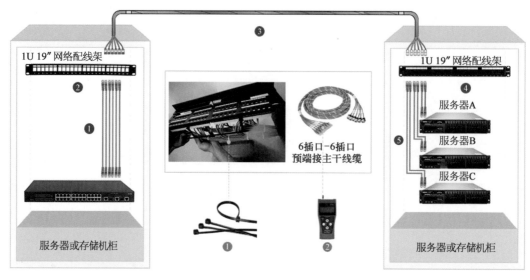

图 3.4　网络布线示意图，图中黑②为集线器预端至主机接口，应≤100 m

90 m，所以最大布线距离不应超过 100 m。同时，在选择网线时，一定要选择正规厂家、质量可靠的网线，并在系统验证时予以关注。根据 ISO/IEC 11801 标准分类，目前最常应用的有三类网线，即五类线和超五类线、六类线和超六类线及七类线。

（1）五类网线（CAT5）传输率为 100 MHz，适合语音传输和最高传输速率为 100 Mbps 的数据传输，主要用于 100BASE‐T 和 10BASE‐T 网络，它是最常用的商业因特网电缆，目前已逐渐被超五类线替代。超五类线（CAT5e，图 3.5）具有衰减小，串扰少，比五类线增加了近端串音功率的测试要求，并且具有更高的衰减串扰比（ACR）和信噪比、更小的时延误差，性能得到很大提高。其最大传输速率为 150～155 Mbps。

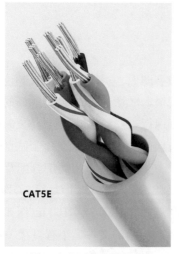

图 3.5　超五类网线结构

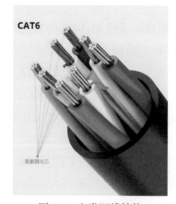

图 3.6　六类网线结构

（2）六类网线（CAT6，图 3.6）的传输频率为 1～250 MHz，六类布线系统在 200 MHz 时综合衰减串扰比（PS‐ACR）应该有较大的余量，它提供两倍于超五类网线的带宽，传输性能远远高于超五类标准，最适用于传输速率为 1 Gbps 的应用，与超五类网线的一个重要的不同点在于改善了串扰以及回波损耗方面的性能，对于新一代全双工的高速网络应用而言，优良的回波损耗性能是极其重要的。超六类线（CAT6a）是六类线的改进版，发布于 2008 年，同样是 ANSI/TIA‐568C.2 和 ISO/IEC 11801 超六类/EA 级标准中规定的一种双绞线电缆，主要应用于万兆位网络中。传输频率 500 MHz，最大传输速度也可达到 10 Gbps，在外部串扰等方面有较大改善。

（3）七类网线（图 3.7）是 ISO/IEC 11801 7 类/F 级标准中最新的一种双绞线，它主要是为了适应万兆位因特网技术的应用和发展。该类网线是一种新型屏蔽双绞线，可以提供至少 500 MHz 的综合衰减和 600 MHz 的整体带宽，是六类网线和超六类网线的两倍以上，传输速率可达 10 Gbps。其结构是一种 4 对 8 芯屏蔽线，每对都有一个屏蔽层（金属箔屏蔽），然后 8 根线芯外还有一个屏蔽层（金属编织丝网屏蔽）。从物理结构上来看，额外的屏蔽层使得七类网线有一个较大的线径。

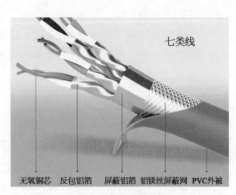

七类线

无氧铜芯　反包铝箔　屏蔽铝箔　铝镁丝屏蔽网　PVC外被

图 3.7　七类网线结构

二、系统硬件配置

不同的远程图像模式系统，其硬件组成略有差异。基于 WSI 的远程病理系统的主要硬件设备包括图像处理设备，如扫描仪、存储服务器、工作站以及连接这些设备的基础通信设施。其中，只有数字化切片扫描仪属于完成 WSI 图像处理的专用设备，同时也是完成远程病理诊断的关键设备。其他设备设施属于 IT 领域的普通应用，通常情况下都能满足需要。因此，在系统硬件配置中对数字化切片扫描仪的选择和配置要求进行重点讨论。

构建一个远程病理平台或实施数字病理转换项目的首要任务是根据项目的用途和规模选择合适的系统图像模式。如果是两个机构之间建立一对一的网络系统，完成的主要工作是小量的远程术中 IOC 或远程会诊病例，那么机器人动态远程系统是合适的选择。但由于机器人动态远程系统的实时动态模式不适合大批量病例处理，所以后续的大规模拓展应用会受到限制。如果购买成本可以承受，则可以考虑选择复合型机器人动态/WSI 远程系统，既能满足实时互动讨论又能实现文件图像存储转发和大批量病例的处理。对于区域性或多中心分布式远程病理系统，由于每天需要处理大量的病例或者处于高频使用状态，WSI 远程系统是目前状态下的不二选择（当然，如果不在乎成本，也可选择复合型机器人动态/WSI 远程系统）。事实上，目前绝大多数远程或数字病理项目都是采用的 WSI 远程系统，以至于在人们的印象中，远程或数字病理就是 WSI（其实，这只是一种习惯性的认识）。

自从 WSI 图像模式诞生以来，数字化切片扫描仪几经迭代升级，图像质量不断改善，扫描速度不断提升，目前最快的高速扫描仪能够在 20～30 秒的时间内完成一张标准切片（15 mm×15 mm 大小的图像范围）的扫描，大多数扫描仪单张切片的平均扫描时间已由过去的 5～15 分钟缩短到 1～2 分钟。同时，针对不同种类如 IHC、FISH 等和不同尺寸大小如超大切片的特殊用途扫描仪陆续出现，使远程诊断和数字病理技术的实施开展变得越来越简便易行。随着制造技术的突破和成熟以及制造门槛的降低，市面上可供选择的数字化切片扫描仪种类、品牌也越来越多，质量上难免出现良莠不齐、鱼龙混杂的情况。因此，选择一款性价匹配、方便实用的数字化切片扫描仪对于顺利实施远程和数字病理诊断项目至关重要。

在选择数字化切片扫描仪时，一定要根据临床用途、使用环境、切片流量大小进行，做到扫描仪的功能、效率与临床用途和环境相匹配。通常情况下，需要考虑这样几个问题：

第一，数字化切片扫描仪的具体应用项目是什么，是用于临床诊断如远程初始诊断、远程 IOC 等；还是用于远程教学和科研，抑或是两者兼而有之；是仅用于 HE 切片，还是同时扫描 IHC 或 FISH 图像等。这些不同的用途需要配置不同功能的数字化切片扫描仪。

第二，根据不同的切片类型选择不同的数字化切片扫描仪，如湿切片（冰冻切片）或超大切片的扫描对于普通扫描仪来说可能充满挑战甚至不可能完成。

第三，每天需要完成扫描的切片流量，如每天要完成 500 张 HE 切片的扫描任务和每天只扫描不到 10 张的冰冻切片，两者对数字化切片扫描仪的容量、速度及持续工作能力的要求是不同的。

第四，依据不同的标本类型选择不同功能的数字化切片扫描仪，如果扫描的目标是细胞学涂片，带有 z 轴聚焦功能的扫描仪可能是首选，如果是扫描血液系统的材料（如血液或骨髓涂片）可能需要更大的扫描倍数如 60×、80×，甚至是油镜。

第五，选择与数字化切片扫描仪和系统相匹配的软件。目前市面上的各种扫描仪之间，特别是国外的高端扫描仪基本上都带有自己专属的软件系统，大多数都是互不兼容的。因此，在选择扫描仪时，务必考虑软件的功能和匹配性，尤其是对于大型区域性或多中心分布式远程病理系统或大型学术医疗机构的病理科，涉及的机构单位众多，每个机构对扫描仪的选择不可能相同，但必须注意一点，那就是至少在系统/平台内所有的软件必须是可兼容、能够互操作的。否则，整个系统将无法正常、协调运行。

第六，WSI 系统必须能够与所在机构/医院的 HIS 系统和 LIS 系统融合，这对保障远程病理诊断系统的平稳运行和远程诊断的准确性、可靠性至关重要。

第七，结合上述因素综合考虑数字化切片扫描仪的购买成本。对于大型区域性或多中心分布式远程病理系统或学术医疗机构在资金允许的情况下可根据需要考虑国外进口的高端扫描仪，以保证质量和效率，对于处于远程病理系统中末端的分散的站点医疗机构或基层医院，切片流量不是很大，着眼于临床需要，考虑低成本、小容量（5～100 片）的国产中低端产品比较合适。

第八,根据切片扫描现场/实验室的空间布局选择数字化切片扫描仪的物理尺寸。市面上的各种扫描仪的规格、物理空间大小各不相同(图 3.8)。一般来说,容量在 5 片以下的扫描仪体积相对较小,多为台式,适合冰冻切片(图 3.8A)和(或)小批量的 HE 切片(图 3.8B)的扫描;而大容量(100 片以上)的扫描仪(图 3.8C)具有较大的机架、墨盒或托盘来装载切片,因而体积较大,占用空间较多,适合大型区域性或多中心分布式远程诊断病理系统和大型学术医疗机构病理科的切片数字化扫描。

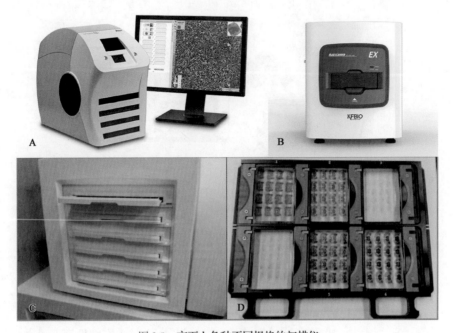

图 3.8　市面上各种不同规格的扫描仪

三、用于特殊场景的数字化切片扫描系统

首先,临床和肿瘤研究中会用到全器官大切片,由于切片规格和尺寸相对较大(如全甲状腺最大切面和全乳腺的切片等),常规数字扫描仪对这部分的切片数字化就显得无能为力了。为了满足这种特殊情形的需要,一些数字化扫描设备公司开发研制出了超大尺寸的特殊数字化切片扫描仪[219],典型代表是位于加拿大安大略省滑铁卢(Waterloo,Ontario,Canada)的 Huron 数字病理学公司(Huron Digital Pathology)的 TassieScope 扫描仪,最大可以扫描 8 in×6 in(大约相当于 20 cm×15 cm 大小)的切片(图 3.8D)。

其次,为满足临床上的一些特殊观察需要,如 IHC、免疫荧光(IF)、FISH、循环肿瘤细胞(CTC)、淋巴结分析及血管生成/微血管密度等,一些数字化扫描设备公司陆续推出了附加上述特殊需求的扫描功能模块。这些设备主要集中在国外的高端扫描仪器公司,主要有 3D HISTECH 全景扫描仪(匈牙利布达佩斯 3D HISTECH 有限公司)、Ariol

（图 3.9）和 Aperio FL 扫描仪（莱卡生物系统，Vista，加利福尼亚）、徕卡 SCN 400 F 扫描仪（莱卡生物系统）、蔡司 Axio Scan.Z1 扫描仪（蔡司，Oberkochen，德国）、NanoZoomer 扫描仪（日本静冈滨松市滨松光子，图 3.10）和 VECTRA 扫描仪（Perkin Elmer Inc，Waltham，Massachusetts）。

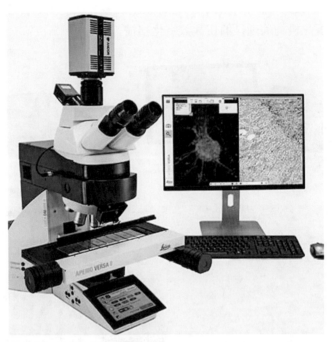

图 3.9 基于 Leica DM6000B 全自动显微镜明场的荧光- FISH 多功能扫描仪——Ariol

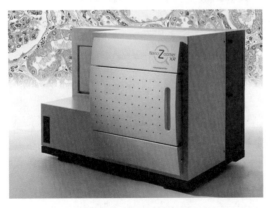

图 3.10 可以自行设定不同扫描参数的多功能扫描仪——滨松 NanoZoomer XR

另外，文献中经常见到全景图像扫描系统用于远程病理诊断的研究报告。全景图像扫描系统实际上是一种新的基于图像拼接的动态远程病理系统的特殊形式，它将普通的光学显微镜转换成实时的数字切片扫描仪，即在视频中实时在线观察切片的同时，可以随时扫描切片中的任何区域形成整张切片的全景图像，以供远程异时浏览诊断。全景图像扫描系统由数码摄像机、台式计算机和专用图像软件组成[159]，商业化产品主要有 Panoptiq™（ViewsIQ，Richmond，BC，USA，图 3.11）和 3D HISTECH 全景扫描仪（匈牙利布达佩斯 3D HISTECH 有限公司，图 3.12）。Panoptiq 系统适用于临床实验室显微镜上的所有倍数的物镜，并已被证明从 2× 到 100× 的物镜范围内均可进行图像拼接扫描。该系统的最大优点是，病理医生通过创建自己的数字文件，可以选择将低倍镜的全景数字图像与感兴趣的关键区域结合起

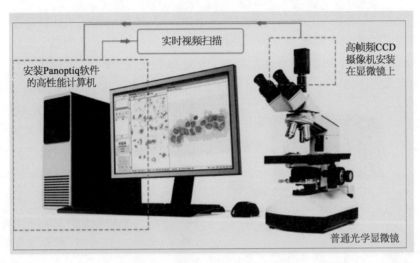

图 3.11 Panoptiq 系统工作示意图

来,这些区域可以使用高倍放大并可以在不同平面进行 z-堆栈成像。克服了单纯 WSI 图像缺乏 z 轴上下聚焦功能导致的不同扫描平面图像模糊不清的缺陷,因而该系统更适合 FNA 的细胞学标本和病原微生物的观察。而 3D HISTECH 全景扫描仪则是在 Panoptiq 系统基础上对硬件进行了优化集成,从而实现了实时全景功能与 WSI 扫描模式的有机融合。因此,3D HISTECH 全景扫描仪成功弥补了 WSI 不能上下(z 轴)聚焦的缺陷,同时又能满足高通量切片的扫描需求,

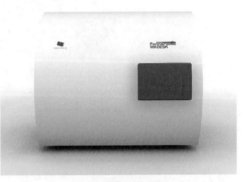

图 3.12 3D HISTECH 公司的 Pannoramic DESK II DW 扫描仪

为解决细胞学的远程诊断提供了可能性。两款设备在图像处理的原理和方式上虽然具有共通性,但设备赖以运行的软件系统则是完全独立的,而且互不兼容。

除 3D HISTECH 全景扫描仪和 Panoptiq™ 系统外,国外许多高端品牌数字化切片扫描仪如 Huron TissueScope 扫描仪、徕卡 SCN400 扫描仪、Ventana iScan Coreo(Ventana 医疗系统公司,图森,亚利桑那州)扫描仪及滨松光子的 NanoZoomer 扫描仪(图 3.10)等都具有 z 轴上下聚焦功能。成功实现了同一张切片沿着 z 轴在不同的焦平面上扫描并将图像叠加在一起,形成最终的复合(z 堆栈)多平面图像,一定程度上(z 轴聚焦幅度有限)解决了细胞涂片中的细胞分布不均及三维细胞团块的清晰度问题。但是,由于 z 堆栈扫描的时间过长、图像文件过大,在目前的 4G 网络环境中存在图像传输加载缓慢及卡顿延时等现象,很难做到大批量临床应用。随着 5G 网络时代的到来和图像传输方式和速度的变革,期待 z 堆栈扫描图像能够广泛的应用于临床。

最后,介绍一下不同于传统 HE 切片的反射共聚焦显微镜(reflectance confocal

microscopy，RCM)的组织图像的远程病理学应用。RCM 是一种用于在体诊断和监测皮肤、黏膜等病变的非创伤性检查方法。使用 RCM，皮肤科医生可以类似于组织学的分辨率动态观察病变的水平切面，并纵向监测病变的进展和演变。RCM 的组成包括激光光源（工作功率为 22 mw 的 830 nm 激光器）、扫描元件、中继望远镜、激光分离器、针孔光圈、物镜(0.9 数值孔径，浸没物镜)和探测器等七部分。其工作原理是检测被照射的组织中的背向散射光，并将其以高分辨率和对比度显示在监视器上产生可见的不同灰阶的细胞和组织形态图像[250]。具体过程为：低功率激光束照射在皮肤表面和皮肤内部（真皮）的某一区域后，光束反射产生的散射光在探测器上形成图像。探测器前面的针孔通路光圈过滤掉多余的散射光，只允许来自目标病变（组织中的一个薄薄的焦点平面）的光线通过，从而创建出目标病变的高分辨率图像（相当于 3～5 μm 厚度 HE 切片）。每幅图像的视场约为 500 μm，放大倍数约为 30×。当激光在皮肤病变

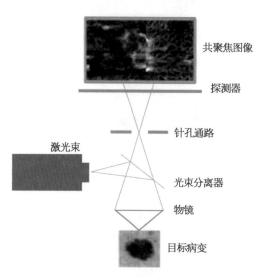

图 3.13　RCM 成像原理示意图

共聚焦图像

探测器

针孔通路

激光束

光束分离器

物镜

目标病变

的表面快速扫描时，会产生更大的二维图像，并依次捕获多幅图像。这些单独的图像被拼接在一起形成一个大小为 8 mm×8 mm 的马赛克式拼接图像，成像原理与 WSI 扫描没有明显区别。图 3.13 为 RCM 工作原理示意图。

　　RCM 主要用于皮肤科疾病的诊断和监测。其临床应用体现在以下几个方面：皮肤表面病变包括色素性和非色素性、良性和恶性肿瘤及炎症性疾病的诊断；协助 Mohs 显微外科手术以明确切缘情况、评估病变性质及范围等（相当于传统病理的术中冰冻诊断功能）；监测病变的局部治疗效果，与传统的组织学不同，RCM 不涉及组织破坏，为局部治疗时对恶性肿瘤浸润深度的评估和监测带来方便。其最大的优点是在不切除组织（无创）的情况下提高临床诊断的准确率，从而可以减少组织活检的次数或避免不必要的切除手术。2008 年的一份研究显示使用 RCM 和皮肤显微镜检测黑色素瘤的敏感性达到了98%[251]。2012 年，在临床考虑皮肤良性痣和基底细胞癌的 710 个病变研究中显示病灶活检可减少 68%[252]；而 2014 年的一项包括 1 000 多名患者的前瞻性研究显示，对处于模棱两可状态的良性病变的活检减少了 50% 以上，而且研究中所有已切除的黑色素瘤和基底细胞癌的组织学结果证明术前 RCM 对病变的解释全部正确[253]。表明病变形态特征在 RCM 图像与 HE 切片图像之间具有很好的关联性和对应关系[254,255]（图 3.14）。

　　目前，RCM 作为皮肤科医生的一种有用的诊断工具已广泛应用于临床实践。针对过敏性和刺激性接触性皮炎、恶性黑色素瘤、基底细胞癌、日光性角化病和鳞状细胞癌等病变，临床上已逐渐形成了相对规范的 RCM 诊断标准[250]。同时，由于图像的生成和传输

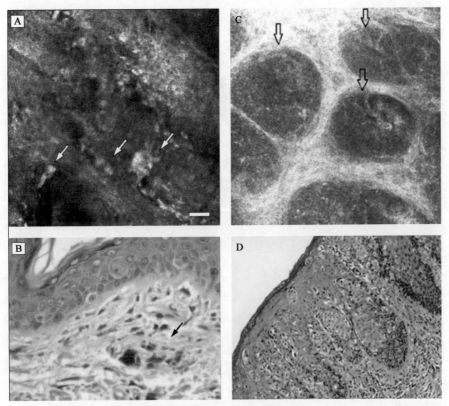

图 3.14　左侧[254]为扁平苔藓样角化病真皮嗜黑色素细胞团的 RCM 和 HE 对比。A. 箭头所示亮区为聚集的嗜黑色素细胞,与 B 图 HE 切片相对应(箭头)。C. 为 RCM 示基底/副基底部表皮层中的蜂窝状图案被大巢取代(箭头),D 图的 HE 切片相对应[255]

与远程病理学之间存在天生的共性,远程病理网络环境允许由临床科室的训练有素的技术人员获取图像,然后由诊断者(多为皮肤科临床医生出身的皮肤病理专科医生)进行远程评估。随着诊断标准的建立和图像诊断医生培训的开展,RCM 技术与远程病理系统的融合正在不断深入。

最近,3D HISTECH 公司推出了一款带有共聚焦扫描功能的数字化切片扫描仪,通过共聚焦图像与 WSI 图像的完美结合实现了分子病理如 FISH 等图像的扫描。使 RCM 技术的应用不断扩展(图 3.15)。

四、数字化切片扫描仪的综合性能评估

数字化切片扫描仪的综合性能评估主要是通过图像质量(主要是图像分辨率)、图像产出量和一次扫描成功率(或扫描失败率)来衡量。

WSI 图像的分辨率受三个方面的因素影响:一是光学分辨率取决于扫描物镜的放大倍数和数值孔径。相同放大倍数的物镜,其数值孔径越大图像分辨率越高,图像就越清晰。不同厂家和不同品牌的显微镜,相同放大倍数的物镜由于其数值孔径不同所产生的

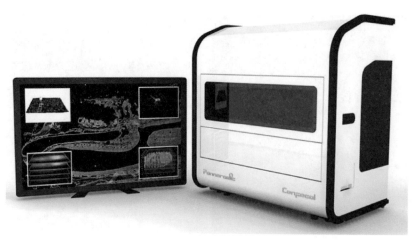

图 3.15 3D HISTECH 最近推出的 Pannoramic Confocal 扫描仪

图像清晰度也会不一样，因此，为了方便不同品牌扫描仪的图像分辨率进行比较，通行的做法是同时标注每像素的微米数而不是单用扫描放大倍数来表示 WSI 的分辨率，如 $20\times,0.5~\mu m/pixel$；或者 $40\times,0.25~\mu m/pixel$ 等。二是数字分辨率取决于数字相机的传感器。有时发现相同的物镜放大倍数和数值孔径的扫描仪产生的 WSI 图像清晰度相差很大，其主要原因就是每种数字相机的传感器不同。所以，在选择数字化切片扫描仪时要考虑所用的各种部件的参数和设备结构。三是展示图像效果的浏览器。主要是指选择的浏览器的分辨率要与扫描仪的功能相匹配，即所用的浏览器的分辨率一定要优于扫描仪，才能把 WSI 图像的信息完全显示出来。

对于常规病理诊断应用而言，低倍（20×物镜）扫描即可满足绝大多数病例需要，少数情况下如辨认病原微生物或核分裂计数时可能会用到高倍（40×以上物镜）扫描。值得注意的是，用 20×物镜扫描产生的 WSI 图像在显示器上最大可以显示为 40×（图 3.16 右上角）放大，真实的光学放大只有 20×（图 3.16 上半部分），超过 20×的部分为数字放大（图 3.16 下半部分）。两种放大方式（光学和数字）在图像清晰度上还是有些差别的，在要求不高的时候数字放大图像是可用的，在需要辨别精细结构时数字放大图像就变得"虚浮"了。因此，在经常需要高倍图像的工作场景中，扫描仪需要配备 40×或以上倍数的物镜，单纯寄希望于数字放大的想法在现实应用场景具有很大的局限性。

关于图像产出量，为讨论和使用方便，需要定义几个概念。在此，我们把图像产出量分为理论产出量和实际产出量。理论产出量定义为单台扫描仪 8 小时（也有用 24 小时计算的）连续工作完成的切片扫描数量，也就是不发生任何设备故障和意外停机以及图像 100%合格的情况下的理想扫描数量。而实际工作中总会或多或少出现一些扫描意外中断的时候，从而导致实际产出量与理论产出量不一致。不同厂家、不同品牌的扫描仪其图像的实际产出量差别很大，而且只能在购买设备后通过验证和使用过程去评估，所以，在选择数字化切片扫描仪时只能在图像的理论产出量上进行适当的折扣来估算数字图像的实际产出量。与图像产出量相关的因素有扫描通量（扫描仪装载容量）和平均扫描时间。

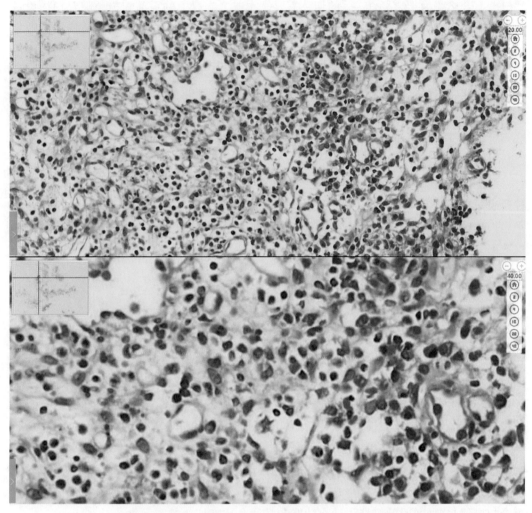

图 3.16   显示器上呈现的 20×物镜扫描的 WSI 图像,上半部分为真实的光学放大(20×),
下半部分为数字放大(40×),核细节观察会产生"虚浮感"

扫描通量指一台扫描仪单次连续扫描所装载的最大切片数量。目前市面上的扫描仪的扫描通量根据应用环境不同从单片到 1 000 张切片不等。平均扫描时间指单张切片从切片装载到连续扫描结束的平均扫描时间,包括切片装载时间和连续自动扫描过程中切片转换的时间。由于数字化切片扫描仪在出厂时所标注的扫描时间大多是切片的单纯扫描时间,很少含有扫描前的切片装载时间,因此,实际工作状态下的平均扫描时间一般都比这个理论扫描时间要长。目前,市面上的数字化切片扫描设备的理论扫描时间大多为 20～120 秒,根据我们的经验,平均扫描时间基本上比理论扫描时间要多 3～5 秒。

扫描失败率指一次连续自动扫描过程中不合格图像占该批扫描切片数量的比例,是衡量数字化切片扫描仪的一个非常重要的指标。扫描失败率不仅与扫描图像的产出量有直接关系,在高通量扫描中对正常工作流程的影响也非常明显。较早期的研究[215]显示切片扫描不合格率为 13.1%,6.6%的切片需要 2 次或 2 次以上的重新扫描。随着扫描设备的技术和切片标准化(标签条形码/二维码、切片尺寸等)水平的提升,近来的扫描失败率显著降低,最好的扫描仪扫描失败率只有 2%,而我们的统计结果为 3%～4%。需要指出的是,造成扫描失败的原因除扫描设备本身的因素以外,更多的是操作和切片制备方面的原因。这些原因包括：技术人员的熟练程度,切片尺寸规格是否标准,标签位置和特殊标记(各种记号笔),切片类型(湿切片还是常规切片),封片胶溢出等。因此,在实施扫描前,必须对切片进行全面而又严格的质控,彻底消除上述可能造成扫描失败的潜在隐患,从而提高一次扫描的图像合格率。

综上所述,图像产出量包括理论产出量和实际产出量(以 8 小时连续扫描计算),两种产出量的简要计算公式可以概括为(时间单位为分钟)：理论产出量＝(60×8)/理论平均扫描时间;实际产出量＝(60×8)/(理论平均扫描时间＋5/60)－扫描通量×扫描失败率。

五、国内外主流数字化切片扫描仪介绍

随着机械制造和图像处理技术的不断完善和成熟,数字化切片扫描设备的生产门槛越来越低,新的制造商和品牌不断出现,市面上可供选择的产品越来越多。从产品功能方面看,国内外的主流数字化切片扫描仪不外乎以下几类：

(1) 基本型：以满足日常病理诊断基本需求为主的中低端 WSI 扫描仪,国外一些早期经典的产品以及国产扫描仪(除个别品牌型号外)基本都是这种产品。

(2) 功能拓展型：适合特定环境的附加特殊功能模块(如荧光扫描、超大切片扫描、超高倍湿性介质扫描、全景及共聚焦功能等)的高端 WSI 扫描仪。

(3) 动态机器人/WSI 复合型：同时具备 WSI 扫描和实时视频机器人模式的多功能复合扫描仪,这种实时的机器人动态功能非常适合冰冻切片的数字化。

下面分别对市面上常见的国内外数字化切片扫描仪(国内外各选择 4 个品牌)进行介绍,以供读者参考和选择。

1. 3D HISTECH 全景系列扫描仪　匈牙利 3D HISTECH(www.3dhistech.com/pannoramic_digital_slide_scanners)全景系列扫描仪产品丰富,包含了从满足常规病理需求的小容量(包括单片机)机器到高通量扫描(1 000 片)的高速染封扫描一体机,从高质量的明场扫描仪到多功能的兼具明场荧光扫描一体机等在内的全系列扫描设备。同时,扫描仪配有的新型用户友好型的专有软件可以满足从常规临床病理到制药及科研过程的所有需求,并提供个性化定制服务。

3D HISTECH 全景系列扫描仪采用非显微镜自动平台的面阵扫描方式,可以人工设定为手动扫描和自动扫描,扫描区域可以自动识别。具有条形码和二维码自动识别功能并支持标签拍照。目前在市场上供应的常规应用产品主要有 5 款(表 3.1),可分别满足不同用户的不同需求。下面对两款代表性产品(包括一款共聚焦显微镜)予以重点介绍。

表 3.1 3D HISTECH 全景系列扫描仪

型 号	Pannoramic DESK Ⅱ DW	Pannoramic 1000	Pannoramic MIDI Ⅱ	Pannoramic SCAN Ⅱ	Pannoramic 250 Flash Ⅲ
容 量	1	1 000	12	150	250
扫描时间	≤90 秒				≤30 秒
切片尺寸	标准玻片/双倍标准宽度玻片				
照 明	明场		明场/荧光		
z 轴聚焦	景深扩展多层聚焦				
扫描倍数	$20\times/40\times$				
分辨率	$0.23\ \mu m/pixel(20\times), 0.12\ \mu m/pixel(40\times)$				
扫描方法	面阵扫描(非显微镜自动平台方式)				
物 镜	Plan - A $20\times$/NA0.8 $40\times$/NA0.95				
动态图像	有	无			

(1) Pannoramic 1000 扫描仪：是 3D HISTECH 全景系列中的最新一款高端、超快、高效的数字切片扫描系统(图 3.17)，主要功能特点有：

- 超大切片装载量：1 000 张切片。
- 扫描速度：15 mm×15 mm，36 秒 (100 张/小时)。
- 切片尺寸：标准尺寸载玻片，并支持双倍宽度尺寸载玻片。
- 直接从染色篮筐中加载切片。
- 三个物镜：$20\times/0.8$，$40\times/0.95$，$40\times/1.2$ 水或油(可选)。
- 图像分辨率：$0.23\ \mu m/pixel(20\times)$，$0.12\ \mu m/pixel(40\times)$。
- 明场扫描设计。
- 多层扫描及 z 轴聚焦、图像预览功能。

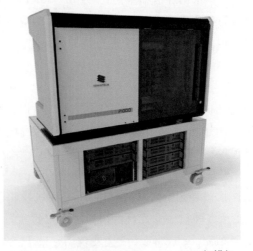

图 3.17 3D HISTECH Pannoramic 1000 扫描仪

- 可移动式试验台：兼顾存储。

(2) Pannoramic Confocal 扫描仪(图 3.15)：得益于共聚焦图像与 WSI 的完美结合，Pannoramic Confocal 可以提供快速高质量的明场和荧光共聚焦切片扫描图像，使分子病理在临床和科研领域的应用多了一个物美价廉的工具选择。主要参数：

- 切片装载量：12 片。
- 切片尺寸：标准尺寸载玻片(25.5±0.5 mm×75.5±0.5 mm)。

- 扫描物镜：蔡司 Plan - A,20×/0.8NA;蔡司 C - Apo(W),40×/1.2NA。
- 相机类型：5.5 Mpx,16 bit,低噪声(1.3 e-),PCO 边缘冷却 CMOS 相机。
- 焦点平面图像分辨率：0.4 μm FWHM(40×/1.2NA)。
- 共焦平面分辨率：1.43 μm FWHM(40×/1.2NA)。
- 荧光：6 通道固态光引擎。
- 图像输出方式：ROI,灰度/彩色及多通道等多重图像模式。
- 图像区域：标注区域或全切片。
- 光源寿命：15 000 小时。

2. 滨松 NanoZoomer 系列扫描仪　日本滨松光子公司(www.hamamatsu.com.cn/)专注于光子相关技术的研发,其产品和技术包括光传感器、光源和使用这些器件集成的系统等。光电转换和图像处理技术处于国际领先地位,特别是在数字化切片扫描仪领域,滨松的产品以稳定、快速、好用、画质清晰、功能齐全著称。目前市场上的 NanoZoomer 系列扫描仪有不同型号和功能的 5 款产品(表 3.2)均获得欧盟 IVDD 体系下 CE 认证标记,可用于体外诊断,所有产品采用线性预聚焦扫描方式,可自动识别条形码和二维码并支持标签拍照。下面对 2 款代表性产品进行重点介绍。

(1) NanoZoomer - XR 扫描仪(图 3.10):是新近推出的一款升级版产品,与以往滨松 NanoZoomer 系列扫描仪相比,特点和优势明显。

- 整张切片清晰聚焦：NanoZoomer - XR 使用动态预聚焦(DPF)方式,扫描过程中始终保持焦点在样品层面上,即在获取图像之前分析聚焦状态,然后调整物镜,实现图像实时聚焦。这种方式对于不平整的样品尤其有效。通过 DPF 方式,整张切片都可以清晰聚焦,从而生成高质量的数字切片。

- 全切片图像质量检查自动化：为了避免切片上的杂质或者样品折叠导致的扫描失败,扫描后通常会进行图像质量人工检查。NanoZoomer - XR 可评估切片扫描的质量并进行评分,如果评分过低,扫描系统可以自动重新扫描。从而减少了数字切片图像的人工质控过程和时间,确保大批量数字化工作流程的顺畅性。

- 自动校准和随时扫描：NanoZoomer - XR 自动执行系统常规校准,维持设备在最优工作状态。无论何时扫描,都将得到最佳质量的数字切片图像。

- 多种扫描模式自由切换：只需要放置好切片,按下"Start Batch"按钮,全自动模式下 NanoZoomer - XR 就会发现切片槽上的切片并自动设置扫描参数,完成所有切片的扫描;半自动模式下可以人工设置参数,然后自动进行切片扫描;单片扫描模式可以设置详细的扫描参数,进行人工扫描。

- 实现不同样品类型和多种用户环境的扫描配置功能：对于不同样品比如 HE、细胞涂片或荧光切片,NanoZoomer - XR 可以创建配置,指定扫描参数,如扫描面积、样品识别模式以及扫描后图像的目标服务器或文件夹名称等。选择适合待扫描样品的配置后,就可以进行一键完美扫描。

主要功能参数：

- 载玻片尺寸：76 mm×26 mm，厚度 0.9~1.2 mm。
- 切片装载量：最多 320 张(40 个切片盒×8)。
- Plan Sapo(平场超复消色差)物镜：20×/0.75NA。
- 相机：TDI(时间延迟积分)相机。
- 扫描分辨率：0.46 μm/pixel(20×)，0.23 μm/pixel(40×)。
- 聚焦方式：动态预聚焦/静态聚焦。
- 扫描模式：全自动批量扫描/半自动批量扫描/手动定义扫描参数单次扫描。
- 扫描范围：70 mm×25 mm。
- 扫描速度：15 mm×15 mm，30 s/20×，35 s/40×。

(2) NanoZoomer S60 扫描仪(图 3.18)：这是一款兼具双倍宽度载玻片、荧光扫描和 z 轴聚焦等功能的小容量多功能产品，特点是功能齐全，可满足临床病理多方面需求，价格又比较适中。主要功能参数：

- 载玻片尺寸：26 mm×76 mm，52 mm×76 mm(可选)，厚度 0.9~1.2 mm。
- 切片装载量：60 片(20 片×3 盒)，30 片(10 片×3 盒，双宽，可选)。
- Plan Sapo(平场超复消色差)物镜：20×/0.75NA。
- 扫描分辨率：0.46 μm/pixel(20×)，0.23 μm/pixel(40×)。

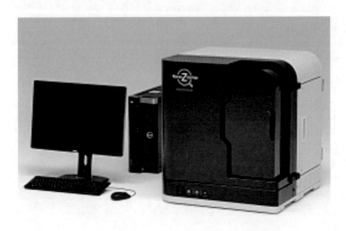

图 3.18 滨松 NanoZoomer S60 扫描仪

表 3.2 NanoZoomer 系列扫描仪

型 号	SQ	S60	S210	S360	XR
容 量	1	60	210	360	320
扫描时间(秒)	150~275	60~150		30	30~35
切片尺寸	标准玻片	标准玻片/2×标准玻片	标准玻片		
照 明	明场	明场/荧光	明场		

（续表）

z 轴聚焦	有		无
放大倍数	20×,40×		
分辨率	0.46 μm/pixel(20×),0.23 μm/pixel(40×)		
扫描方法	预聚焦 TDI 线扫		
物　镜	日本 Olympus Plan Apo,20×/NA0.75		

3. 徕卡生物系统 Aperio 系列扫描仪　来自美国的徕卡生物系统(https://www.leicabiosystems.com/)的扫描仪具有 z 轴聚焦、系统稳定、一次扫描成功率高及图像模式丰富等特点和优势,其 Aperio 系列扫描仪与 3D HISTECH 全景系列、滨松 NanoZoomer 系列构成了目前全球的三大主流数字化切片扫描仪品牌。其特点是常规扫描以高速线性相机获取图像,在移动中连续获取单线图像并形成整幅图像,扫描速度快(线性扫描,美国专利号 6711283),特殊功能如动态和荧光等采用面阵扫描。可自动识别条形码和二维码并支持标签拍照。Aperio 系列扫描仪目前有 5 款不同型号功能的产品(表 3.3)可供选择,下面对其中的两款畅销产品进行介绍。

表 3.3　Aperio 系列扫描仪

型　号	Aperio AT Turbo	Aperio AT2	Aperio CS2	Aperio VERSA	Aperio LV1
容　量	400	400	5	8 或 200	4
扫描时间(秒)	60		90	206	实时 15
切片尺寸	标准玻片/双倍标准宽度玻片			标准玻片	
照　明	明场			明场/荧光	明场
z 轴聚焦	多层聚焦扫描				
扫描倍数	20×/40×			1.25×,5×, 10×,20×, 40×,63×	2.5×,5×, 10×,20×, 40×,63×
分辨率	0.5 μm/pix(20×) 0.25 μm/pix(40×)				
扫描方法	TDI 线扫			面阵扫描	
物　镜	Leica Plan - A 20×/0.75NA			HC PL Fluotar	EC Plan - Neofluar
动态图像	无				有

（1）Aperio AT Turbo 扫描仪(图 3.19)：这是一款高通量常规病理应用的扫描仪,主要功能参数：

- 载玻片尺寸：76 mm×26 mm 或 76 mm×52 mm。
- 切片装载量：400 片,200 片(双宽)。
- Plan Apo(平场复消色差)物镜：20×/0.75NA。
- 相机：DALSA 三线彩色线阵 CCD 相机。
- 扫描分辨率：0.5 μm/pixel(20×),0.25 μm/pixel(40×)。
- 扫描速度：15 mm×15 mm,小于 60 秒。
- 聚焦方式：自动略过空白区聚焦。
- 一次扫描成功率：98%。
- z 轴聚焦功能：升级型号 Aperio AT2 具备。

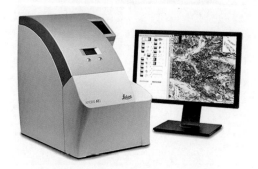
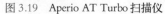
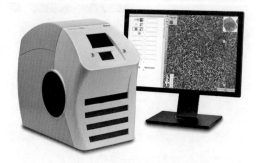

图 3.19 Aperio AT Turbo 扫描仪　　　　图 3.20　Aperio LV1 复合型实时动态/WSI 扫描仪

（2）Aperio LV1 复合型实时动态/WSI 扫描仪(图 3.20)：Aperio LV1 是一款复合型实时动态/WSI 扫描仪,满足用户远程实时阅片和全切片扫描的需要,适合远程冰冻和实时会诊讨论。主要功能特点为：

- 载玻片尺寸：76 mm×26 mm；
- 切片装载量：4 片；
- EC Plan‐Neofluar 物镜：1.25×、5×、20×。
- 可以同时在 2.5×、5×、10×、20×、40×和 63×放大倍数下浏览图像。
- 15 秒内实现远程实时查阅切片图像。
- 远程操控切片放大和转换。
- 可同时浏览同一切片的 16 个不同区域的图像。
- 直观设计和一键式扫描。

4. 罗氏 iScan 系列扫描仪　与前述数字化切片扫描仪品牌相比,罗氏 iScan 扫描仪从产品种类和应用广度上有着明显的差距。公开资料显示,目前市场上只有 2 款在售产品,分别是 iScan HT 和 iScan Coreo,由收购来的 Ventana 子公司生产。即使在罗氏的官方网站(https://www.roche.com/products/products-list～division＝diagnostics～.htm)上对这两款的产品介绍也很简略笼统,特别是一些技术参数均未涉及。

（1）Ventana iScan HT 切片扫描仪(图 3.21)是新近推出的产品,目前仅能用于科研。

设备采用高通量明场设计，拥有 360 张切片的超大容积，扫描倍数为 20× 和 40×。VENTANA iScan HT 配备随机选择和持续加载技术，可以不间断扫描，从而提升实验室效率。

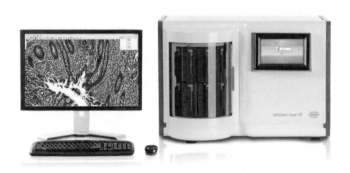

图 3.21　Ventana iScan HT 切片扫描仪

　　(2) Ventana iScan Coreo 切片扫描仪（图 3.22）是一款较早期的成熟切片数字化产品，主要功能和特点如下：

- 明场扫描：扫描时间 120 秒，放大倍数 20×。
- 切片自动检测，随机扫描。
- 配备四种物镜自动转台：4×、10×、20× 和 40×。
- 切片装载量：160 片，自动加载。
- 图像分辨率高：画质清晰逼真。
- 组织区域自动识别，也可手动更改。
- z 轴聚焦：最多识别 15 层细胞结构，实现多层扫描。
- 支持标注和精确数字化测量。

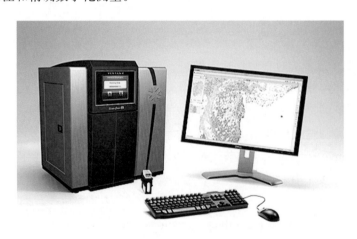

图 3.22　Ventana iScan Coreo 切片扫描仪

● iScan Coreo Live 模式：实时远程病理协助。

5. 江丰生物 KF-PRO 系列扫描仪 江丰生物 KF-PRO 系列扫描仪由宁波江丰生物信息技术有限公司(http://www.kfbio.cn/index.php)出品，公司和生产基地位于浙江省余姚市，是一家专业从事数字病理系统开发和生产的高科技生物信息技术企业。高精度数字化切片扫描仪及数字病理综合诊断系统是该公司的核心产品，目前国内市场有 8 款产品(6 个基本型号，2 个升级改进型号)在售。其中代表性产品(最受市场欢迎)为 KF-PRO-005EX(图 3.8B)、KF-PRO-400(图 3.23)和 KF-PRO-120(图 3.24)。

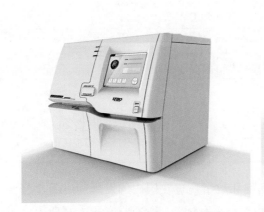 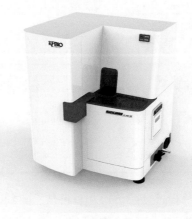

图 3.23 江丰 KF-PRO-400 扫描仪 图 3.24 江丰 KF-PRO-120 扫描仪

江丰生物 KFBIO 系列扫描仪以其可靠的稳定性、优质的画面、满意的扫描速度赢得了业内的广泛好评和赞誉，在国产设备中市场占有率一直位居前列，同时也为国内远程和数字病理的推广普及提供了性价比适中的数字化扫描设备。归纳起来，该产品有以下特点：

● 品种型号丰富，从单片机、5 片机到高通量的 400 片扫描系统，可满足不同临床环境的需要。

● 功能齐全，可与国外高端机型相媲美，从特殊尺寸切片、z 轴聚焦(分层扫描)到荧光扫描，可满足不同的功能需要。

● 扫描时间短，20×扫描时间在 40 秒左右(高速机可达 25 秒)，40×扫描时间为 80 秒左右，在国产扫描仪中是最快的(笔者亲自使用验证)，可满足大批量病例扫描的需求。

● 系统稳定性好，一次性扫描成功率在 97% 以上(笔者实践数据)，与国外高端品牌基本一致，可保证远程病理系统和数字工作流程的顺畅性。

● 售后服务和技术支持方便快捷，响应及时，基本能够做到故障随时响应、随时处理，有力地保障了远程病理诊断的顺利进行。

江丰生物 KF-PRO 系列扫描仪在国产设备中产品最丰富、品类最齐全，江丰生物也是数字图像处理技术最成熟的扫描设备制造商，具有多种不同型号产品可供选择。不同型号扫描仪的功能参数总结于表 3.4。

表 3.4 江丰生物 KF - PRO 系列扫描仪

型 号	KF - PRO - 002	KF - PRO - 005	KF - PRO - 020	KF - PRO - 120	KF - PRO - 400
容 量	2	5	20	120	400
扫描时间	≤40 秒/20×,≤80 秒/40×				
切片尺寸	标准玻片				
照 明	明场			明场/荧光	
z 轴聚焦	景深扩展多层聚焦				
扫描倍数	20×/40×				
分辨率	0.5 μm/pixel(20×),0.25 μm/pixel(40×)				
扫描方法	连续线性扫描(非拼接)				
物 镜	Olympus Plan Sapo 20×/0.75NA			Zessis Plan - A 20×/08NA	
动态图像	无				

6. 其他国产数字化切片扫描仪 随着远程和数字病理在国内的发展和应用,除上述江丰生物外,国内较大的数字化切片扫描仪生产商还有优纳、麦克奥迪、帝麦克斯等公司。优纳 PRECICE 系列扫描仪目前有四款产品在售,分别是 PRECICE500、500A、500B 和 600X,切片装载容量分别为 5 片、6 片及 480 片。有限的使用经验显示,图像质量和扫描速度基本能满足临床需求,但 6 片的机器比 5 片的机器明显好用。麦克奥迪应该是国内最早提供数字化切片扫描仪的厂家,但早期产品(2015 年前)质量一般、扫描速度较慢。近期的产品在图像质量和制作工艺上有了明显改进,扫描速度也有明显提高,但其固有的技术如面阵扫描图像拼接方式和不高的扫描分辨率(EasyScan：20×,0.52 μm/pix;40×,0.26 μm/pix)对其整体性能的临床表现还是有些影响,实际测试结果也证实了这一点。

值得一提的是帝麦克斯 DMS 型数字化切片扫描仪,虽然知名度不高,市场占有率不大,目前只有一款 5 片机产品(图 3.25),但这款扫描仪在技术及制作工艺上具有独特之处：采用双光组变倍筒镜结构,实现扫描倍率在 20× 与 40× 自动转换;独创的实时动态聚焦扫描技术(Realtime - DFS),使图像更清晰;可以针对客户的要求进行量身定制。从实测结果看,图像质量和扫描速度与江丰的扫描仪差别不大,应该位于国产同类设备的前列。

最近,国内远程及数字病理的应用范围不断扩大,随之而来的是涌现出很多不知名的各种扫描仪厂家和相应产品,基本功能相似,大同小异,区别不大。但图像质量、扫描速度及稳定性却参差不齐,甚至有些产品存在短时间拼凑嫌疑,其技术成熟度、工艺流程及运行稳定性都或多或少地存在不确定性。由于产品少,规模小,其售后服务的能力和及时性也很难让人放心。因此,在选择时要多加注意。

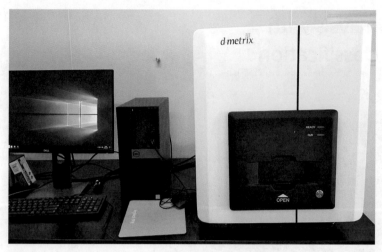

图 3.25 帝麦克斯数字化切片扫描仪

第三节 软件系统及功能设置

众所周知,所有硬件设备都必须有与之相匹配的软件系统进行管理和操控,才能完成硬件设备的功能属性。因此,当我们选择数字化切片扫描仪时,必须同时考虑该款设备的软件系统及相应的功能设置,包括图像浏览器、图像管理软件以及用于协助工作流和执行图像分析的算法功能。大多数扫描仪供应商都为自己的产品配备了专用的浏览器查看和图像分析软件,而且,各厂家的扫描仪所产生的图像文件格式也各不相同(如 SVS、RTS、NDP 等)。尽管现在的设备大多具有通用文件格式(如 JPEG、JPEG2000 或 TIFF)转换功能,但每款产品的软件都有自己特殊的功能和用途,所以,实际上不同扫描仪之间很难做到软件的完全互通和兼容。

所有扫描仪的图像浏览软件都提供了相似的常用功能,包括摇摄、图像缩放、添加注释、标注测量、抓拍截图、导出图像,并可以进行图像调整,如亮度、对比度、锐化或颜色强度等。一些高端机型还可以有更独特的浏览功能,例如自动转换、放大镜窗口、旋转或叠加图像、同时显示多幅图像和图像融合等功能,所有切片图像的缩略图,以及显示已审查过的组织的跟踪器工具等(图 3.26)。对于实现远程病理诊断(初始诊断、IOC及会诊)的基本用途而言,具备常用功能的普通扫描仪即可满足需要,而且也具备性价比优势。供应商的演示与讲解将有助于了解浏览软件的用户界面是否直观、好用和具体的功能。

如何选择图像分析和工作流管理的驱动软件将取决于预期的数字病理学的不同用途。为了支持工作过程中的图像管理和数据安全,软件应该提供标准权限功能如不同的

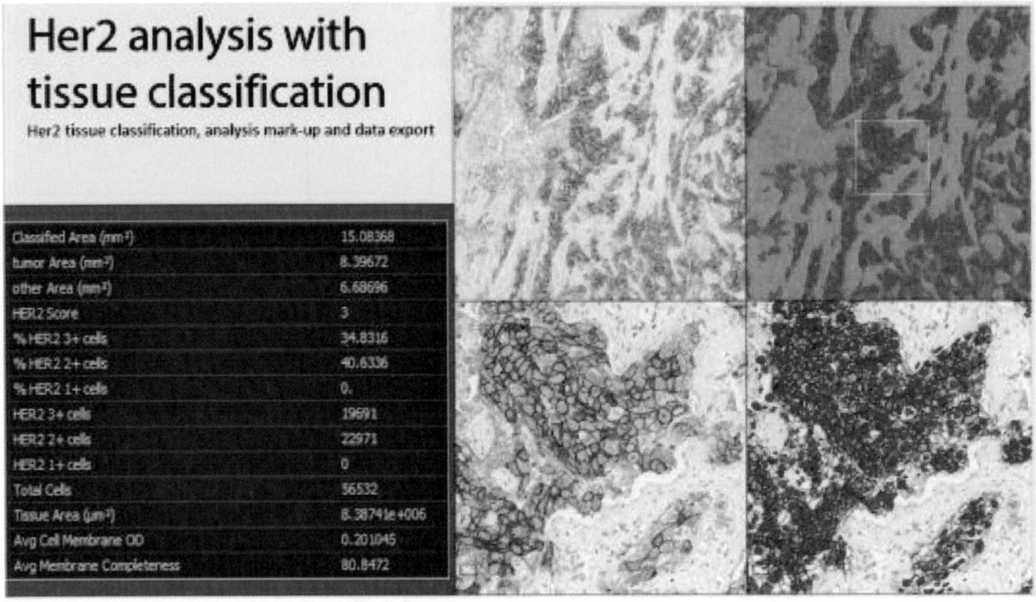

图 3.26　显示浏览软件的列表、标注及多幅图像

用户级别、病例创建、分配及报告审核等功能。常规诊断与科研教学对软件性能的侧重点的要求也会不一样，前者只需常用的基本功能即可满足日常需要，而后者则需要具有强大的特殊图像分析功能和算法，如罗氏的乳腺癌 ER、PR、Her2、Ki‐67 和 P53 双色银染原位杂交的评分系统。Leica 生物系统提供的用于教学的专用软件 Aperio 数字切片盒，同时拥有内置热映射技术，可以创建数字教学切片集从而满足教学需求。另外，一些供应商还可以提供图像托管和云服务软件即 SaaS，并支持按次付费或订阅模式。

　　表 3.5 是前述介绍的数字切片扫描仪供应商提供的与各自产品匹配的图像浏览和管理软件以及图像格式。

表 3.5　常用扫描仪的匹配软件及图像格式

扫描仪品牌	匹 配 软 件	图 像 格 式
3D HISTECH	Pannoramic Software 2.0	JPEG，MetaXML，TIF，DICOM，SVS，NDP
滨松 NanoZoomer	NDP.view2 图像浏览软件 NDP.serve3 Web 切片服务器 NDP analyze 图像分析软件	JPEG，BMP，PNG，TIFF
罗氏 iScan	Virtuoso image 管理软件	未查到相关信息
江丰生物 KF‐PRO	K‐Scanner 扫描控制软件 K‐VIEWER 阅片软件 K‐ANALYZER 图像分析软件	JPEG，JPEG2000

（续表）

扫描仪品牌	匹 配 软 件	图 像 格 式
麦克奥迪	EasyScanner、DSAssistant	JPEG，JPEG2000
优纳 PRECICE	PRECICE 切片图像浏览软件	TIFF，JPEG2000
帝麦克斯	DMS 数字病理远程诊断系统	JPEG，JPEG2000，TIFF，BMP

第四节　远程虚拟病理科/实验室

一、虚拟病理科/实验室人员组成及职责

当远程病理系统构建完成以后即进入日常运行阶段，这一阶段的工作包括网络系统内各医疗机构的日常病理诊断、医患沟通与交流、病理质量管理、网络系统内部各类工作人员组织协调以及工作流程的不断改进和优化等。实际上，在实现的功能属性上，远程病理系统相当于一个学术医疗机构的病理科/实验室，只是面对的临床医患双方远在异地，提供病理诊断的医生团队也不在平台本地，病理医生与临床医患的联系全部由平台服务人员调度协调。因此，一个区域性远程病理中心或多中心分布式远程病理网络系统就构成了一个虚拟病理科/实验室（实践中的具体叫法可能不一样，如远程病理诊断中心、远程会诊平台等），虚拟病理科/实验室的业务运行载体就是构建的远程病理平台。按照岗位明确、职责清晰和精简效能的原则，应以远程病理系统构建实施团队为基础组建远程虚拟病理科/实验室。人员组成由原实施团队中除项目决策及咨询人员以外的所有专业技术人员按日常运行要求进行适当的增减及调整即可。包括这样几类岗位：远程虚拟病理科/实验室主任，专职报告审核发布人员，专职病例分配员，实验室质量管理员，专职实验室运营人员，专职扫描设备维护人员，专职 IT 技术人员，虚拟病理医生和专家团队，取材医生和病理技术人员等。具体职责如下：

1. 远程虚拟病理科/实验室主任　任职条件应该是资深病理专家（有远程病理诊断经验者优先）。最好由实施阶段的原项目实施负责人担任，这样，实施阶段的经验可以帮助他/她尽快进入远程病理工作状态。其主要职责是负责远程虚拟病理科/实验室的全面运行工作，制订和优化远程病理工作流程，督促各类人员履职尽责，虚拟医生团队管理，组织科室人员培训，做好质量监控和疑难/特殊病例报告审核及其他相关事件的处理等。实际上，其职责相当于传统病理科/实验室主任，只是病理诊断由本地管理变成远程管理。

2. 专职报告审核发布人员　可视远程虚拟病理科/实验室的规模的大小及日常工作流量的多少，酌情配备 1～2 名。必须是具有一定病理诊断经验的资深主治医师以上职称

的人员担任，负责日常报告的审核和质控，联系沟通虚拟病理医生和专家团队，解读病理报告内容，回应临床及患者诉求，指导异地医疗机构的病理标本检查和取材等。

3. 专职病例分配员　远程虚拟病理科/实验室作为连接虚拟病理医生和专家团队与异地医疗机构的桥梁和枢纽，对于维持日常远程病理诊断顺畅进行至关重要。而远程虚拟病理科/实验室的专职病例分配员则是这个枢纽中协调调度工作的执行者，其作用就更为直接和关键。因此，专职病例分配员既要有较强的沟通协调能力，也要熟悉远程病理的工作流程和特点，同时还要具备较好的临床病理基础知识。那么，专职病例分配员最好由具有一定工作经验的病理技师或病理医师担任，如果是规模较大的远程虚拟病理科/实验室，配备 2～3 人为宜。其主要职责为：虚拟病理医生和专家团队排班，上传病例的分配与任务派遣，临床资料收集和信息反馈，病例诊断和处理进度跟踪及需要协调处理的其他事情等。

4. 实验室质量管理员　由熟悉远程病理工作的病理技师担任即可，也可由专职病例分配员兼任。主要任务是完成每日工作量统计，记录各种质量指标完成情况，及时反馈各种质量事件，定期完成一定数量的病例质控抽检评估，定期进行质量分析总结，提出持续质量改进意见和建议。

5. 专职实验室运营人员　负责处理远程虚拟病理科/实验室内的事务性工作，协调系统内各类岗位角色的关系，基础性保障工作如耗材供应、意外事件处理、收费计价等。

6. 专职 IT 技术人员　要求由即精通 IT 技术，又熟悉远程病理工作流程的工程师每日值班，及时处理网络传输及扫描设备临时出现的各种问题，确保远程病理诊断系统顺畅平稳有序运行。

7. 专职扫描设备维护人员　一般由扫描设备供应商以售后方式提供，适用于由紧密型大型医联体/医共体或第三方参考实验室组织和运营的远程虚拟病理科/实验室。因为只有这种情况（无成本利益冲突）才能实现集中于一个或几个扫描设备品牌的批量采购，从而获得供应商的专职售后服务。对于以大型学术医疗机构为中心组建的区域性远程虚拟病理科/实验室，由于系统内各基层医疗机构可以根据自己的情况选择扫描设备和供应商，无法形成集中优势而难以获得扫描设备供应商的专职售后服务。实践证明，专职扫描设备维护人员的存在，极大地方便了切片数字化过程中所遇到的各种问题和障碍的及时解决和处理（图 3.27）。

8. 虚拟病理医生和专家团队　尽管虚拟病理医生和专家团队的人员实际身份属于各地不同医疗机构，但是，为了确保诊断质量和医疗安全，对供职于远程虚拟病理科/实验室的这些医生也要进行有效的管理。譬如签订正式的劳务聘用合同，定期检查执业及注册状况，持续的培训和学习以及合理的任务分配等。

9. 取材医生和病理技术人员　分散在不同医疗机构的取材医生和病理技术人员位于远程虚拟病理科/实验室的最前端，直接承担着病理标本的检查处理、切片制作及扫描上传工作，他们工作的好坏决定了远程病理诊断的成败。因此，对这部分人员更要进行有效的管理、培训和指导，并保证他们必须按操作规范和质量标准进行工作。

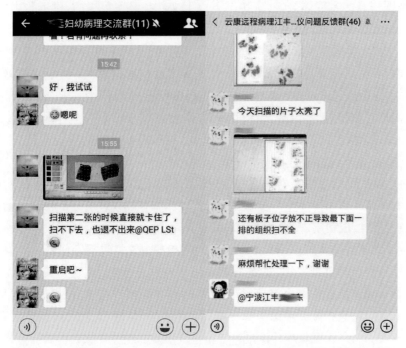

图 3.27 左侧为专职 IT 工程师,右侧为专职售后工程师随时处理扫描仪问题

二、虚拟病理科/实验室工作流程

虚拟病理科/实验室的工作流程与传统室内病理诊断的流程有着很大的不同(详见第二章第四节)。从工作方式来讲,一是两者供诊断浏览的对象不同,即由传统的载玻片变成了图像,二是浏览工具由传统的光学显微镜变成了电脑屏幕。这些改变导致了原有思维模式和操作方式不再适用,如电脑图像视野的明显增大使相同放大倍数下组织结构和细胞大小的参考阈值发生了变化,还有总感觉使用鼠标在电脑上导航图像不如在显微镜下移动载玻片方便等,病理医生对这种转变需要一个适应过程。需要特别指出的是,与传统病理诊断相比,切片数字化过程不仅没有提高工作效率,反而导致了工作量的增加。在现行的成本效益考核体制下,也无法带来明显的经济收益,有时甚至是增加成本。因此,远程病理学的主要作用是解决病理医生不足和病理资源缺乏,而大型学术医疗机构病理科的数字化转变的潜在优势是病理资料的数字化存储、图像深度分析及应用(智能阅片)以及通过改变工作方式而解放病理医生,使病理医生的工作方式和地点更加灵活方便。在这种情况下,为保证虚拟病理科/实验室或数字病理科正常、平稳、有序运行,就需要对原有病理科的工作流程进行修订完善,涉及的主要内容如下:

1. 完善规章制度,制定 SOP 文件 根据远程虚拟病理科/实验室的工作特点在传统病理诊断规章制度和 SOP 文件的基础上制定、完善和优化适合于远程病理诊断的各种规

程文件。根据作者的实践体会,通常情况下以下文件是必不可少的,供远程虚拟病理科/实验室的工作人员参考执行。

(1)基础制度类规范:① 标本巨检取材规范:组织块应符合切片扫描要求;② HE切片制作规范:切片应满足扫描要求;③ 冰冻标本巨检取材规范:组织块应符合切片扫描要求;④ 冰冻切片制作规范:切片应满足湿扫描要求;⑤ HE切片质控检查表:重点检查载玻片、盖玻片规格,标签位置,组织片平整度,封片胶等影响扫描的因素;⑥ 冰冻切片时间节点记录表:依次记录标本接收、切片开始、扫描开始、扫描结束/上传、诊断开始及报告发出等各相关节点的时间。

(2)切片数字化扫描类规范:① 扫描仪维护保养记录:包括日常检查、保养、镜头清洁、维修等;② 标准切片扫描操作步骤:根据不同品牌扫描仪设置;③ 数字图像质控检查表:包括扫描用时、成功率、图像清晰度和完整性等。

(3)质量保证类规范:① 巨检取材远程监控指导办法:包括责任者、标本种类、取材部位,监控途径及应用范围等;② 诊断报告三级审核发布制度:远程初始诊断常规报告经过初筛、主诊再经高级职称医生审核发布生效,远程冰冻报告直接由两名高年资主治医师以上职称的医生(理想搭配是主治医师+副高以上医生)诊断,有疑问时经第三者(高级职称医生)审核发布;③ 远程疑难会诊报告二审签发制度:经过专家会诊的疑难病理报告必须由资深高级职称医生审核后发布生效;④ 病理诊断报告时限规定:包括远程初始诊断、远程冰冻和会诊报告,都要作出相应的时限规定,通常都比传统病理诊断明显缩短;⑤ 远程病理报告变更规定:适用于所有报告类型,主要内容有报告的撤回、更改、补发以及作出这些变更的权限等。

(4)服务保障类规范:① IT技术及网络运行管理规定:适用于系统内的所有工作人员,同时还包括IT工程师保障服务要求;② 扫描设备售后服务规定:主要是针对大型远程系统集中采购应用一个或几个品牌的扫描设备,由专职扫描设备工程师提供服务。也可同时将此规定写入扫描设备购买合同中;③ 实验室运营支持服务规定:适用于专职实验室运营人员,确保在远程系统运行过程中的一些事务性工作得到及时处理。

2. 制订应急预案,确保远程病理安全 远程病理学的特殊性在于运行过程中严重依赖网络传输系统,意外的网络不畅、中断以及软件系统故障均能导致远程病理诊断失败。因此,做好充分的应急预案准备,能够在出现意外突发事件时保持系统运行得到及时补救,最大限度减少医疗安全隐患。应急预案主要应包括以下内容:

(1)远程初始诊断和会诊状态的应急预案:包括网络不畅、断网、扫描仪故障及软件系统异常等致使远程诊断受影响时的一些补救措施;

(2)远程IOC状态的应急预案:应急内容虽与上述预案相似,但更强调时间的紧迫性,此时患者处于手术中,因此,这种状态的应急措施要具体得力,才能将影响控制在临床医生和患者可接受的范围内。

3. 制定质量标准和管理细则 根据第二章第三节内容进行细化,制定出适合自身虚拟病理科/实验室特点的质量标准和管理细则。

4. 制订符合虚拟病理科/实验室特点的培训考核体系

(1) 取材医生(助理医师/见习医师)和技术人员培训大纲：包括培训内容、要求、标准及医患沟通技巧等。主要课程为：① 病理标本规范化取材；② 规范化制片(HE 和冰冻)；③ 远程病理学基础知识；④ 切片数字扫描的常见问题及处理；⑤ 病理报告初步解答及沟通技巧。

(2) 主诊医生和病理专家培训手册：主要目的是解决主诊医生和病理专家对远程病理学的认识和接受性问题,同时使他/她们逐渐习惯于电脑屏幕阅片。主要内容为：① 远程病理学概要；② 远程病理学的可行性证据介绍；③ 切片数字图像质量评价；④ 远程病理诊断流程及注意事项；⑤ HE 切片数字图像阅片训练；⑥ 冰冻切片数字图像阅片训练；⑦ 组化、免疫组化及荧光(FISH)数字图像阅片训练。

(3) 其他相关人员简易培训程序：其他相关人员主要指专职实验室运营人员、专职扫描设备维护人员和专职 IT 技术人员,而专职病例分配员和实验室质量管理员由于大多出身于病理技师或医师,按上述培训大纲内容进行培训即可。主要内容：① 远程病理诊断流程及注意事项；② 服务保障类规范内容。

三、虚拟病理医生/专家团队

高素质的虚拟病理医生/专家团队是支撑虚拟病理科/实验室的核心资源和完成远程病理诊断的根本保证。虚拟病理医生/专家团队的有效医生数量、实际诊断水平以及专家层次代表了大型区域性和多中心分布式远程病理系统在行业内和临床医生心目中的地位和信誉度,因此,如何建立并管理好一支虚拟病理医生/专家团队是远程虚拟病理科/实验室的重中之重。

1. 虚拟病理医生/专家团队的组成　虚拟病理医生/专家团队的组成要根据远程虚拟病理科/实验室的特点和工作任务来确定。如果主要任务是疑难病例远程会诊,则虚拟病理医生/专家团队以不同亚专科的病理专家层次为主,按照地域分布和个人专科特长每个亚专科选择 2～3 人；如果是覆盖全部远程病理诊断范围(初始诊断、术中 IOC 及远程会诊)的综合性虚拟病理科/实验室,则至少需要四个层次的病理医生/专家,即负责站点医疗机构的大体标本检查及取材的初级病理医生,负责初始诊断和术中 IOC 的骨干主诊病理医生,负责疑难病例会诊的病理专家和负责学术引领的学术病理专家。通常情况,远程初始诊断和术中 IOC 的工作任务繁忙,骨干主诊病理医生的数量需求也最多；疑难病例会诊专家按会诊需求设置；3～4 名学术病理专家即可满足一个综合性虚拟病理科/实验室的专业知识更新和学术引领工作。

2. 虚拟病理医生准入与考核

(1) 准入条件：① 骨干主诊病理医生：综合性二甲或专科性三级以上医院的高年资主治医师以上职称,目前仍在临床诊断一线工作,具有五年以上实际病理诊断经验；② 疑难病例会诊专家：三甲医院主任医师及综合性学术医疗机构病理科/中心的副主任医师以上职称，目前仍在临床诊断一线工作，具有五年以上实际病理诊断经验和亚专科优势；③ 学术病理专家：病理基础功底深厚、专科特色突出、学术视野开阔、供职于国内国际大型学术医疗机构的教授级的行业内知名专家。

（2）准入前培训：对有意向加入虚拟病理医生/专家团队的申请者进行必要的远程病理学方面的简易培训，目的：一是使申请者了解远程病理系统的工作流程和操作步骤，二是使申请者适应电脑图像的阅片诊断习惯。培训内容为主诊医生和病理专家培训手册中的部分内容：① 远程病理诊断流程及注意事项；② HE 切片、冰冻切片数字图像：各 10 例（不同病种）；③ 免疫组化数字图像：15 张不同抗体的包括不同表达模式（胞膜、胞质及胞核）数字图像。

（3）准入考核：一周后对参与准入前简易培训的申请者进行考核，考核结果录入质量管理档案，作为录用依据。考核内容：① HE 切片数字图像 20 例（不同病种），其中包含错误图像 2 张；② 冰冻切片数字图像：10 例（不同病种）；③ 免疫组化数字图像：10 张（不同抗体、不同表达模式）；④ 远程病理诊断流程熟练度测评：考核为限时连续测试，记录阅片开始时间和结果提交时间，用于评估对远程阅片的适应度。

（4）虚拟病理医生/专家管理：以往的实践表明虚拟病理医生/专家的管理难度较大，也比较薄弱。经常出现诊断不及时、结果差强人意的现象，有些医生以专家身份自居，缺乏必要的服务意识和责任意识。随着远程病理学的快速发展和国家多点执业政策的深入落实，这种情况应该有所改变，虚拟病理医生/专家必须纳入多点执业备案管理范畴。① 所有虚拟病理医生/专家（无论哪个层次）都必须签订劳动合同，明确劳务报酬、工作任务、职责范围及所承担的相关义务；② 除学术病理专家外，所有虚拟病理医生/专家都应在虚拟病理科/实验室属地进行多点执业注册备案；③ 除学术病理专家外，对所有虚拟病理医生/专家都要进行工作排班，按班次进行任务派遣，做到分工明确、责任清晰；④ 对诊断时效和质量进行监督考核，根据考核结果对每个虚拟病理医生/专家的总体表现进行评价，以便作出下一步整改、聘用或奖励计划。

第五节　远程病理系统规范化验证

远程病理系统组建完成后，需要通过全面的规范化验证，确认系统运行平稳可靠后方能正式投入应用。对于 WSI 系统有三种不同类型的验证研究：学术、临床和供应商相关的验证研究。学术验证是根据各自研究项目本身的需要进行的自我定义的研究，常见于经同行评审的出版物文献，重点是关注某一个特定组成部分的验证过程，这种验证的结果着眼于研究项目的严谨性，而不需要推广和泛化。供应商驱动的验证旨在获得监管机构的批准，取得产品（扫描仪）和系统的临床应用许可证，例如 FDA、加拿大卫生部（Health Canada）和欧盟一致性（Conformance European，CE）认证商标等。临床验证研究记录了特定临床用途的过程和结果，以便为临床应用做准备。这些研究必须遵循公认的指南，而不是学术研究中使用的自定义方法。临床验证的目的和内容为：对远程病理系统来说，就是 WSI 图像用于临床诊断的准确性、系统的可靠性及系统运行的稳定性；而对数字图像的本地诊断（数字病理科）来说，主要是诊断的准确性和工作流程的顺畅性。

一、规范化验证的基本原则

（1）远程病理系统的所有部分包括硬件、软件及网络传输必须以一个整体进行验证，不建议各部件、功能单独验证。

（2）必须在真实临床应用环境下进行验证，部分真实临床环境或模拟临床环境下的验证不能反映整体远程病理系统的真实运行情况。

（3）所有应用项目包括远程会诊、远程初始诊断、远程 IOC 及特殊用途（免疫组化和荧光染色等）都必须进行单独验证，以其中的一项验证代替其他项目的用途验证是不可取的。

（4）每次进行系统升级改造、设备部件更换及应用环境变更后都需要进行全系统的重新验证。

（5）每次验证都要保证选取足够数量和疾病种类的标本，使验证结果具有充分的可靠性和代表性。建议以≥100 例不同类型的病例样本为宜。

（6）验证的重点是设备和系统的可靠性和诊断准确性，因此，建议以考察切片与数字图像诊断的观察者内一致性（intraobserver variability）为主。

（7）在观察数字切片和玻璃切片之间要设置必要的记忆清除期，建议以 4～8 周为宜。

（8）拟参与远程病理的诊断医生和病理技术人员必须参与验证过程并接受充分培训。

以上是根据过往的实践经验总结的远程病理系统规范化验证必须遵守的最基本原则，其他验证要求可以根据各自的实际情况进行，但总体上是越全面越好。CAP 关于 WSI 图像用于病理诊断的验证指南[191]于 2013 年正式发布，对 WSI 图像用于病理诊断目的（包括本地数字病理诊断）的验证做出了明确的规定，其侧重点在于 WSI 图像本身的验证，并未涉及远程系统的其他因素如远程传输等内容。因此，在具体应用时要区别对待，如果是病理科数字化转换，完全按照 CAP 验证指南的要求即可；如果是远程异地诊断，则要在对 WSI 图像验证的基础上对全系统包括图像传输等进行全面验证，这也是《ATA 远程病理学临床指南》[5]对验证的要求。CAP 关于 WSI 图像用于病理诊断的验证指南是在复习总结大量文献基础上，提炼出 12 条重要性等级不同的准则声明供临床使用。原文总结编译如下，供读者参考。

（1）所有以临床诊断为目的应用 WSI 技术的病理实验室都应该进行自己的验证研究。重要性：专家共识意见。

（2）验证应符合 WSI 应用程序的预期临床用途和临床设置，应该包括与预期用途相关的样品制备类型，增加新用途应另行验证。重要性：A级推荐。

（3）验证研究应尽量模拟 WSI 使用的真实临床环境。重要性：A级推荐。

（4）验证研究应包括整个 WSI 系统。重要性：B级推荐。

（5）每当对 WSI 系统的任何组件进行重大更改时，都需要重新验证。重要性：专家共识意见。

（6）使用 WSI 系统的病理学家必须经过充分培训并参与验证过程。重要性：B级推荐。

（7）验证过程应包括至少 60 例样本，增加其他应用如 IHC 等，再增加相关病例 20 例。重要性：A级推荐。

（8）验证同一观察者数字图像和玻璃切片之间的观察者内诊断一致性（intraobserver variability）。重要性：A级建议。

（9）验证用数字图像和玻璃切片可以随机或非随机顺序（第一和第二次检查）进行评估。重要性：A级推荐。

（10）在观察数字图像和玻璃切片之间，至少要有 2 周的记忆清除期。重要性：B级推荐。

（11）验证过程应确认将扫描的玻璃切片上的所有材料都包含在数字图像中。重要性：专家共识意见。

（12）应记录并保存用于临床实验室的 WSI 系统的验证方法、测量和最终批准文件。重要性：专家共识意见。

二、比较方法和验证指标

1. 比较方法

（1）数字图像阅片诊断与常规光学显微镜检查相同原始玻璃切片所作诊断的一致性比较。具体方法是选取一定数量的具有代表性的不同病种的组织切片在传统光镜下进行诊断，间隔一定的记忆清除期后再对这些组织切片的数字图像进行诊断，然后将两次的诊断结果进行比较，观察数字图像与组织切片诊断的一致性。需要注意的是两次观察必须是同一个人，即考察的是观察者内的诊断一致性（intraobserver variability）。

（2）数字图像阅片诊断与原病理报告（存档病例）中的诊断进行比较。即一个病理医生将以前诊断过的组织切片重新数字化扫描并对数字图像进行观察诊断，然后将两次结果进行比较得出诊断的符合率。必须注意，这样做虽然省却了一道阅读原组织切片的麻烦，一旦选取的存档切片的过往时间较长，由于当时的诊断条件、环境及诊断标准可能与现在有所不同而影响诊断一致性的评估。因此，存档切片及参考诊断的选择既要满足记忆清除期的间隔要求，时间又不能太久远。要避免观察数字图像的病理医生以其他医生的过往光镜诊断为参照。

（3）数字图像阅片诊断与以上两种光镜诊断结果进行比较。这种情况多数用于回顾性验证和前瞻性验证的组合,例如对既往病例采用前述方法(图像诊断与原病理报告比较)验证的同时,对日常工作中的病例数字图像进行实际诊断验证即日常报告采用数字图像阅片,然后用相应组织切片光镜验证,如果数字图像诊断与光镜诊断符合,则报告直接以数字图像结果发出,否则以光镜诊断为准。

(4)数字图像阅片诊断与专家协商一致作出的诊断(专家共识诊断)进行比较。这种方法的优点是可以允许多人同时进行验证,在对系统进行验证的同时,不同病理医生的诊断水平和观察者间诊断一致性(interobserver variability)情况也得到了评估。

2. 验证指标

(1)同一观察者数字图像和玻璃切片之间的诊断一致性(intraobserver variability)。

(2)数字图像诊断与共识或参考诊断的一致性(interobserver variability)。

(3)同时验证以上两个指标。

(4)数字图像扫描环境和放大倍数:根据具体的临床用途选择扫描环境和放大倍数。HE切片和组化、免疫组化染色采用明场扫描,荧光染色采用暗视野扫描。常规扫描为20×物镜;核细节及病原微生物(如核分裂计数及幽门螺杆菌)等使用40×物镜;特殊需要可以使用更高的放大倍数或扫描方法,如80×物镜或湿性介质(水溶性或油镜等)扫描。

三、验证过程及步骤

1. 扫描仪及浏览器校准试验(需供应商及IT技术人员协助)

(1)查验扫描仪出厂及批准文件,确保设备是有关监管部门批准的合格产品。同时确认扫描仪安装正确,处于备用状态。

(2)最佳扫描参数测定:取一张制作优良的HE切片(推荐含有淋巴组织的切片,最好是带被膜的脾脏、扁桃体或胸腺组织)进行扫描,观察WSI图像的色度、对比度、清晰度、聚焦平面、扫描完整性及伪影炫光等,直到调整到最佳状态为止,并记录最佳状态参数。

(3)扫描速度及失败率初测:选取不同大小、不同组织类型和不同部位的10张优良HE切片,在最佳状态参数下扫描,记录扫描开始和结束时间,算出每张切片的平均扫描时间,同时检查WSI图像质量,计算扫描失败率。

(4)扫描仪连续工作性能测定:随机选取用于常规诊断的优良HE切片满负荷加载(扫描仪一次性连续扫描的最大切片数量,比如100张)进行自动扫描,重复扫描3次,每次换用不同的常规切片。分别记录每次扫描的平均扫描时间和失败率,再计算三次扫描总和后的平均扫描时间和失败率。

(5)浏览器(电脑、移动设备及显示屏)校准:在自然光照或常规办公照明充分的环境中(避免光线直接照射),对浏览器显示屏的角度、分辨率、色彩饱和度、亮度等进行调整,直到最佳观看状态。

（6）网络连接：检查入户网络连接的网线类型，确保达到终端站点超五类或六类、虚拟病理科/实验室六类或超六类质量合格的网线要求，确认达到从集线器到电脑或服务器在 100 m 内的距离要求。

2. 参与验证的病理医生培训　凡是参与远程病理系统验证的病理医生必须参加验证前培训过程，以确保验证过程和结果的客观性和准确性。培训内容为：

（1）WSI 及远程阅片系统的使用流程及注意事项：具体的切片扫描过程，图像格式和视觉效果，浏览界面样式和软件功能及图像质量的判断等。

（2）至少完成 60 例以上的不同器官系统具有代表性的 HE 染色的数字图像学习，目的是熟练掌握屏幕阅片的操作流程及软件功能设置，适应屏幕视野的展现方式和重新建立细胞放大倍数在脑内的大小参数。建议阅读 75 例（当然，越多越好）HE 染色的数字图像为宜，包括各种活检标本 50 例及各种手术切除标本 25 例，每天 15 例连续 5 天完成，以保持适当的记忆强化效果。

（3）至少 15 张以上不同抗体不同表达模式（包膜、胞核及胞质各 5 张）的 IHC 染色的数字图像观察学习。建议 30 张为宜，包膜、胞核及胞质各 10 张，同时应包含不同阳性强度表达的数字图像，在 3 天之内完成为宜。

（4）关于荧光染色图像的学习，建议至少阅读 5 张 FISH 荧光染色的数字图像并进行结果判读，最常见的标本为乳腺癌或肺腺癌。

3. 验证方法　以往文献显示，远程病理系统和 WSI 图像的验证方法多种多样，验证环境和条件各异，有些也很不规范。自从 2013 年 CAP 关于 WSI 临床应用的验证指南发布后，各地对远程病理系统和 WSI 图像的验证逐步规范，形成了一些比较成熟的验证方法，概括起来主要包括 HE 染色与数字图像一致性验证、冰冻切片与数字图像一致性验证、非劣效性或等效性验证和前瞻性验证等。前面两种方法比较简单直接，便于理解和操作，但易受干扰、存在一定的偶然性。非劣效性或等效性验证不是直接比较两种模式之间的诊断符合率，而是对两种模式下各自诊断正确率的比较，所以方法相对科学，结果更具有说服力。前瞻性验证是指远程/数字病理诊断正式运行前，在日常的诊断工作中随机选取一定数量的病例扫描后用数字图像进行诊断，然后再用传统光镜去证实结果的可靠性，如果数字图像结果正确就直接发出报告，如果数字图像结果与传统光镜诊断不符，则以光镜结果为准。某种意义上，前瞻性验证属于数字图像诊断的试验性运行，因此验证结果更符合真实的工作环境。

（1）常规组织切片与数字图像（包括 IHC）一致性验证：常规 HE 病例数≥100 例，病例要随机选择，具有代表性，能够反映不同的组织类型及难易程度。实践中，各种病例的活检标本如内镜、宫颈宫腔、粗针穿刺及皮肤活检等应该占到样本总数的 40% 左右，手术切除标本占 60%。切除标本的组织类型也可以按细胞形态特点选择，如上皮样细胞、梭形细胞、小圆细胞以及透明样细胞等，可能更利于通过细胞形态对数字图像质量的评估。建议以 WSI 图像与光镜之间的诊断一致性≥97% 为可接受的最低标准。需要特别注意的一个现象就是，在不一致的病例中 WSI 图像结果有时会比传统光镜诊断更符合实际。

常规 IHC 病例≥20 例,至少要包含 10 种不同抗体,着色部位应该包含典型的胞膜、胞质及胞核。

(2) 冰冻切片与数字图像的一致性验证:选择一定数量的以往诊断过的冰冻切片进行扫描,病例数应≥60 例,比较 WSI 图像与光镜之间的诊断一致性。如果参与验证的病理医生与以前冰冻诊断报告为同一个人,则无须再重新在传统光镜下阅读原来的切片,如果为不同的人,则应按照验证要求分别阅读以前的冰冻切片和由此产生的数字图像并比较两者的诊断一致性。除诊断一致性外,还需验证比较两种模式下的诊断时间(TAT),以便考察 WSI 图像对冰冻诊断时间的影响。

(3) 非劣效性或等效性验证:在临床试验中,主要研究目的是显示试验药物或方法(记为 T)的综合效果在临床意义上不差于(非劣于)对照药物或方法(记为 C)的试验称为非劣效性试验(non-inferiority trails)。在临床实践中,非劣效性试验用来验证在事先确定的一个具有临床意义的效果差值范围内,试验药物或方法是否劣于对照药物或方法。这个事先确定的具有临床意义的效果差值称为非劣效性界值(non-inferiority margin),记为 δ。

非劣效性界值 δ 是一个具有临床意义的值,在判定两种药物或方法非劣效时,是临床上可以接受的最大值。因此,如何确定 δ 值的大小对非劣效性试验结果至关重要。δ 值太大,则可能将实际效果比对照药物或方法差很多的药物或方法引入临床应用;相反,若 δ 值太小,则可能将确实有效的药物或方法判为无效而排除在临床应用之外。一般来说,δ 值的确定由临床专家和统计学专家共同选定比较合适,同时还应考虑临床意义、统计学意义和成本效益等多方面因素。关于两组率(有效率、治愈率、符合率、阳性率等等)的比较,有文献指出[256,257]δ 值最大不超过对照组样本率的 1/5,并建议取 15% 以下。个人认为 δ 值的确定要根据不同的专业特点、临床经验及大多数主流文献的数据等综合判断具体研究项目的 δ 值的大小。非劣效性检验的基本原理见图 3.28,常见检验假设类型见图 3.29。

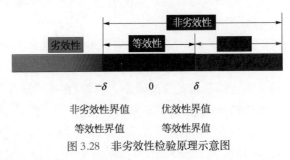

图 3.28 非劣效性检验原理示意图

不同试验类型的检验假设		
检验假设	无效假设	备选假设
非劣效性	$H_0 : T-C \leqslant -\delta$	$H_a : T-C > -\delta$
优效性	$H_0 : T-C \leqslant -\delta$	$H_a : T-C > \delta$
等效性	$H_{01} : T-C \leqslant -\delta$ $H_{02} : T-C \geqslant -\delta$	$H_{1a} : T-C > -\delta$ $H_{2a} : T-C < \delta$

图 3.29 非劣效性试验不同类型的检验假设

图 3.29 中数式的具体意义及结论可以解释为：

非劣效性检验：

- 无效假设　　　$H_0: T-C \leqslant \delta$
- 备选假设　　　$H_1: T-C > -\delta$
- 结论：如 $P > 0.025$，按单侧 $\alpha = 0.025$ 的检验水准不能拒绝 H_0 假设，即无法判断 T 药物/方法不差于 C 药物/方法；如 $P \leqslant 0.025$，则接受 H_1 假设，可以认为 T 药物/方法不差于 C 药物/方法。等效性试验的假设检验是：
- 无效假设　　　$H_0: T-C \leqslant -\delta$，或 $T-C \geqslant \delta$
- 备选假设　　　$H_1: -\delta < T-C$
- 结论：如 $P_1 > 0.025$ 或 $P_2 > 0.025$，按 $2\alpha = 0.05$ 的检验水准不能拒绝 H_0 假设，即无法判断 T 药物/方法等效于 C 药物/方法；如 $P_1 \leqslant 0.025$ 且 $P_2 \leqslant 0.025$，则接受 H_1 假设，可以认为 T 药物/方法等效于 C 药物/方法。

这种验证方法不是直接比较两种模式诊断的一致性，而是分别计算两种模式诊断的准确率并进行比较，然后得出 WSI 图像诊断的效能并不比传统光镜差或者说两者的诊断效能是一样的。目前，很少有已发表的研究报告证实了外科病理学中真正的观察者内的差异，关于 WSI 图像和传统光镜之间诊断差异的非劣效性界值并无明确定论，有研究估计可能在 3%～4%[214]。所以，建议在两种诊断模式的非劣效性验证中，通常情况下非劣效性界值可以设定为 3% 或 4%，单侧二项分布式检验，显著性水平为 $\alpha = 0.05$，CI 为 90%。如果非劣效性界值设定为 3% 或 4%，则相对应的样本量最少为单侧 225 例，双侧 450 例以上[214]。

关于诊断准确率，对入组的验证病例的诊断最好由几位病理医生协商得出一个共识意见作为参照，然后由参与验证的人员分别阅读 HE 切片和 WSI 图像并与共识意见比对得出各自诊断模式的准确率。同时，在按验证设计步骤完成验证过程后，对这两种模式取得的诊断准确率（或差异率）数据进行统计学处理时，可以交由专业统计学专家处理。

2013 年，克利夫兰诊所的 Bauer 博士等[214]根据对以往文献的分析统计结果提出了以下假设：如果 WSI 图像诊断的主要差异与传统光镜检查相比不超过 4%，则 WSI 图像诊断的效能就不比传统光镜检查差。换句话说，如果 WSI 图像诊断的准确率与传统光镜的准确率差异 $\leqslant 4\%$，则两种模式是等效的。而要满足 4% 的差异率（非劣效性界值），则需要验证的样本含量至少应在 450 例以上（单侧二项分布检验，单侧 225 例）。这个假设是否成立，还需要进行非劣效性验证。

根据上述假设，Bauer 博士等[214]对总共 607 例（单侧分别为 303 和 304 例）不同器官种类的标本进行了验证总结。结果显示，两种模式的主要不一致率为 WSI 1.65%，传统光镜 0.99%，两者间的差异率为 0.66%，90%CI 为（-0.86，2.19），$P < 0.001$；次要不一致率为 WSI 2.31%，传统光镜 4.93%，两者间的差异率为 -2.62%，90%CI 为（-5.11，-0.14），$P < 0.001$。表明这种验证方法不仅可行，而且 4% 的差异率设定是合理的。

（4）前瞻性验证：通常在系统一致性验证后进行，相当于远程病理诊断正式实施前的试验性诊断。主要目的是测试系统运行的顺畅性和稳定性,进一步优化工作流程,提高远程病理医生对数字图像诊断的熟练性。建议每周 25 例,持续 4 周共 100 例日常送检的连续常规病例(包括 IHC 或 FISH 染色)。先由一名病理医生用 WSI 系统作出诊断,随后再由另一名病理医生用常规光镜进行诊断。两种诊断模式的结果进行比较(两名医生不知道彼此的结果),如果 WSI 的结果与光镜一致,数字报告正常发出;如果 WSI 的结果与光镜不一致,数字病理报告则按光镜诊断结果(须经过第三者复核)进行修改后发出。验证结束后对两种模式的诊断差异及验证过程中发现的问题进行总结分析,并根据验证结果进行整改、完善和优化。前瞻性验证不是必需的,但我们建议进行此项验证。

第四章
远程/数字病理学指南、技术标准及合规性

数字病理学会（digital pathology association，DPA）对数字病理学的确切定义[258]为：DP 是一个动态的、基于图像的环境，它允许获取、管理和解释从数字化玻璃切片中生成的病理信息。数字病理系统（digital pathology system，DPS）包括 IT 基础架构、WSI 扫描仪、图像采集软件、图像查看软件、图像分析软件、注释软件等。主要应用于本地诊断及远程病理诊断，图像分析包括 AI 深度学习和辅助诊断，以及科研教育、存档和检索、LIS/LIMS 集成等。随着数字病理系统的不断发展，新的图像浏览和分析工具层出不穷，世界各地对远程/数字病理学解决方案的各种临床应用的兴趣也在不断高涨，预示着远程/数字病理学的时代正在来临。

正是由于远程/数字病理学的应用不断深入，实施范围不断扩大，这些系统的质量水准和医疗安全就显得越来越重要。为了行业的健康发展，必须建立健全远程/数字病理学的规范化技术标准和最佳实践指南。事实上，在过去的十年中，一些国家和组织相继发布了各种远程/数字病理学技术标准、临床指南、立场声明和准入文件，对远程/数字病理学技术的有序发展和审慎实施起到了促进和推动作用。这些文件包括了远程/数字病理学（全部以 WSI 系统模式为基础）的方方面面，与日常医疗卫生活动密切相关的文献达到了 17 个，概括起来大致可以分为临床应用类、技术标准类、临床准入类（表 4.1）以及非临床环境类等，分别来自欧盟、英国、西班牙、德国、加拿大、美国及澳大利亚等国家和地区的相关监管部门和学术机构。尽管对这些文件做了相对分类，但其中的很多具体内容相互重叠交叉，如英国 RCP 远程病理学指南的重点是临床应用，但同时也是一份远程诊断的准入文件。因此，在讨论过程中可能会有交叉，不一定完全遵从分类顺序进行。

非临床环境中的病理学主要指实验病理学和毒理病理学的相关内容和研究方法。关于 DPS 在非临床环境中的应用建议主要集中于系统的验证方面。2011 年 DPA 白皮书[268]明确了在数字病理学系统验证中需要考虑的技术因素，而毒理病理学会[269]于 2013 年就非临床环境中应用的 DPS 何时需要验证以及适用于哪些管理规则也提出了明确的建议。由于 DPS 在非临床环境中的应用不是本书关注的主要内容，在此不做详细论述。

表 4.1 数字及远程病理国际指南和临床准入文件

临床应用类

DPA,2011：	Validation of Digital Pathology in a Healthcare Environment[258] 卫生保健环境中的数字病理验证
DPA,2011：	Archival and Retrieval in Digital Pathology Systems [259] 数字病理学系统中的存档和检索
CAP,2013：	Validating Whole-Slide Imaging for Diagnostic Purposes in Pathology[191] 用于病理诊断目的的 WSI 验证
CAP,2017：	Pathology Resource Guide：Digital Pathology, version7.0.2.0[6] 病理资源指南：数字病理，第七版
ATA,2014：	American Telemedicine Association Clinical Guidelines for Telepathology[5] ATA 远程病理学临床指南
Canada,2014：	Guidelines from the Canadian Association of Pathologists for Establishing a Telepathology Service for Anatomic Pathology Using Whole-Slide Imaging[229] 加拿大病理学家协会关于利用 WSI 建立远程解剖病理学服务的指南
RCP,2013：	Telepathology：Guidance from The Royal College of Pathologists[221] 皇家病理学家学院远程病理学指南
SSAP,2015：	Practical Guidelines for Digital Pathology Implementation [260] 数字病理学实施实践指南
FAGP,2018：	"Digital Pathology in Diagnostics" guideline. Reporting on digital images[261] 数字病理诊断指南：数字图像报告

技术标准类

DPA,2011：	Interoperability between Anatomic Pathology Laboratory Information Systems and Digital Pathology Systems[262] 解剖病理学实验室信息系统与数字病理系统的互操作性
FDA,2015：	Technical Performance Assessment of Digital Pathology Whole-Slide Imaging Devices：Draft Guidance for Industry and Food and Drug Administration Staff[263] 数字病理 WSI 设备技术性能评估：工业和食品及药物管理局工作人员指南草案
EC,2012：	Guidelines on the Qualification and Classification of Stand Alone Software Used in Healthcare within the Regulatory Framework of Medical Devices[264] 医疗器械管理框架内用于医疗保健的独立软件的资格和分类指南

临床准入类文件

98/79/EC：	the European Commission for in vitro diagnostic medical device (IVDD)directive[264] 欧盟关于体外诊断医疗器械的指令 98/79/EC
2017/746/EU：	The regulation of the European Parliament and the Council on IVD‐MDs[265] 欧盟体外诊断医疗器械管理规则 2017/746/EU
RCPA,2014：	Position Statement：Telepathology[223] 澳大利亚皇家病理学家学院远程病理学立场声明

（续表）

HC，2013：	Canadian Licensure for the Use of Digital Pathology for Routine Diagnoses[266] 加拿大许可使用数字病理学进行常规诊断
FDA，2017：	FDA news release - FDA allows marketing of first WSI system for digital pathology[267] FDA新闻发布：FDA批准第一款数字病理 WSI 系统上市（用于病理诊断）

第一节 远程／数字病理学临床类指南

表 4.1 显示，与临床应用密切相关的远程/数字病理学专业规范类指南最多（九个），分别源自美国的 DPA、CAP 和 ATA，加拿大的 CAP，英国的 RCP，西班牙的 SSAP 以及德国的 FAGP。其中，来自美国三个学术机构的指南达到了五个之多，覆盖了系统验证、图像文件存储检索和临床应用的全部环节，所以，在远程/数字病理学的发展及临床推广应用中，美国学术和监管机构的态度具有风向标作用。从内容上看，九个指南文件中，两个专门针对远程/数字病理系统验证，三个聚焦于远程病理系统的实施、运行及诊断等方面的业务规范化，其余四个文件就数字病理学在临床病理中的全面应用包括远程诊断、本地诊断（数字化转换）、图像分析等具体内容提出了规范化的建议和指导。

一、数字病理临床验证指南

用于远程/数字病理诊断目的的临床验证旨在证明远程和数字病理系统与光学显微镜之间的病理诊断的等效性。通俗地说，就是同一位病理医生在检查同一病例时，无论使用哪种模式（数字图像阅片或传统光镜阅片）都应该得出同样的结论。这个验证过程很复杂，涉及不同地区的不同实验室、入组病例、标准参考答案、实施环境及工作流等多方面因素，既需要完整翔实的试验设计，更需要有相对统一规范的指导方针。上述九个临床应用类指南都包含远程和数字病理系统验证的内容，特别是 DPA 和 CAP 对于临床应用环境中的系统验证建立了专门的规范化操作指南，以保证远程和数字病理系统验证结果的真实性和可靠性。

2011 年，DPA 发布了第一份关于 WSI 及其在临床医疗环境中使用的验证指南文件即《医疗保健环境中数字病理学的验证》白皮书。这份白皮书内容丰富，覆盖面广泛，包括了 DPS 验证的目的、原则、方法以及数字图像的存储与检索等。同时还对 DPS 的各组成部件如 IT 基础架构、WSI 扫描仪、图像采集软件、图像查看软件、图像分析软件、注释软件等提出了具体的技术标准。其中，关于临床环境中的 WSI 验证提出了 13 条准则声明[258]，原文转录如下：

- 所有考虑以临床诊断为目的实施 WSI 技术的机构，必须进行自己的 DPS 验证。
- 每个诊断应用目的的验证都是必要的。除经验证的临床用途外，WSI 不应用于其他临床目的。
- 验证研究应密切模拟现实世界的真实环境。
- 应对整体 WSI 系统进行验证，无须分别验证每个单独组件。
- 经过充分培训的将来拟使用 WSI 系统的病理医生必须参与验证过程。
- 对 WSI 系统的验证应针对特定类型的标本及其制备方法（例如固定或冰冻组织等），而不是特定的组织、疾病、镜下改变或诊断。
- 验证过程应包括一组大约 100 个病例，这些病例应该反映常规手术中可能遇到的标本类型、疾病谱系和复杂程度。
- 数字图像和玻璃切片应按随机顺序进行评估，以尽量减少顺序效应。
- 在观察数字图像和玻璃切片之间应该有大约 3 周的记忆清除期。
- 验证过程应确保在数字图像中包含玻璃切片上的所有材料，或包含需要扫描切片上的目标区域。
- 评价的目标应该为同一个观察者在数字图像和玻璃切片之间的诊断一致性（观察者内一致性）。
- 对 WSI 系统的批准应限于进行验证的条件。每当对 WSI 系统的任何组件进行重大更改时，都需要重新验证。
- 应保存记录用于临床实验室的 WSI 系统的验证方法、测量（数据）的最终批准文件。

2013 年，《用于病理诊断目的的 WSI 验证：CAP 病理和实验室质量中心指南》（以下简称 CAP 验证指南）发表。其目标是通过对经同行评审的关于 WSI 相对于光学显微镜的准确性、一致性、敏感性、特异性以及观察者内和观察者间可变性的文献进行再评价，提炼出基于证据的 WSI 验证指南供临床使用。因此，CAP 验证指南是一份相对客观的、基于临床研究证据的实践指南。文件一经发布，便得到了迅速普及和推广，同时也使远程/数字病理的实施和临床应用的规范化、标准化得到了严格保证。

为了制定这份用于临床目的的 WSI 验证指南，CAP 病理和实验室质量中心成立了一个具有数字病理学专门知识的非供应商成员组成的专家工作组，成员包括美国和加拿大的实践病理学家和 CAP 员工。专家组通过对电子数据库（Ovid MEDLINE、CSA Illumina Conference Papers Index 和 Google Scholar）2000 年 1 月至 2012 年 1 月间的数据检索，发现与 WSI 验证有关的研究文献 767 篇，由 2 名专家组成员对其中密切相关的 112 篇文献进行了独立的全面复习并对每篇文献进行了临床验证相关性评分，从中选出了 27 篇与临床验证和应用直接相关的文献，经过最后核查，又有 4 篇文献被排除[191]。专家小组对剩余的 23 篇入组文献中的下列各方面数据进行评估：出版年份、文献来源国别、出版类型、研究应用类型、研究亚专科领域、参与研究人员/病理医生数、病例数、验证方法、诊断一致性及一致性变异指标（观察者内或观察者间）等。而涉及静态和机器人数字成像、纯技术组件、教育应用和图像分析的出版物在项目开始阶段就被排除在外。

经过反复讨论，专家组将拟发布的 WSI 验证准则声明条款在 CAP 网站上进行了为期一个月（2011 年 7 月 22 日至 2011 年 8 月 21 日）的公示，征求业内意见建议。反馈结果（132 名答复者；531 项评论）显示，除 2 项建议外，其余条款均获得 80% 以上的赞同。专家小组根据反馈意见和最终的质量证据修改了声明条款，形成了公开发布供临床 WSI 验证使用的 12 项准则声明条款[191]（详细内容见第三章第五节）。与前述 DPA《医疗保健环境中数字病理学的验证》白皮书不同的是，CAP 验证指南的验证病例和记忆清除期均有所减少，分别为 60 例和 2 周。

另外，CAP 验证指南的最大特点是根据临床证据的强弱程度对 12 条准则声明进行了分级：A 级（5 条）和 B 级（3 条）均为"推荐（recommendation）"级，表示具有基于可以信赖的在所有或大多数情况下指导临床实践的证据，A 级推荐可作为值得信赖的证据指导实践，B 级推荐在大多数情况下可作为值得信赖的证据指导实践；C 级（0 条）为"建议（suggestion）"级，表示证据不足以（全部）支持建议，在应用时需加以注意；D 级（4 条）证据薄弱，被定为"专家共识意见（expert consensus opinion）"，表明该声明是根据工作组的经验提出的，必须谨慎应用这一建议。

令人费解的是 CAP 验证指南[191] 12 条准则声明的证据强度中的第八条为"Suggestion，Grade A"（Arch Pathol Lab Med. 2013；137：1710 - 1722；doi：10.5858/arpa.2013 - 0093 - CP），而其他文献[248]中显示第八条为"Recommendation，Grade A"（J Clin Pathol 2015；68：499 - 505.doi：10.1136/jclinpath - 2015 - 202914)（图 4.1）。通过反复比对，上述 CAP 验证指南[191]第八条中的"Suggestion，Grade A"应该是印刷错误，正确的表述应该是另一篇解读文献[248]中的"Recommendation，Grade A"，也就是说 CAP 验证指南的证据强度中没有"建议（Suggestion）"级即 C 级。理由为：一是观察者内诊断一致性（intraobserver variability）是 WSI 验证的重要标准，而且有强烈的临床研究证据支持，

图 4.1　显示两篇文献中第八条的证据等级不一致（红色方框），上部是 CAP 验证指南[191]，下半部是解读文献[248]

应该为“Recommendation, Grade A”；二是“Suggestion, Grade A”的表述方式与证据强度分级的定义自相矛盾，“Suggestion”为C级证据，标记为“Grade A”明显不合适；三是对其解读的后续文献[248]发表于两年后，而且文献[248]三位作者中的两位也是CAP验证指南的起草者，很显然，后一篇文献[248]对2013年的CAP验证指南[191]的相关内容进行了修正(图4.2)。这种印刷错误虽然看起来是小事，但对临床验证的影响却非常重大。因此，希望读者在阅读相关文献时要多加注意。

Validating Whole Slide Imaging for Diagnostic Purposes in Pathology

Guideline from the College of American Pathologists Pathology and Laboratory Quality Center

Liron Pantanowitz, MD; John H. Sinard, MD, PhD; Walter H. Henricks, MD; Lisa A. Fatheree, BS, SCT(ASCP); Alexis B. Carter, MD; Lydia Contis, MD; Bruce A. Beckwith, MD; Andrew J. Evans, MD, PhD; Christopher N. Otis, MD; Avtar Lal, MD, PhD; Anil V. Parwani, MD, PhD

Overview of contemporary guidelines in digital pathology: what is available in 2015 and what still needs to be addressed?

Matthew G Hanna,[1] Liron Pantanowitz,[2] Andrew J Evans[3]

insight into the evolving needs of the fi
They also reflect the evolving experie
with WSI and differing priorities of
governing bodies that produced them.
review summarises the key points cov
in the aforementioned guidelines under
following categories:
▸ validation of image systems prio
use in regulated clinical practice
non-clinical environments;
▸ implementing, operating and maint

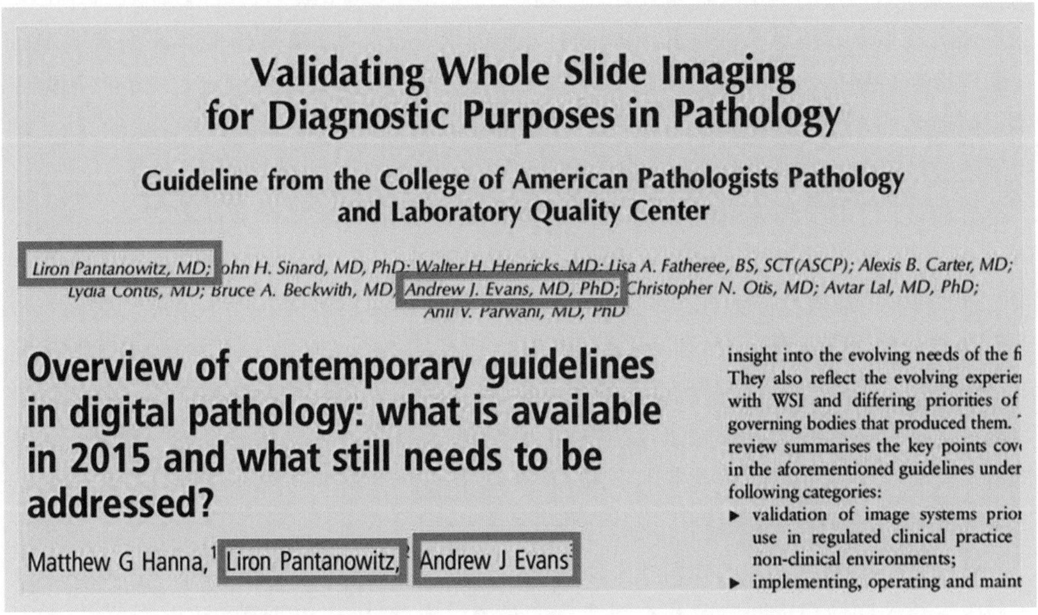

图4.2 红色方框内显示解读文献[248]中的两个作者(下部)与起草指南的作者相同(上半部)

值得注意的是，根据上述CAP验证指南的准则声明，CAP最近在其实验室认证计划(laboratory accreditation program, LAP)检查表中增加了两项有关WSI临床应用的检查项目[248]。具体而言，在CAP认证过程中，凡是涉及远程/数字病理项目的，一方面，系统的所有用户(包括技术人员、辅助实验室人员和病理学家)都必须接受系统使用方面的培训，并且作为质量管理的内容记录在案。另一方面，实验室还必须对每一项预期的临床应用(如远程诊断等)进行验证，但LAP核对表中没有明确如何执行验证，也没有规定如何处理验证过程的结果。

最后，ATA于2014年发布的《ATA远程病理学临床指南》中对系统验证也作出了明确的规定，其主要内容和过程与CAP验证指南的准则声明基本一样。实践中可根据具体用途和环境进行选择，两者对验证过程的指导作用和效果也没有本质区别。需要特别强调的是，2013版本(目前版本)的CAP验证指南正在重新修订过程中，新的版本在不久的将来(预计年底)即将面世，希望到时再共同学习提高，使远程/数字病理系统的验证过程不断完善，运行更加平稳可靠。

二、远程病理学临床应用指南

远程病理学的临床应用包括初始病理诊断、术中 IOC、远程会诊、科研教学和质量保证等。而且实现远程病理服务的模式也不止一种，包括通过通信软件、邮件及无线网等方式发送的图像，动态显微镜[机器人和（或）非机器人]，实时视频显微镜以及 WSI 等多种模式。在影响远程病理学广泛应用于患者诊疗的众多障碍中，缺乏权威的、贴近临床环境的最佳实践指南或指导文件是其中的一个重要因素。近年来，越来越多的证据表明 WSI 在病理诊断特别是初始病理诊断中，其性能并不比传统的光学显微镜逊色。因此，国际上多家病理学的学术管理机构相继出台了各种关于远程病理学的规范性指导文件，这一障碍逐渐被消除。

目前，专门用于指导远程病理系统实施和临床应用的规范性文件有三个：分别是 RCP 于 2013 年 10 月发布的《RCP 远程病理学指南》第二版、加拿大病理学家协会于 2014 年 3 月发布的《加拿大病理学家协会关于利用 WSI 建立远程解剖病理学服务的指南》（以下简称加拿大远程病理指南）和 ATA 于 2014 年 10 月发布的《ATA 远程病理学临床指南》第二版。这些文件是根据现有的研究证据、各自国家的实际情况和具体临床环境以及当地专家的经验制订的最佳做法，目的是实现安全、有保障和可靠的患者诊疗活动。这些指南不仅对其国内远程病理业务的实施、发展给予了恰当及时的规范指导，同时，也对促进全球远程病理学的发展起到了推动作用。

这三个指南都强调了远程病理学在改善患者医疗安全，建立有效病理工作流程，减少病理医生在不同地点之间奔波和不同地点之间运送标本、切片和（或）蜡块的需要，以及利用图像分析的优势等积极影响。每个指南都列出了一份清单，以划定他们建议的远程病理学适用范围。对远程病理学的主要临床用途和范围予以确认，即远程病理学可以用于解剖病理学的初始病理诊断、远程会诊及专家咨询、术中 IOC、远程场外诊断以及科教和质量管理等方面。关于质量管理，每个指南都提到了评估数字图像诊断与玻片光镜诊断不一致的重要性，并要求记录分析出现差异的原因，做到持续改进。1999 年的《ATA 远程病理学临床指南》第一版建议在质量控制时对 10％的病例进行随机复查。需要特别指出，就数字图像本身的类型而言，所有指南都赞同静止图像、视频和（或）WSI 作为远程病理学的可行模式。每个指南讨论了实施远程病理项目对实验室工作人员、病理医生和临床医生所产生影响的重要性。特别是术中 IOC，由于对时间要求的严格性，病理医生和技术人员必须接受充分的培训，以确保他们能够独立地、娴熟自如地应对实验室数字工作流程。数据安全和患者隐私也是这些指南关注的重点，并且要求数据传输的安全性和私密性必须经过有关当局的评估和批准。

另外，这些指南都涉及与其各自的实践国家有关的具体地点的法律责任问题。RCP 就指南的实质内容与英国国民健康服务体系中为特定医院或专科领域服务的专门机构——国家卫生服务（National Health Service，NHS）信托机构进行了磋商。加拿大的指南咨询了国家医疗事故保险提供者——加拿大医疗保护协会（Canadian Medical Protective Association，CMPA），CMPA 就指南和医疗保健标准之间的区别提供了重要的意见。在美国，有几个认证机构如 CAP 和联合委员会对指南中的法律责任进行了审查，同时，还需要遵守美国地方实验室管理机构的规定。

虽然每个指南都提到了数据安全性，他们都没有描述在使用基于云服务的数字切片上传和共享患者健康信息（patient health information，PHI）的最低安全标准。特别是，当 PHI 和数字切片在两个不同国家的病理医生之间共享或由商业实体操作的云服务器位于第三国时，这种远程病理服务不适合于任何一个指南。这是一个重要的问题，因为已经有几个提供可伸缩云解决方案的商业远程病理平台。基于云服务的图像共享和存储（存储库）平台增加了远程病理的服务价值应用范围，因为它们使图像易于快速访问，而且通常成本较低。但是，应该清醒地认识到，这些服务也带来了安全和法律问题，包括外部入侵（黑客）、数据控制或所有权、数据丢失、基础设施故障等。在采用基于云平台的远程病理服务时，必须评估云服务提供商的隐私安全和加密策略，对于医院或网络防火墙以外的远程病理传输和国际会诊，这是一个需要进一步关注的关键问题。

除上述共同关注的内容外，三个指南也有明显的不同和侧重点。加拿大的这份指南是面向加拿大病理医生的第一份远程病理学规范性文件，而 RCP 和 ATA 指南分别是 2005 年和 1999 年版本的更新修订版。RCP 指南是在 RCP 成员集体讨论后由一个作者执笔完成和发布的，ATA 和加拿大的指导方针是由指定的委员会制定的。负责制定加拿大指南的委员会关注的重点是远程病理系统中的 WSI 模式，而另外两个小组则为更广泛的远程病理模式制定了指导方针。

在这三个指南中，ATA 是唯一一个对系统提出详细技术规格的指南，例如浏览器（包括移动设备）、患者信息和临床资料（登录号、患者姓名和组织块或切片标识等）以及图像传输和存储方式等。虽然每个小组都广泛讨论了远程病理的多方面用途，只有 ATA 指南在讨论中对细胞学检查的细针抽吸样本的适足性评估给出了具体建议，而加拿大的指南是唯一一份强调目前 WSI 在多平面聚焦方面（z 轴聚焦）局限性的文件。

随着技术的逐渐成熟和应用范围的不断扩展，这些指南将会适时更新。上述三个国家远程病理学指南的异同点见表 4.2。

表 4.2　ATA、RCP 及加拿大远程病理学指南内容比较

项　　目	ATA	RCP	加拿大
发布日期	2014	2013	2014
以前版本	1999	2005	无
作者组成	委员会	单一作者	委员会
关键术语定义	综合术语表	仅基本术语	仅基本术语
远程病理学模式	所有类型	所有类型	仅 WSI

（续表）

项　　目	ATA	RCP	加拿大
远程病理学应用列表	有	有	有
详细技术规格	有	无	无
移动浏览设备	有	无	无
设施责任概述	有	有	有
沟通责任	无	有	有
法律责任问题	有	有	有
安全隐私问题	有	有	有
用户培训要求	有	有	有
系统验证要求	有	无	有
文件质量管理	有	有	有
潜在好处概述	无	有	有
面临挑战概述	无	有	有
指南更新计划	有（适时）	有（适时）	有（适时）

　　值得一提的是，在日本远程病理学的临床应用时间比较早，范围比较广，技术也比较成熟（从滨松光子的数字切片扫描仪的技术水平就可窥见一斑），《日本实用远程病理学指南》早在 2005 年既已颁布实施[270]。

三、数字病理学指南

　　涉及数字病理学大类的指南和规范化文件有四个，分别是 DPA 的《数字病理学系统中的存档和检索》白皮书[259]、CAP 的《数字病理学资源指南》2017 年第七版[6]、SSAP 的《数字病理学实施实践指南》[260] 和 FAGP 的《数字病理诊断指南：数字图像报告》[261]。

　　《数字病理学资源指南》是四份 CAP 资源指南之一，它将一组全部数字病理资源集中在一本书中，主要内容是病理医生和病理学家重点关注的技术热点。这是一本强调当前可用资源的综合指南，其中包括一组精选的期刊文章和收集的 CAP 相关资源，如与数字病理技术相关的学习培训机会、熟练程度测试和认证等。此外，指南还包含一个相关技术的"来自使用者的见解"的内容，以便读者能够从该领域的病理先行者那里获得独特视角。总之，对于大家关注的数字病理的每一方面，指南都提供了一站式资源，帮助繁忙的病理医生和病理学家查找有关动态和重要的新兴技术的宝贵信息。

　　《数字病理学资源指南》2017 年第七版包括对用于数字病理学的基本原理和仪器以及美国内外的法规的介绍。其中精选的期刊文章涵盖了 WSI、工作流注意事项和临床应用等。特别是包括了提示病理医生如何开始实施开展数字病理学项目的章节，非常具体实用。与其他数字病理规范性文件不同的是,该指南强调了一些与数字病理学相关的资源要素如教科书、病理专业应用程序 APP、协会组织和学术会议等,病理医生和相关从业者可以在日常病理实践中充分利用这些资源。

德国 FAGP 下属的数字病理委员会(digital pathology commission,DPC)经过两年多的调查、讨论,于 2018 年发布了德国版的《数字病理诊断指南:数字图像报告》[261],目的是规范和促进数字病理在德国日常病理工作中的实施与应用。指南全文共八章,涉及的主要内容为系统验证、切片扫描仪最低技术要求、可视化路径、图像资料存档及工作流融合等。特别是对资料存档作出了明确要求:生成数字图像的原始切片与其数字图像一并保存,期限不能低于 10 年。

通过建立专门的基于网络的服务,可以提供技术支持服务,帮助病理医生适应虚拟显微镜的阅片方式和掌握质量保证的重点。因此,作为《数字病理诊断指南:数字图像报告》的配套文件,同时发布了《"数字病理学"实施指南:支持系统及其功能》(Implementation of the "Digital Pathology in Diagnostics" guideline. Support systems and their functionality)[271]。该配套指南通过对 DigitalePathologie.de 服务器的使用介绍、功能阐释,实际上是对《数字病理诊断指南:数字图像报告》的建议条款进行了一次详细解读,相当于指南的实施细则。其中重点讨论了以下几个方面内容:指导指南建议的执行、验证研究的规划和评估,以及使用的切片扫描仪的颜色校准等。通过数字病理学服务器,将提供自我监控和标准测试的可能性。

DPA 的《数字病理学系统中的存档和检索》白皮书是目前唯一一份专门针对数字图像存储方法和时限要求的规范性文件。众所周知,WSI 图像非常大,加之大型学术医疗机构病例数量和切片数量规模巨大,这些因素将对数字环境下的资料存储和信息生命周期管理的要求更高。事实上,随着数字病理技术的广泛应用,这个问题始终困扰着业内的各方面人员。最重要的是,由于 DPS 部署在受监管的环境中,涉及内置数据的可靠性、患者隐私和安全性等。该白皮书对上述问题给予了明确规范,并对解剖病理学实验室在研究或临床环境中采用数字成像工作流程中与图像、相关数据存档和资料检索有关的问题提出了具体建议和要求。

- 分层存储管理软件,使影像能够从较高成本的磁盘自动移动到低成本的磁盘或磁带系统。
- 在存储系统之间复制数据(在一个或多个数据中心中),以提供高度可用的数据访问。
- 存储策略必须设计成可恢复解决方案:在发生数据事故或意外时,能够将数据恢复到客户指定的恢复地点(可接受多少数据丢失)和明确的恢复时间(数据应该在多长时间内可用)。
- DPS 应该被设计成能够与直接连接存储(direct attached storage,DAS)、存储区域网络(storage area networks,SAN)和网络附加存储(network attached storage,NAS)等相关硬件兼容的工作方式。
- DPS 应该与存储平台能够进行互操作,以便提供高性能、可扩展、经济高效的存储功能。应用程序应能够存储和检索图像和其他数据,而无须了解存储系统如何管理数据。
- 远程访问病例会引发医院安全问题,因为医院的"政策"通常是禁止医院或实验室的内部网络服务器接受外部访问。解决办法：一是在网络的隔离区（demilitarized zone，DMZ）中安装 Web 服务器。可以将 DMZ 中的防火墙配置为允许远程用户只访问 DMZ 中的服务器，而 Web 服务器以受限的方式配置用于访问医院专用网络内的 DPS。Web 服务器可以以更安全的方式代理信息检索和存储事务。二是数据的云复制。该操作是出站操作，不会危及网络安全。一旦复制到外部服务器，就可以从那里查看数字切片。

尽管玻璃切片仍然是大多数国家和地区的标准法律记录资料，但数字图像的普遍存在将对病理档案的保留方式提出新的要求。除非病理部门采取图像生命周期管理（image life cycle management，ILM）策略并智慧地应用于 DPS 中，否则，将需要庞大的存储空间和昂贵的存储设施。影响机构 ILM 策略的决策因素有：生命周期不同阶段的保留原因、保留时间、图像访问速度以及相关的存储成本。具体的 ILM 策略建议如下：

● 临床浏览查看：图像必须储存 2 个月。这一阶段的图像访问速度要求快（即时访问），因此，需要快速昂贵的存储介质。

● 既往病例：不同的病理学平台可以保留不同时间量的现有病例。例如在高通量的皮肤病理学中，与移植病例相比，病理学家查看既往病例的可能性较小，其中以前的病例保存可能需要 2～3 年。这种情况下，如果在 4～5 分钟内可获得先前的图像，则可以满足病理学家的需要。在许多情况下，插入到报告中的感兴趣区域图像可能足以供将来参考。

● 教学和科研目的：特殊病例可标记为无限期保留，并在需要时可迅速检索并浏览图像。

● 法律或监管原因：尽管不同国家的监管要求有所不同，与放射学中的 ILM 政策类似，一般病例保存平均 7～10 年即可。这些病例可能很少被检索查询，可以存储在非常慢的存储介质中。

随着越来越多的病理部门开始制订他们各自的图像保存策略，DPS 可以采用基于自动归档和分层存储管理的解决方案，这些解决方案提供了大多数高性能存储平台。该白皮书还对当时数字病理图像和资料的存储现状进行了回顾，并对将来存储技术的发展进行了展望，对一些指标也提出了期望值。如对扫描仪的扫描速度预期在 30 秒内可以完成，这一预期现在已经成为现实。

SSAP 的《数字病理学实施实践指南》于 2015 发布。主要内容聚焦于数字病理学的临床应用，包括技术标准建议、WSI 图像验证程序（基于 CAP 和 ATA 指南）、样本的可追溯性、图像分析、一些 DPS 的技术标准及法律地位和监管等，并提出了一种图像存储与保留的解决方案。

第二节　远程／数字病理学技术标准

一、DPS 体系结构

DPS 的体系结构与前述的远程病理系统的组织结构不是一个概念，它是指数字化病理科图像传输、提取、存储等处理方式的结构形式，目前常见的有三种形式：基于客户端服务器解决方案（client-server solutions），Web 应用程序和服务导向（service-oriented）的体系结构。无论是哪种体系结构，它的设计都必须适合所有在病理部门工作的人员能够从本地网络中的任何计算机访问，并具有充分的系统整体性能如网络带宽、数据库响应时间、病理医生工作站和工作流量等，从而保证数字病理工作流的顺畅运行[260]。

另外，DPS 架构必须有助于将数字切片系统纳入病理科所采用的资讯系统和医院医疗系统内，如 LIS 和 HIS 系统等。

二、网络传输

用于 WSI 的网络应该在所规定的时间范围内传输图像，而且不能造成图像失真和/或画质退化[229]。

一个典型的图像流约占 WSI 数据的 5%～20%，DPS 的设计必须考虑平衡图像流的速度，有效地利用网络带宽和图像质量等因素。用于数字切片摄取的医院内网络容量最少应在 175 兆比特每秒（Mbps）以上。扫描仪与 DPS 的在线档案之间每秒 1G 的专用千兆位以太网全双工连接将确保图像的高摄取性能[259,260]。

在医院局域网内，从数字切片存储服务器到工作站的网络连接，建议至少 100 Mbps；在广域网中，可接受的观看性能所需的最低带宽为 2 Mbps[259]。

三、DPS 与其他信息系统的互操作性

病理图像系统应通过公认的标准集成到其他临床系统中如 LIS、ATA 建议的 HL7[5]、加拿大标准[229]以及欧洲标准[260,272]等。

数字病理系统承担着存储、检索、显示和管理与数字切片相关的元数据的任务。与数字图像关联的大体图像、扫描参数、扫描计划和组织图像等元数据在切片扫描时一并生成。当 DPS 集成到 LIS 中时，患者和组织学（切片、蜡块及染色等信息）数据也必须能够从 LIS 中检索出来[259]。

一般情况下，数据和图像管理软件相当于 LIS 和数字病理系统之间的交互界面。这些软件也应该具备反映适当的数字病理工作流的功能[229]。数据传输、集成、安全和软件性能应符合目前的 CAP 认证检查表[259,273]和第 11 部分美国电子记录条例[274]的要求。

关于 LIS 和数字病理学系统的功能集成，DPA 指南[258,262]中描述了两种方式：一种方式是病例浏览以数字图像系统为基础，该系统必须能够查询 LIS 以获得更多信息；另一种方式是病例浏览和工作列表由 LIS 管理，数字图像系统仅用于查看图像，如果执行了注释或定量分析操作，则传输这些数据返回到 LIS。

理想的情况下，数字化病理系统不仅要集成 LIS 和临床记录，还要集成医院医学图像存储传输系统（picture archiving and communication system，PACS），因此，在需要时可

以调取相关患者的影像学、皮肤病学以及其他病理学图像等资料[260]。PACS应该为数字图像提供符合医学数字成像和通信（digital imaging and communications in medicine, DICOM）定义标准的存档、检索和通信格式[248,260]。在病理科PACS中创建和存储的测试报告与在LIS中创建和存储的测试报告应在相同的质量标准下进行监管。

关于DPS与其他医疗信息系统的兼容，应遵循的国际标准如下[229,262,272]：

- IHE（Integrating Healthcare Enterprise）即整合医疗企业：解剖病理学技术框架[275]。
- DICOM补充条款122：标本模块和修订病理SOP类别[276]。
- DICOM补充条款145：全切片显微镜图像IOD和SOP类别[277]。

四、扫描速度

目前，标准组织切片（15 mm×15 mm）的扫描时间为20×物镜30～120秒，40×物镜多为90～300秒。扫描时间不仅包括捕获拍摄组织切片图像的时间，也必须包括机架和切片加载、校准、白平衡、图像处理和压缩、图像传输和存储等时间在内。因此，一张切片的扫描时间应该是从切片上载到图像可供浏览所花费的全部时间，尤其是术中IOC时[260]。

在一个较大规模的病理科室，一台扫描仪应该可以全天使用，每天应该生成500～1 000张合格的数字切片图像。扫描速度会受到图像压缩或处理、网络带宽和存储系统的影响[259,260]，因此这些因素必须和扫描仪一样快速协调地运转，才能达到预期效果。

五、图像存储要求

数字化病理科应明确短期和长期图像存储策略，并能够对图像进行准确和及时的检索[5]。图像和数据的存储容量至少应足以避免任何数据丢失。如有必要，国家卫生主管部门应该以法规条例或国家立法等形式允许以不同于原格式的方式保存临床信息[260]。

在组织病理学中，原始样本通常是玻璃切片，由其扫描生成的数字图像文件数据比数字放射学图像大几个数量级，因此病理图像在传输前必须经过压缩，有时可能导致图像质量下降[221]。用20×物镜（0.5 μm/像素）扫描15 mm×15 mm组织样本产生的图像文件可达3.6 GB，一张40×物镜的扫描图像可以高达14.5 GB，所产生的图像需要压缩才能达到便于管理和传输所需的大小（通常是25∶1压缩或更大）。一般情况下，20×物镜（0.5 μm/像素）扫描产生的数字图像可以存储在200～500 MB的JPEG 2000压缩文件中，类似的40×物镜扫描图像在JPEG 2000压缩文件中可能超过600 MB[5,259]。在产生的图像质量足以可靠地满足临床需要的前提下，可逆（无损）或不可逆（有损）图像压缩技术都可用于缩小数字切片的大小[5]。DPA指南推荐冗余存储系统[259]。如果图像大小为200 MB，当配置为RAID 6等冗余时，则1TB磁盘可存储大约3 500张数字切片。

数字图像存储方法有两种,即存储每张数字切片的图像或选择性图像存储。最简单的解决方案是存储用于患者诊断的每张数字图像,而不考虑其诊断重要性。如果因为病例数量庞大而无法做到或认为没有必要保存的病例(如良性的胃镜活检标本等),则使用选择性的图像保留策略。具体的选择标准仍在讨论中,一个可能的建议是区分对待新旧病例,即使用快速访问技术(hot storage,热存储)存储更频繁访问的病例,而较旧、较早的病例可以存档,使用更慢的检索(cold storage,冷藏)方法[248]。

六、关于 WSI 的图像质量

目前,关于图像采集、存储、传输或浏览,在远程病理学方面还没有明确的最低技术标准。RCP 指南包含了对图像分辨率、要捕获的颜色深度、图像从一个站点传输到另一个站点的速度以及浏览站点的特点等具体要求[221]。

空间图像分辨率应以每像素微米为单位,而不是通过放大倍数(如 20× 或 40×)来衡量。数字切片扫描系统在有效浏览放大率为 20× 或更高时应能产生 0.5 μm/像素的图像分辨率[248,259,260]。一些扫描仪使用 20×/NA0.8 的 Plan - Apo 物镜时,可以获得 0.32 μm/像素的图像[278]。不仅在细胞学上,而且在一些活组织检查中(如前列腺、肾脏、肝等穿刺标本检查时),除 HE 染色外,免疫组化和特殊染色(如抗酸和幽门螺杆菌染色),可能需要 0.275 μm/像素(有效放大率 40×)[279,280]的空间分辨率。不过现在最好的扫描仪在 40× 有效放大率时的图像分辨率可达 0.23 μm/像素。

必须注意,对于组织过小的免疫组织化学染色切片,有些扫描仪无法完成扫描或无法显示很少的阳性染色结果,因为即使手动选择扫描区域和聚焦,也可能无法找到那些位于载玻片上的微小组织的焦点平面[280]。Thrall 等[280]按照 CAP 验证指南[191]要求,用 20× 放大倍数(0.46 μm/像素)对一组选定的具有挑战性的病例进行扫描,如果不参考原始载玻片,仅用 WSI 进行诊断可能还会有些问题。这些学者建议,为 WSI 用于初始病理诊断制订一个"可接受"的稍低于载玻片诊断水平的标准。

一般情况下,虽然切片的重新扫描率(扫描失败率)与制片质量直接相关,但总体上不应超过 5%[260]。切片质量问题,如组织褶皱、微小组织引起的颤动伪影或干燥介质封片、切片污垢或封片气泡等能够影响常规切片诊断的因素,均可导致不合格的数字图像的产生[229]。因此,强烈推荐在切片制作过程中使用自动化封片染色一体机以减少人为因素的影响[260]。

七、图像压缩与图像格式

大多数指南[5,221,259,260,264]规定,只有当图像压缩的质量足以可靠地满足临床诊断需要时,才能使用图像压缩来缩小数字切片的大小。尽管 JPEG 2000 图像可以针对不同的临床应用而变化[259,260],但压缩比在 20∶1 和 32∶1 之间似乎不会影响病理诊断[281]。JPEG

2000 是一种高效的压缩技术,对于一个较小的图像文件具有更好的图像质量。然而,它需要更多的计算能力,并且压缩过程可能延长扫描时间[260]。

大多数指南没有明确规定 WSI 中的文件格式,DICOM 也没有为数字切片定义标准的文件格式。SSAP 指南[260] 建议扫描仪应该能够生成通用的文件格式,如 TIFF 或 JPEG 2000。"在不存在用于诊断组织病理学的图像捕获、存储和传输的既定图像标准或技术规格的情况下,没有对系统供应商的最低要求,也没有对图像质量的保证"[221]。因此,按照 FDA 的要求,系统供应商在报批申请中,必须附有 DPS 相关的图像采集和显示的技术内容信息(表 4.3)[263]。

表 4.3　FDA 关于数字病理学系统的技术内容[263]

图像采集 (从载玻片上获得数字切片文件)	图像可视化 (从数字切片图像获得视觉信号)
(1) 切片加载装置:可独立于扫描仪,适用的切片数量、尺寸、厚度误差及扫描过程中是否始终保持水平状态 (2) 光源:灯泡类型(卤素、氙气弧或 LED)模式和预期寿命是重要的信息。冷凝器、照明方式(Köhler/critical)、模式和数值孔径是主要技术细节 (3) 光学成像系统:必须明确整个光路,包括物镜(制造商、型号、放大率和数值孔径)和辅助透镜;放大率,遵从 ISO 8039;1997 光学和光学仪器标准 (4) 扫描仪机械运动:载片台或目镜的运动,必须明确载片台制造商、型号、切片保存机制、xyz 轴放大分辨率和控制 (5) 数字成像传感器:重要信息包括传感器类型(CCD/CMOS)、制造商、像素尺寸、设计、响应度、噪声和读出率(像素或帧每秒) (6) 图像处理软件:必须包括曝光控制、白平衡、颜色校正、二次采样以及像素信息中的任何其他校正 (7) 图像合成:必须扫描方法(线性、平铺或缝纫),每个放大倍数和单位组织面积的综合扫描速度,以及 z 轴扫描能力 (8) 图像文件格式:压缩方法和比例、文件格式,文件组织形式(如具有多个文件的金字塔或文件夹)DICOM 兼容性等内容	(1) 浏览器:图像浏览操作软件。 连续 x 轴和 y 轴运动,缓冲相邻区域(预取)。连续变焦(放大),z 轴运动(多平面聚焦)。多个窗口同时浏览多张切片,兴趣区域注释或标记并可重新检查。基本的图像处理(焦点、颜色、白平衡、过滤器和直方图)。记录访问区域和放大倍数。多个远程用户可以查看同一区域(虚拟多头显微镜) (2) 计算机环境:病理工作站中必须描述计算机类型、规格等,计算机类型(PC/MAC)、操作系统(OS)、32 或 64 位和版本(Windows10, OS X 10.6,Linux/Ubuntu 11.10);图形显卡(制造商和型号)及其驱动程序(制造商,型号及版本);颜色管理设置:智能校准系统(ICS)或 Windows 颜色系统(WCS);彩色轮廓(sRGB IEC 61966 - 2.1);显示界面接口(DVI/DisplayPort) (3) 显示器:建议对显示器、图形卡和控制软件进行完整说明:显示技术(LED,LCD);真实可视化,物理区域;LCD 显示器,背光;像素间距(点间距),模式;视频带宽;亚像素或彩色驱动技术,屏幕显示控件;环境光传感器;触摸屏技术;颜色校准和管理工具;质量控制程序

八、数字切片浏览器与人机界面

数字切片浏览器必须具有病理医生在日常临床工作中所需的所有基本和高级功能,包括它在图像分析系统中的集成。必须具有满足不同用户(如病理医生、技术人员、其他临床医生和患者等)需要的不同功能[260]。病理医生所需的加载和图像导航系统必须能够在 0~2 秒内完成[259]。通常,人的眼睛对常规显微镜提供的数据(图像)的响应时间为 0.1 秒量级。在 1 秒内刷新图像的远程病理系统在技术上是令人非常满意的,但仍然比用传统显微镜慢得多[221]。浏览软件应支持对多个图像的注释和同时浏览,并且可选择性地变换每张数字切片的状态(例如,将数字切片翻转到虚拟托盘中),以方便随时调取其中的任何一张[278]。

DPS 应该能够创建包含将要讨论的病例的"工作清单",并在跨学科讨论会、肿瘤样本库或其他应用中促进病理医生与临床医生之间的相互交流[5,221,259]。按照这个"工作清单",如果需要查看以前的病例,则可以从较慢的存储介质中提前调出以供备用。浏览器应该能够支持多种图像格式,并能从医院 PACS 中打开图像[260]。

为了获得与在经过多年或实践之后形成的显微镜载物台上移动切片和上下聚焦时相似的体验和性能,在适应计算机屏幕阅片的转换过程中需要时间和耐心。关于控制图像平移和缩放的最佳人机交互设备(例如鼠标、三维连接运动装置或游戏控制器)的最佳选择,至今仍没有达成共识[278,279]。

九、关于 z 轴(多平面或三维)扫描

常规组织学切片的厚度为 3~4 μm,在一个平面上即可完成数字化扫描。但在细胞学和荧光原位杂交(FISH)中,为了避免过多地重新扫描,建议采用多平面扫描[260,282]。加拿大指南[229]描述了目前 WSI 在细胞学多平面聚焦方面的局限性。对于病原微生物(如幽门螺杆菌等)、核细节及某些穿刺标本(如肾脏、前列腺等)的观察,用 z 轴多平面 40× 放大扫描,数字图像可以非常接近玻璃切片的效果。但这意味着扫描时间和图像大小的显著增加[260,279]。

z 轴多平面扫描的图像生成方式可为下列两种方式中的一种:使用一系列允许在 z 轴上导航的图像叠加生成三维图像;或者使用增强/扩展聚焦模式,该模式的方法是选择 z 轴中最佳焦点的每个单位扫描平面拼接生成一幅图像[260]。

十、显示器及移动设备

SSAP 指南[260]研究了水平分辨率约为 2 000 像素(2K)的显示设备,如 1 920×1 080 像素的 22 英寸显示器,指出如果只考虑浏览功能,这是病理诊断所需的最低推荐标准。通过使用 1 920×1 200 分辨率和 0.27 像素间距的 24 英寸显示器,病理医生得到了最佳浏览体验,其中图像的有效放大由视频流性能来平衡调节[259,283]。一项基于 CAP 指南的验证中使用屏幕大小为 1 280×1 084 像素(17 或 19 英寸屏幕)的研究显示:36%的评论反映高倍图像的质量较差(例如,在发现病原体和区分炎症细胞类型方面),15%表示切片扫描质量不佳,即使在低倍放大的情况下也没有很好的视觉效果[280]。现行的指

南[5,229,260]建议病理医生应该决定图像、浏览器或显示器是否能够满足诊断需要，并提出了一些具体的技术建议：① 显示器对角线的尺寸应该约为观看距离的80%；② 屏幕应该能够以原来获得的空间分辨率显示图像；③ 浏览设备应进行颜色校准；④ 实际对比度（静止图像）应为（1 000～1 600）∶1；⑤ 显示装置的亮度应为300坎德拉（Cd）/m^2或更高。

ATA指南[5]接受远程病理学使用移动设备，"只要它们能够安全地显示病理图像，以便在可接受的质量水平上观看"，IT人员和用户应该接受相应的安全和隐私培训，例如音频静音、视频静音、避免不受控制的环境或激活远程禁用选项等。移动终端系统（如iPad平板电脑），已经按照CAP病理学和实验室质量中心指南进行了评估。一项有限病例的试点研究中（$n=61$）显示[284]，与宽屏辅助数字工作站相比，由于显示器的尺寸较小，iPad平板电脑在处理日常大流量工作时的效能较低，但适用于小规模病例和紧急情况。

苹果的iOS和谷歌的Android操作系统共占移动市场份额的80%～85%，但其他平台也存在（例如Windows、Symbian和Blackberry）。尽管本机自带的应用程序在性能上可能更好、更适合，但由于必须为每个不同平台重新编写适合它们各自特点的图像浏览程序，所以，HTML 5是跨平台应用程序的最佳选择，基于HTML 5的WSI浏览器已经可用。例如，可用于冷冻切片WSI评估、病理学咨询和远程皮肤病学的移动应用等[6]。

综上所述，本节重点讨论了关于远程/数字病理学技术标准方面的实践指南或其他指南中涉及的一些技术方面的建议，这些技术标准对数字病理特别是初始病理诊断在临床环境中的安全有效应用至关重要。不难看出，在现阶段所有的远程/数字病理学指南中，大多数都是针对远程病理学临床应用和DPS的验证程序，而一些具体的技术标准（例如文件格式和图像压缩）的建议则为数不多而且相对模糊，有些分散于各指南中，没有形成完整的DPS技术标准体系。FDA关于数字病理学WSI设备技术性能评估的文件[263]是了解每个组件技术规范的良好基础。关于系统中单独组件和整个系统的技术规格对特定临床应用影响的研究，对于将来如何修改现有的临床指南意义重大。

第三节　远程/数字病理诊断的合规性与监管

远程病理学的应用与发展已经走过了几十年的历程，其间包括静态、动态（机器人与非机器人）等各种图像模式的各种应用包括远程会诊、远程IOC及远程初始病理诊断在世界各地不断进行尝试、论证及推广，虽然不乏大量的成功案例，但进展还是不尽如人意。但是，在最近的十年里，随着WSI扫描设备发展过程中的重大技术进步，情况发生了显著变化。以WSI技术为核心的远程/数字病理学的普及应用取得了长足的发展，远程病理学的应用范围不断扩大[16,43,49,267]，病理科数字化转换（WSI本地诊断）工作正在不断推进[164,219,220]。在这种情况下，诸如远程/数字病理学的法律地位、WSI技术准入、设备监管、医生主体责任、患者隐私与医疗安全等问题逐渐显露，并且随着数字病理技术的不断成熟和推广应用的不断深入会越来越突出。法规的制定总是晚于新技术前进的步伐并在技术发展中逐渐完善。本节主要讨论欧盟、加拿大、美国及中国在远程/数字病理学应用的准入、监管及法律地位方面的相关内容。

一、欧盟地区的远程/数字病理诊断政策

欧盟法院多次强调医疗卫生服务在《欧洲联盟运作条约》(Treaty on the Functioning of the European Union，TFEU)框架下可自由提供[285]。而且，TFEU 的第 56 条和第 57 条进一步明确，禁止成员国颁布自己国家的法律阻止跨国界的自由医疗服务，包括医生跨国界自由提供远程医疗服务。这些条款与其他指令相结合，使得欧盟对成员国间跨国界的远程病理学实践持非常赞同的态度。以至于有人夸张地表示，欧盟地区的病理医生在本国内从事远程病理学实践比在国外受到的限制还要多[286]。

为了在欧盟成员国之间提供远程病理学服务，一个病理医生必须在所在的成员国内持有行医执照并正在从事病理诊断工作，即有自己的病例(包括数字图像和相关临床资料)会诊接收站点。欧盟第 2011/24/EU 号指令(Directive 2011/24/EU)第 4 条规定，医生所在的成员国有义务确保医生胜任相应的远程医疗(包括远程病理)工作、取得行医执照、完成注册以及行医活动符合法律规定等。一旦出现任何关于安全或服务质量的争议，上述条款规定，按提供远程医疗的医生所在的接收地点(执业注册地点)的法规进行处理。这个概念也得到了旨在确保成员国之间不受阻碍地提供信息服务的 ECommerce 指令(指令 2000/31/EC)的支持。ECommerce 指令(指令 2000/31/EC)奉行原国籍准则，即管辖某项服务的适用法律为提供服务的所在地的法律条款，远程医疗包括远程病理诊断在内也适用这条规定。

关于医疗费用承担，在欧盟内部存在许多付费方式。远程医疗服务的费用分摊各成员国间也不一样，以"存储-转发"为特点的图像诊断方式例如远程病理学和放射学是否适用于其他远程医疗收费分类尚未明确[286]。尽管如此，发生在成员国内部的远程病理学服务应该适用于其国内的医疗付费规定。

第 2011/24/EU 号指令(Directive 2011/24/EU)对欧盟成员国内跨国远程医疗活动付费方式做出了明确规定，即患者如果在自己的国家内有权享受远程医疗服务的费用报销，那么，也享受跨国界的远程医疗服务的费用补偿。另外，按照 2012 年现有欧盟法律框架关于远程医疗服务适用性的委员会成员工作文件(2012 Commission Staff Working Document of the Applicability of the Existing EU Legal Framework to Telemedicine Service)[285]的相关精神，部分成员国的行政管理和偿还付费主体在拒绝支付远程医疗费用时，需要给出正当理由。

由于欧盟只对医疗设备责任的划分有明确的标准，对医疗实践中的责任缺乏统一的规定。所以，关于远程病理服务中的医疗责任和执业过失保险，主要还是由各成员国的法规进行调节。尽管各成员国的法律不尽相同，但对跨国远程病理学服务中患者利

益的保护,欧盟 2011/24/EU 指令明确规定,适用于诊断提供者(图像及资料接受地点)所在国的相关法律和规定条款。为避免患者权益受损和远程病理医生玩忽职守,建议在远程病理服务合同中对医疗责任划分、纠纷调解方式、法律适用条款及司法管辖权等予以明确。

WSI 扫描仪和自动图像分析系统在临床应用(包括远程初始病理诊断)过程中,受到了各国和地区严格的法律监管。截至 2017 年 5 月 25 日,欧盟体外诊断(in vitro diagnostic, IVD)医疗器械(包括 WSI 扫描仪和自动图像分析系统)一直受 98/79/EC 指令即体外诊断医疗器械指令(in vitro diagnostic medical device directive, IVDD)的监管。主要扫描仪品牌都获得了作为 IVDD 普通分类的 CE 标志(Conformité Européenne mark),其中的设备符合性声明由制造商自行申报[265]。表 4.4 是获得符合 98/79/EC 指令的欧盟 CE 标志的数字病理系统[287],表明这些扫描仪在欧洲范围内用于临床目的(包括初始病理诊断)是合法的。这与 FDA 把 WSI 系统作为Ⅲ类医疗设备进行严格管理形成了鲜明的对比,截至目前,只有一款数字病理扫描系统作为Ⅱ类医疗设备被 FDA 批准用于临床初始病理诊断[267]。因此,为了更好保障患者医疗安全,提供设备质量标准,所有的体外诊断医疗设备(in vitro diagnostic medical devices, IVD‑MD)在 2024 年 5 月 26 日起必须得到新的欧盟《体外诊断医疗器械管理法》(In Vitro Diagnostic medical device Regulation, IVDR),即 2017/746/EU[265]的批准认证后才能在欧盟范围内合法应用。这就意味着今后对 WSI 扫描仪的监管更加严格,设备商在报批时必须提供设备整体系统的性能评估报告,包括规范的验证报告、整体性能分析报告和临床应用效果评价等。实际上,2017/746/EU[265]已经于 2017 年 5 月 26 日开始生效,对于原来已经取得欧盟 CE 标志(98/79/EC 指令)的设备给予五年的过渡期,用来进行全面的验证和评价。也就是说,新的 IVDR 将于 2022 年 5 月 26 日起在欧盟成员国之间全面应用。在这之前,2017 年 5 月 26 日以前的 IVDD 项下的证书将是有效的。在新的 IVDR 全面应用之前(指 2017 年 5 月 26 日到 2022 年 5 月 25 日这段时间内)根据先前的 IVDD 颁发的证书再给予 2 年有效期(到 2024 年 5 月 25 日)。从 2024 年 5 月 25 日起所有的设备必须在新的欧盟 IVDR 框架下取得认证(图 4.3)[265]。

表 4.4　获得欧盟 CE 标志(98/79/ EC IVDD)的数字病理解决方案[287]

供 应 商	型　　　号	功 能 描 述
3DHistech	Pannoramic 250 Flash Ⅱ, Pannoramic SCAN, Pannoramic MIDI, Pannoramic DESK	明场扫描仪
3DHistech	Pannoramic viewer	数字切片浏览器
3DHistech	MembraneQuant, NuclearQuant	自动图像分析软件
Bioview	DUET system and noninvasive sputum FISH (FDA)	痰液肺癌早期辅助筛查

（续表）

供 应 商	型 号	功 能 描 述
Bioview	Breast（FDA）	FFPE 乳腺组织切片 HER2 FISH 自动计数
Bioview	Lung（FDA）	FFPE 肺组织切片 ALK FISH 自动计数
Bioview	Hematology（FDA）	同一张切片不同区域不同 FISH 探针杂交自动成像和计数
Hamamatsu	NanoZoomer‐XR NanoZoomer‐SQ NanoZoomer S210 NanoZoomer S60 NanoZoomer S360	明场扫描仪
Hamamatsu	NDP.view2 NDP.view2 Plus	数字切片浏览器
Hamamatsu	NDP.serve3	数字图像服务器
Inspirata	Omnyx Dynamyx	病理学工作流程（软件）
Leica	Aperio AT2，Aperio CS2，Aperio AT Turbo（FDA[1]）	用于屏幕诊断的明场扫描仪
Leica	Ariol	明场、7 通道荧光和 FISH 扫描仪
Menarini	D‐Sight 2.0	明场扫描仪
Menarini	D‐Sight‐F 3.0	明场、6 通道荧光和 FISH 扫描仪
Metasystems	Metafer（FDA）	明场、多通道荧光和 FISH 扫描仪
Objective Imaging	Glissando Slide Scanner	病理专业扫描仪，创建、存储和浏览 WSI
PerkinElmer	The Nuance multispectral imaging system	可处理多种特殊图像的扫描仪和软件
Philips	UFS digital pathology slide scanner	明场扫描仪
Philips	Philips pathology solutions（FDA）	石蜡包埋切片常规病理诊断
Roche	Ventana DP 200	明场扫描仪
Roche	Ventana System for Primary Diagnosis（iScan Coreo scanner and Virtuoso software）（FDA[2]）	扫描仪和软件，用作常规病理诊断包括初始诊断
Roche	Ventana System for Primary Diagnosis（iScan HT slide scanner and Virtuoso software）（FDA[3]）	扫描仪和软件，用作常规病理诊断包括初始诊断
Sectra	Sectra's solution for digital pathology	数字图像屏幕浏览软件

（续表）

供 应 商	型 号	功 能 描 述
Tribvn Healthcare	CaloPix	常规病理屏幕诊断软件
Visiopharm	VDS Ki67 module for breast	自动分割肿瘤/间质 并计算 Ki67 指数
Zeiss	Axio Scan.Z1	明场扫描仪

注：(FDA)指设备系统已获得 FDA 批准临床应用。(FDA[1])：Leica 生物系统 Aperio ePathology eIHC IVD 系统包括 AT Turbo and CS2 已于 2014 年获得 510(k)批准，用于 ER、PR 和 HER2 免疫组化评分；(FDA[2])：Roche Virtuoso 系统 forhas received 已获得 510(k)批准，用于 ER(SP 1)、PR(1E2)、HER2(4B5)、KI-67(30-9)和 p53(DO-7)的 IHC 数字图像阅读和分析；(FDA[3])：Roche Ventana Virtuoso 系统适用于 iScan HT 扫描仪已经获得 510(k)批准人工用计算机显示器对 PR(1E2) IHC 进行评分。FFPE：福尔马林固定石蜡包埋。

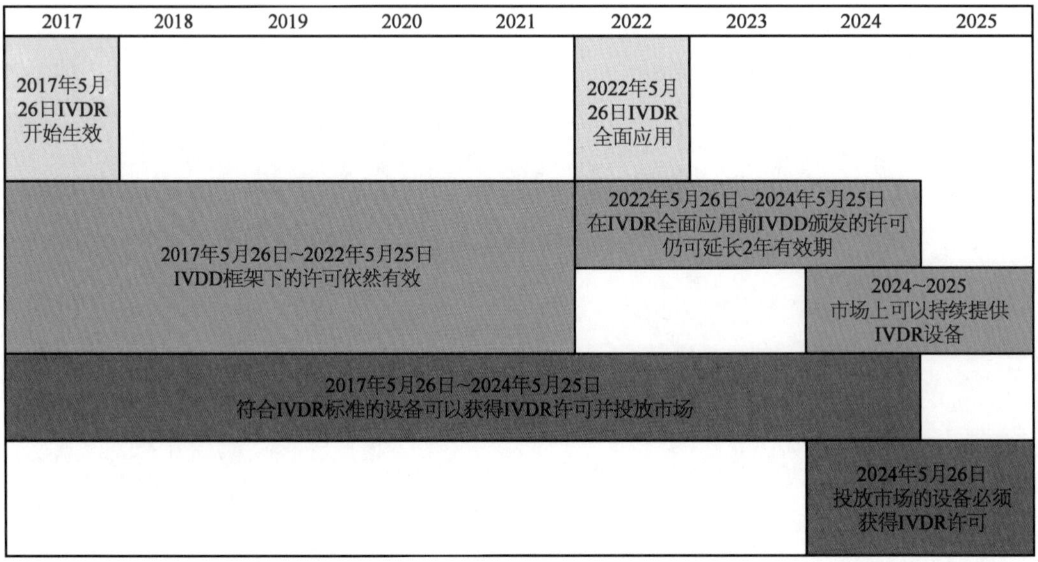

2017	2018	2019	2020	2021	2022	2023	2024	2025

2017年5月26日IVDR开始生效

2022年5月26日IVDR全面应用

2017年5月26日~2022年5月25日 IVDD框架下的许可依然有效

2022年5月26日~2024年5月25日 在IVDR全面应用前IVDD颁发的许可仍可延长2年有效期

2024~2025 市场上可以持续提供IVDR设备

2017年5月26日~2024年5月25日 符合IVDR标准的设备可以获得IVDR许可并投放市场

2024年5月26日 投放市场的设备必须获得IVDR许可

图 4.3　IVDD 失效与 IVDR 生效时间节点示意图[265]

　　IVD-MD 在欧盟市场的授权分销将需要 CE 标志，而 WSI 扫描仪和图像分析系统作为 IVD-MD 的一种，将不可避免地受到影响。不过，欧盟对 IVD-MD 的监管从 IVDD 到 IVDR 的转变却是一个巨大的进步。因为"法规(regulation)"是具有约束力的立法，欧盟的所有成员国必须贯彻执行，而"指令(directive)"是具有建议色彩的指导性文件，是要求成员国建立的监管目标，但这个监管目标是否建立以及实施的力度、范围等，则完全取决于各成员国的实际情况[288]。

二、加拿大的远程病理学准入及相关规定

　　加拿大是世界上较早在临床环境中应用远程病理学的国家之一。从 2010 年左右，东

魁北克远程病理网络[16]和多伦多大学网[44]开始了三年试点，在总结成功经验后大面积推广实施。加拿大卫生部（Health Canada）于 2013 年先后批准了 Omnyx 综合数字病理系统（Integrated Digital Pathology system）和徕卡生物系统（Leica Biosystems）的Ⅱ类医疗器械许可[266]，允许这些数字病理扫描系统创建、管理、存储、注释和浏览 WSI 图像用于常规病理（包括初始诊断）实践。随后，加拿大病理学家协会于 2014 年发布了《关于利用 WSI 建立远程解剖病理学服务的指南》[229]，用以指导、规范远程病理学实践活动。至此，远程病理学作为完善加拿大医疗卫生体系的一种合法有效的举措进入了全面推广实施阶段。

加拿大的医疗许可证是由省和地区一级管理部门颁发的，因此省内和地区内用于初始诊断的远程病理学不受许可证问题的限制。加拿大的单一支付者医疗系统也在省级和地区组织，因而简化了省内和地区内远程病理学服务的支付流程。由于加拿大卫生部已经批准了几家 WSI 供应商的数字病理扫描设备用于远程初始病理诊断，因此，远程病理学的应用在加拿大实际上已经开了绿灯。如前所述，在加拿大远程病理学服务指南的规范和指导下，目前已经有些大型远程病理网络在省域或地区内提供远程病理学服务，来满足偏远和居住分散地区的患者需求。

加拿大联邦医疗管理局（Federation of Medical Regulatory Authorities of Canada，FMRAC）是由加拿大 10 个省和 3 个地区的地方医疗管理当局组成的全国性医疗卫生监管组织。在其远程医疗政策中，FMRAC 要求各地方医疗管理当局制定适合各自地区的远程医疗政策，用于解决一些当地的实际问题。因此，虽然加拿大在远程病理学的临床应用方面走在世界的前列，但仍然没有形成一个国家层面的远程病理学实践框架。在远程病理许可和州际之间实践等方面，FMRAC 要求每个地方医疗管理机构"在其管辖范围内颁布在省内实施远程医疗服务的要求"并"让其成员知道，管理部门期望注册医生遵守其提供远程医疗服务的任何司法管辖区的许可或注册要求"。此外，FMRAC 建议"（地方）医疗管理当局应该要求所有来自省或地区以外的医生都必须注册并获得执照，以便至少在加拿大一个省或地区取得行医资格"[289]。

为了响应 FMRAC 的号召，加拿大大多数省份和地区都制定了远程医疗政策。尽管这些政策主要反映了 FMRAC 在隐私、安全和知情同意等问题上的立场，但它们在执业许可要求方面存在很大差异。魁北克地方医疗监管当局明确地指出远程医学实践的地点是医生的位置而不是患者的位置，即在魁北克执业的远程病理学家只需要在接收会诊的地点获得执照，而不仅限于魁北克[290]。在新布伦瑞克境内提供远程医疗服务的许可证要求取决于此类服务的性质和频率。如果医生在新布伦瑞克提供偶尔或有限的远程医疗服务，则可以在没有许可的情况下进入远程医疗服务提供者列表名单备案。而且这种许可证不应受到任何限制，以免影响到预期的远程医疗服务[291]。其他省份和地区对远程医疗的执业许可要求则有所不同，远程病理学家必须在被提供远程医疗服务的地点即患者所在的地区（病例上传地点）取得远程医疗执业许可，而不管远程病理学家来自何处。在阿尔伯塔省，对患者实施远程医疗需要执照，但一个医生每年最多允许五次远程医疗活动[292]。这应该是针对内外科等临床医生进行的远程会诊讨论（主要是多学科会诊），而不应该是远程病理诊断，但关于远程病理则没有专门的规定。(加拿大)萨斯喀彻温省(Saskatchewan)内科医生和外科医生学院(College of Physicians and Surgeons of Saskatchewan, CPSS)还规定,对该省的患者实施远程医疗需要获得当地执照,但根据1981年的《医疗职业法案》的规定,CPSS明确排除了由外部医生与当地医生会诊协商提供治疗的合法性。因此,该省则以较低的费率向外部医生提供特殊的远程医疗许可证[293]。需要指出的是,从2018年11月开始CPSS对这份远程医疗实践法规进行新一轮的评估,目前文件正在修订中。希望修订后的规定对远程病理的实施持更加开放的态度。纽芬兰和拉布拉多的内科医生和外科医生学院在执业许可方面也持类似的观点,但允许对有意向在省内进行远程医疗咨询的从业者进行特殊注册[294]。其余几个省份和地区要么没有制定通过相关的远程医疗法律法规,要么在跨省和地区间的远程医疗许可问题上保持沉默。因此,在加拿大开始任何远程病理服务前,都应先向病例上传和病例接收地点的医疗管理当局了解相关的管理规定。

在加拿大,为医疗专业人员提供法律咨询和职业责任保险的专门机构是加拿大医学保护协会(Canadian Medical Protective Association, CMPA),而大多数医生都是CMPA的成员。CMPA的规定是,如果患者和远程医疗提供者都在加拿大境内(不管患者和医生是否在同一省份),那么,在远程医疗过程中发生法律纠纷时CMPA将会提供及时的帮助。而对于国际间的远程医疗(包括远程病理),CMPA将无法提供法律援助。

三、美国的远程病理学政策及监管

与加拿大类似,美国的医疗许可的管理权限在州一级管理部门,美国及其领土内共有70个不同的医疗许可委员会,每个州之间的远程医疗(包括远程病理)政策不尽相同。

对于远程病理会诊(secondary diagnosis)来说,基本要求为:远程病理系统需经过验证表明可以适合临床环境应用;必须确保远程医疗服务在医疗保险覆盖范围内;应签订一份提供远程病理学服务的书面合同,并符合医疗保险和医疗补助服务中心(Centers for Medicare and Medicaid Services, CMS)的资格和授权要求。在州内提供远程病理会诊服务,与传统切片邮寄会诊相似,几乎没有什么障碍。

州际远程会诊的许可要求和限制各不相同。有三个州政策非常宽松,允许州外医生提供远程病理会诊服务,即使"偶尔"使用远程病理系统出具初始诊断报告也是被允许的[295]。考虑到"偶尔"是个无法量化的概念,在这种情况下,州外的病理学家"偶尔"的活动并不值得提倡。与大多数人预想的一样,大多数州(32个州)和哥伦比亚特区明确允许州外医生提供远程会诊服务,这与CAP关于州际的病理会诊政策一致。其余的14个州对远程病理会诊的许可要求要严格很多。其中的5个州明确规定,禁止未取得州内许可的州外医生提供远程病理服务;另外的9个州规定,只有州外的病理学家身处本州区域内时,才允许他们进行远程会诊工作。实际上,也就是说在这14个州,州际通过远程病理学进行的会诊咨询活动并不符合这些州的医疗实践。

CAP认为州际的病理学实践(包括远程病理学)需要在获得标本的州(即病例上传地

点)取得许可证。但是，应州内病理学家请求或者初始诊断报告发布后，远程病理学家提供第二意见时除外。远程病理学不会改变医生执业许可的要求，CAP 的这种态度是一种符合常规病理实践的许可方式，反映了美国的公认做法。

关于病理初始诊断，无论是否使用远程病理学，除少数情况外，病理医生必须在患者接受治疗的州取得执照，才能提供诊断服务[296]。然而，无论是州内还是州际，远程病理初始诊断还面临很大困难。主要原因是 FDA 的态度非常谨慎，目前尚未全面批准 WSI 用于远程病理初始诊断。因此，在美国，病理医生必须对 WSI 系统进行自我验证，并以自建实验室开发测试(laboratory developed test，LDT)的形式开展远程病理学工作。

令人鼓舞的是，最近 FDA 对 WSI 用于远程病理初始诊断(包括 IOC)的态度已经发生了改变。当 FDA 于 2017 年批准飞利浦智能病理解决方案(Philips IntelliSite Pathology Solutions)(主要用于活检和手术切除标本的组织学初始诊断)在美国临床病理工作中的商业化应用[267]后，标志着数字病理诊断的发展取得了里程碑式的进步。即 FDA 已经开启了把数字病理设备(WSI 扫描仪及相关配套组件)从原来的第Ⅲ类监管设备(高度风险)降为第Ⅱ类监管设备(中高风险)的进程[297]，所以，可以预期后续会有越来越多的数字病理系统(WSI 扫描仪及相关软件)被批准进入临床商用阶段。

如果产品符合联邦食品、药物和化妆品法案(简称 FD 和 C 法案)即联邦法规第 21 编第 201 部分，并以某种方式在美国被标识、推广和(或)使用，那么，它将作为一种医疗器械被 FDA 管控，并因此受到上市前和上市后的监管。当一种设备或系统的主要目的不是商业推广或销售，而是为其特定的预期用途而设计、开发和验证时，它不受 FDA 的监管。不受医疗设备监管法规约束的典型例子是在整体实验室中进行实验室开发测试(LDT)或对特定组件(如离心机)进行验证。一旦 LDT 或组件设备经过修改验证后用于商业推广和销售，它就会理所当然地受到监管[297]。

表 4.5 总结了 FDA 依据美国联邦法律(FD 和 C 法案，第 513 条)[298]建立的基于风险管理的医疗器械监管分类体系特点。医疗器械监管按照不同的监管要求依次分为Ⅰ、Ⅱ、Ⅲ类，随着设备类别数字的增大，监管力度也逐渐增加。Ⅰ类属于中低风险设备，除获得免检授权外，适用于所有医疗仪器的一般监管规定，包括与仪器注册及上市、上市前告知、制造过程及标准等有关的条文。例如，传统的光学显微镜被归为Ⅰ类(低风险)设备。Ⅱ类设备属于中度到高度风险范围，除适用于一般监管条款外，必须实施特殊监管即按510(k)申报流程提交上市申请，并履行上市前告知义务。特殊监管主要针对Ⅱ类监管中的一些特定设备，评估内容包括选定的用于测试的数据集、性能标准、证明性能的临床研究、人为因素影响的研究、用户培训、特殊的标签要求、操作指南和管理产品设计变更的计划(上市后控制)等。而Ⅲ类设备属高风险设备，受到的监管也最严格，设备供应商必须对设备的安全性和有效性提供保证。按 FDA 的监管分类要求，具有下列特点的设备必须纳入Ⅲ类监管范围：维持人类生命必需的；防止损害人类健康的；可能造成疾病/受伤的不合理危险，而一般和特别监管不足以对设备的安全和效力提供合理保证的；供应商提供的资料不足以对设备安全性进行评估的。Ⅲ类医疗设备如果想上市销售，必须得到 FDA 的

上市前批准（premarket approval，PMA）。PMA 是 FDA 对Ⅲ类医疗器械的安全性和有效性进行科学论证和监管审查的过程。技术部分通常包含来自临床调查和必要的非临床实验室研究的数据。通常，FDA 需要 180 天的时间来审查 PMA 并做出是否批准一款设备按其预期用途上市的决定。

表 4.5　FDA 医疗设备监管分类系统

医疗器械分类	风 险 度	监 管 要 求
Ⅰ	低度到中度	一般监管
Ⅱ	中度到高度	一般监管＋特殊监管即 510(k) 条款
Ⅲ	高度	一般监管＋PMA

根据 1997 年美国食品药品管理局现代化法案（Modernization Act of 1997），一些被发现与已通过的Ⅰ、Ⅱ或Ⅲ类（不需要 PMA）设备非实质性等同（not substantially equivalent，NSE）的医疗设备，可能有资格作为Ⅰ类或Ⅱ类设备来取代从头开始的申报流程。在这个新途径下，尚未合法销售的谓词设备（predicate device，意为上市前通知已获批准的器械）制造商可以提交重新评估申请，而不需要之前的 PMA 和 NSE 过程证明。提交的重新评估申请的主要内容包括设备的推荐类别（Ⅰ或Ⅱ类）、使用适应证、功能描述、技术特征、组件、特殊质控建议、支持性能和临床测试数据、优势总结、已知和潜在风险，以及风险控制等[299]。如果重新提交申请的设备通过评估，那么它可能会被"降级"，并作为将来 510(k) 提交的谓词设备可以很快上市。但是，如果提交的重新评估申请被拒绝，则该医疗设备必须保持在Ⅲ类监管范围，必须通过 PMA 才能上市。

WSI 扫描仪作为一种医疗器械，在 1976 年的医疗设备修正案之前还没有上市，所以被自动归类为Ⅲ类医疗器械。正是由于这个原因，WSI 扫描仪及数字病理系统在过去的很长一段时间内无法在美国全面商用（初始病理诊断）。最近，经过 DPA 与 FDA 设备和放射健康中心进行学术讨论后，在数字病理监管领域取得了重要突破，即 WSI 设备用于外科病理学初始诊断不必提交完整设备评估申请（PMA），而是作为谓词设备采取实质等同原则走相对简易的重新评估流程（de novo process）[300]。这就意味着之前已经获批用于远程会诊的众多 WSI 设备通过重新评估流程进入外科病理学的初始诊断领域，从而实质上使 WSI 设备从Ⅲ类监管降级为Ⅱ类监管，为数字病理设备（WSI 扫描仪及相关配套组件）在临床病理诊断中的全面应用铺平了道路。

当然，从监管的角度来看，数字病理系统（WSI 扫描仪及相关软件）用于临床病理初始诊断的简易评估流程（de novo process）仅仅意味着数字病理设备监管的开始，后续的管理规范工作还有很长的路要走。目前的问题是如何做到既能更加充分全面地评估这些新设备的安全性和有效性，又能简化原有评估流程（而不是走临时性的简易流程），使设备尽快投入临床病理应用。一种思路是开发一种医疗设备测试工具，诸如验证测试或注册工具之类，以帮助设备开发和监管评估，而不是反复进行繁琐复杂、成本昂贵的上市前评估[297]。临床合法商用的 WSI 设备将为 DPS 的广泛应用提供契机,能够使其部署在更大的病理图像生态系统中,从而促进下一代应用程序,如图像分析、流分析和计算病理学的发展。

四、国内的远程病理政策

在我国,经济发展和医疗资源配置不均衡,地域差异明显,总体医疗保健水平较低,医疗服务的覆盖能力不足,尚无法满足人民群众(特别是中西部经济欠发达地区)对高水平医疗服务的需求。多年来,政府的目标一直是想通过医改解决医疗服务的可及性和均衡性问题,其中的一个重要举措是全面提升医院能力建设,重点是县级医院(包括中医院)。在这个过程中,通过 IT 和互联网技术,发挥远程医疗的巨大潜力和作用,不仅具有可行性,也有着深远的现实意义。

事实上,政府对远程医疗不仅持开放和支持态度,同时还在极力倡导和推动。近五年内原国家卫生和计划生育委员会连续颁发了 4 个鼓励、支持、实施和规范远程医疗的政策文件[301,302]。其中,《国家卫生计生委关于推进医疗机构远程医疗服务的意见》(国卫医发〔2014〕51 号)[301]明确了远程医疗(包括远程病理)的合法属性和实施的相关事项。其主要内容为:一是表明态度,积极推动远程医疗服务发展;二是明确了远程医疗服务的定义和内容,并要求医疗机构在开展远程医疗服务过程中严格遵守相关法律、法规、信息标准和技术规范,确保医疗质量安全。强调了实施远程医疗的主体是医疗机构,在服务内容中明确包含了"远程病理诊断"[303];三是要求开展远程医疗服务的医疗机构应具备相应的诊疗科目及人员、技术、设备、设施条件,签订远程医疗合作协议,约定远程医疗流程、权利义务、医疗损害风险和责任分担等事项,并取得患者知情同意;四是加强远程医疗服务监督管理的内容,包括安全风险控制、日常监管、适用法律及责任分担等。这份文件对国内开展包括远程病理在内的远程医疗服务的立场表明了态度:即不仅支持,还要大力推进。

2018 年 4 月 25 日,《国务院办公厅关于促进"互联网+医疗健康"发展的意见》(以下简称《意见》)正式印发,提出鼓励医疗机构应用互联网等信息技术拓展医疗服务空间和内容,构建覆盖诊前、诊中、诊后的线上线下一体化医疗服务模式,允许依托医疗机构发展互联网医院。同时,对发展远程医疗提出明确要求[304]。为落实《意见》要求,卫计委研究制定了《互联网诊疗管理办法(试行)》《互联网医院管理办法(试行)》和《远程医疗服务管理规范(试行)》等三份相关文件[302]。其中《远程医疗服务管理规范(试行)》的主要内容包括:第一,明确了远程医疗服务的两种情形(医疗机构和第三方远程服务平台),以及与互联网医院之间的管理;第二,明确了开展远程医疗服务的基本条件。对医疗机构、人员、设备设施的基本条件作出了规定;第三,提出了远程医疗服务流程及相关要求。重点明确了合作协议的主要内容,对知情同意、资料保存进行了明确,并规定了远程会诊和远程诊断的范围(包括远程病理诊断)和服务流程;第四,从参与远程医疗的机构、人员和医疗质量三个方面提出了管理要求;第五,明确了卫生健康行政部门的监管责任及远程医疗服务发生医疗争议时的责任划分等。应该说,2018 年的《远程医疗服务管理规范(试行)》是在新形势下对 2014 年《国家卫生计生委关于推进医疗机构远程医疗服务的意见》（国卫医发〔2014〕51 号）的补充、完善和规范，体现了国家远程医疗政策的连续性。

另外，在国家提升医院（县级综合及中医、三级综合和三级妇产医院）能力建设的一系列政策[305-309]及《病理诊断中心基本标准和管理规范（试行）》[310]中都明确提出了鼓励支持实施远程病理诊断的原则、方法和路径。特别是在医院能力建设的文件中对远程医疗的网络传输、视频和图像的清晰度等内容都提出了具体的要求。

中国的医师资格为国家层面授予，全国通用。执业要求为在执业机构所在地的县级以上的卫生主管部门注册即可，同时允许多点执业。按照《互联网诊疗管理办法（试行）》和《远程医疗服务管理规范（试行）》[302]的要求，从事远程诊疗工作的医生需要在相应的互联网医疗机构和网络诊断平台注册，根据需要也可进行多点执业注册。上述文件同时规定医生必须在相应的电子处方、报告单上进行电子签名，鼓励有条件的机构实行医生的电子实名认证。关于远程病理的收费问题，大多数地区一直没有纳入当地的收费目录。2018 年江苏省物价局颁发了苏价医〔2018〕154 号文（图 4.4），才使远程病理会诊和诊断的

江 苏 省 物 价 局
江苏省卫生和计划生育委员会 **文件**
江苏省人力资源和社会保障厅

苏价医〔2018〕154 号

省物价局 省卫生和计划生育委员会
省人力资源和社会保障厅关于制定部分
"互联网+" 医疗服务项目试行价格的通知

111101003	同步远程病理会诊	指临床病理实时会诊。由高级职称病理医师主持的专家组会诊。开通远程医疗网络系统，邀请方医疗机构向受邀方医疗机构提供提供实时的临床及病理资料，双方通过视频交互方式对患者的病情进行会诊，受邀方将诊疗意见告知邀请方，并出具由相关医师签名的诊疗意见报告。邀请方参考受邀方的诊疗意见，决定诊断与治疗方案。不含图像采集、数字转换、上传。	次	600	480
111101004	非同步远程病理会诊	指临床病理非实时会诊。由高级职称病理医师主持的专家组会诊。开通远程医疗网络系统，邀请方医疗机构向受邀方医疗机构提供提供非实时的临床及病理资料，双方通过视频交互方式对患者的病情进行会诊，受邀方将诊疗意见告知邀请方，并出具由相关医师签名的诊疗意见报告。邀请方参考受邀方的诊疗意见，决定诊断与治疗方案。不含图像采集、数字转换、上传。	次	400	320
111103005	远程病理诊断	开通网络计算机系统，邀请方医疗机构通过受邀方医疗机构提供病患临床及病理资料，由受邀方出具病理诊断报告。含病理检查常规技术费用（编码 2702、2703、2704），不含图像采集、数字转换、上传。不含采集标本的临床操作、非常规诊断技术，如：电镜检查、组织化学及免疫组化染色、图象分析技术、流式	次	300	240

图 4.4 苏价医〔2018〕154 号文显示远程病理收费项目及标准

收费有了合法的渠道和标准。同时也标志着远程病理诊断在省级以下层面进入了实质性可操作阶段,对于促进全国远程病理的快速发展具有风向标作用。

近年来各级管理部门颁发的主要远程医疗和远程病理的政策文件汇总如下(表 4.6),供读者参阅。

表 4.6　主要远程医疗和远程病理政策文件汇总

1. 关于印发互联网诊疗管理办法(试行)等 3 个文件的通知,国卫医发〔2018〕25 号
   附件:a. 互联网诊疗管理办法(试行)
   　　　b. 互联网医院管理办法(试行)
   　　　c. 远程医疗服务管理规范(试行)
   (http://www.nhc.gov.cn/yzygj/s3594q/201809/c6c9dab0b00c4902a5e0561bbf0581f1.shtml)

2. 关于印发全面提升县级医院综合能力工作方案(2018—2020 年)的通知
   (国卫医发〔2018〕37 号)
   (http://www.nhc.gov.cn/yzygj/pqt/201811/1610d9f0341642b3b9c44d7491c98b4c.shtml)

3. 省物价局,省卫生和计划生育委员会,省人力资源和社会保障厅关于制定部分
   "互联网+"医疗服务项目试行价格的通知(苏价医〔2018〕154 号)

4. 国家卫生计生委办公厅关于印发三级妇产医院医疗服务能力指南(2017 年版)的通知
   (国卫办医函〔2017〕768 号)
   (http://www.nhc.gov.cn/yzygj/s3594q/201708/fcabbbdac3ff4026ad8d96ac69718109.shtml)

5. 国家卫生计生委办公厅关于印发三级综合医院医疗服务能力指南(2016 年版)的通知
   (国卫办医函〔2016〕936 号)
   (http://www.nhc.gov.cn/yzygj/s3594q/201610/6e6780e8b7c24c57bf386d35e9f952df.shtml)

6. 国家卫生计生委关于印发病理诊断中心基本标准和管理规范(试行)的通知
   (国卫医发〔2016〕65 号)
   (http://www.nhc.gov.cn/yzygj/s3594q/201612/3e417d14d8ca46b9919c6824231c6174.shtml)

7. 国家卫生计生委办公厅关于印发县医院医疗服务能力基本标准和推荐标准的通知
   (国卫办医发〔2016〕12 号)
   (http://www.nhc.gov.cn/yzygj/s3594q/201605/b2b3a61a9382473f92ff949fcb817912.shtml)

8. 关于印发病理远程会诊试点管理办法的通知(国卫医质控函〔2015〕2 号)

9. 国家卫生计生委关于推进医疗机构远程医疗服务的意见(国卫医发〔2014〕51 号)
   (http://www.nhc.gov.cn/yzygj/s3593g/201408/f7cbfe331e78410fb43d9b4c61c4e4bd.shtml)

10. 关于印发全面提升县级医院综合能力工作方案的通知(国卫医发〔2014〕48 号)
    (http://www.nhc.gov.cn/yzygj/s3593g/201408/e17df24fa4354724bc7b0c23539f3e6c.shtml)

11. 国家卫生计生委医政医管局关于扩大病理远程会诊试点的通知
    (国卫医资源便函〔2014〕129 号)

12. 关于开展肿瘤病理远程会诊及质控网络体系建设试点工作的通知
    (卫办医管发〔2010〕160 号)

第五章
分布式远程病理系统应用实践

      远程病理诊断系统的常见组织架构有单点、一对一、区域性和多中心分布式等不同形式。在国内,由于远程病理学最初是以疑难病理会诊的模式引入,人们对远程病理学最熟悉的应用和认识多局限于远程会诊。因此,国内最常见的远程病理会诊系统的组织形式多为一对一和区域性,其实施的着眼点和目的很简单,就是完成疑难病理的远程会诊。前者的结构是一个基层或中小型医疗机构与一个大型三甲或学术医疗机构结对,形成单向的远程会诊模式,结构简单,便于管理和运营;后者多以区域内的病理质控中心(省或市)或学术医疗机构为中心,与周边的基层或中小型医疗机构建立单向远程会诊联系,形成会诊中心向外的放射状网络结构。而多中心分布式远程病理诊断系统则突破了病理服务的单向流动(由会诊中心向基层或中小型医疗机构),病理服务的需求可以在多中心之间互动,可以满足不同形式的应用需求(如初始病理诊断和远程 IOC),可以最大限度地"共享"不同区域的病理专家/医生资源。也正是由于多中心分布式远程病理诊断系统功能多样、结构复杂和系统庞大,才导致了管理和运营上的挑战性。再加之对远程病理学应用的认识不足,国内多中心分布式远程病理诊断系统的临床应用并不常见,成功的案例也鲜有报道。目前,国内除公立医疗机构之间的一对一和区域性远程病理会诊系统外,多家第三方实验室都在开展远程病理服务。但据我们了解,其中只有广州达安临检中心和广州华银医学检验公司能够大规模地、持续有效地以多中心分布式远程病理诊断系统为载体提供全面的远程病理服务(远程初始病理诊断、远程 IOC 和远程会诊)。为使读者更好地了解远程病理诊断系统的应用,为使将来的远程病理项目实施者有更好的参照和借鉴目标,我们结合自己的实践体会,以达安远程病理诊断系统为模板,对多中心分布式远程病理诊断系统的组织架构做一个详细的解析,供读者参考。

      达安远程病理诊断系统源于中山大学,由中山大学提供技术支持,广州达安病理诊断中心负责搭建,致力于推动全国远程病理、病理技术、病理诊断的数字化转变、人才培养、学术交流等的发展,提高各基层医疗机构的病理诊断水平和临床诊疗质量。系统基于 CAP、CLIS 及国内病理规范标准设计建设,利用先进的数字切片图像处理技术,把传统的切片进行数字化,集成显微影像处理、Web 图像浏览等技术,整合多年的病理领域专家资源及诊断经验,利用互联网技术,为广大病理医生与患者提供便捷、快速、准确的专家会诊与诊断服务。除常规的远程会诊,平台同时具备远程初始诊断、远程 IOC、远程读片讨论、网络教学、质量控制和业内学术交流等功能。

第一节　远程病理诊断系统架构及服务模式

一、远程病理诊断平台组织架构

远程病理诊断系统采用分布式浏览器/服务器(B/S)架构,具有高稳定性、高可靠性,易于使用、维护和升级,易于部署等特点。系统主要由三部分构成,分为站点医疗机构端(基层站点)、分配调度监控中心(中心平台)和虚拟医生端。分配调度监控中心(中心平台)是远程病理系统运行的指挥中枢,是连接临床医生与病理医生/专家的纽带。主要负责:各中心及各区域之间医院及患者关系、需求的协调;各中心及各区域之间的医生/专家需求的调配;系统整体运行状态监控;系统内整体质量包括远程冰冻、远程取材及医疗安全等监测;虚拟医生/专家团队管理。远程病理系统从诊断属性上设置了区域性远程病理诊断平台和面向全国范围的中心平台。

按照站点医疗机构端即医院病理服务申请端的组织属性看,远程病理诊断平台的组织架构主要包括以下三种形式(图 5.1):

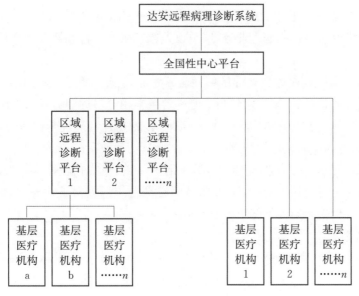

图 5.1　远程病理诊断平台组织架构

（1）站点医疗机构与面向全国范围的中心平台直接联系，发送诊断病例。主要工作内容为诊断病例的申请、图像及临床资料上传、报告的查询打印及向临床反馈诊断、预后等信息。

（2）站点医疗机构向当地的区域性远程病理诊断平台发出病理服务请求，需要处理的病例由区域性远程诊断平台解决。区域远程病理诊断平台是业务集的概念，包括医生集团、专科联盟及医联体成员等在相应区域内开展远程病理诊断业务使用，区域平台履行自己的中心管理端（站点医疗机构管理、病例分配、专家管理等）功能。每个区域远程病理诊断平台由区域中心和多个站点医疗机构及区域内的多位专家组成，区域内的病理服务除可由区域内医生/专家团队进行处理外，也可转诊至远程诊断中心平台，由全国性医生/专家团队解决。

（3）站点医疗机构通过区域性远程病理诊断平台与中心平台联系，共享系统内的病理资源。

达安远程病理系统远程诊断中心平台是级别最高的全国性远程诊断平台，由多个区域远程病理诊断平台和其下属的更多站点医疗机构组成，区域平台的病例可以转到全国性的中心平台，同时各区域远程病理诊断平台之间也可以互相交流、会诊病例及开展学术研讨等。

二、远程病理诊断平台功能架构

1. 岗位设置　达安远程病理系统按组织架构分为：全国性中心平台、区域性平台、站点医疗机构等自上而下三层。按照工作职责划分，主要设置了申请员、分配员、病理医生/专家、病理技师、发布员、管理员、IT 工程人员及运营维护人员等 8 个岗位角色。

全国性中心平台属于达安远程病理诊断系统中层级最高的诊断平台，其整体功能是统领全国范围内的所有远程病理业务，岗位设置较区域性平台和站点医疗机构复杂，数量也多一些。

区域性诊断平台为业务独立的区域性运营中心，既是病理业务的承担者也是区域内日常工作和运行的管理者，岗位设置与中心平台基本相同，只是在人员数量上少一些。

站点医疗机构通常分布在远离平台的各地，也就是远程病理学中所说的诊疗过程发生的"现场"，病理标本的大体检查、取材、切片制作、切片数字化及图像上传等都在这里完成，因此，站点医疗机构是远程病理业务数据的第一入口。站点的岗位主要是取材医生、病理技师及申请员等。IT 工程人员可以是中心平台统筹安排或由站点医疗机构配备。远程病理诊断平台功能架构见图 5.2。

2. 岗位职责

（1）申请员（通常是病理技师）：主要负责标本接收与信息录入、冰冻预约与信息完善、切片扫描、上传并提交至发布员、报告单打印与分发等工作。

（2）分配员（通常由病理技师兼任）：主要负责分配初始诊断病例给相应的病理医生/

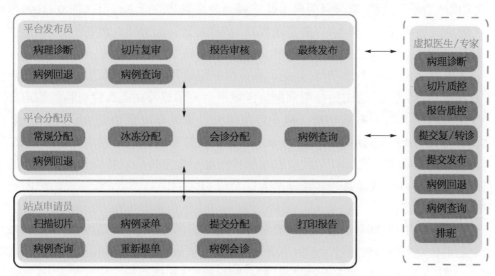

图 5.2 远程病理诊断平台功能架构示意图

专家(医生/专家排班)、处理区域平台转诊病例、冰冻任务指派、会诊病例分配等工作。

（3）病理技师：负责切片制作、扫描、上传及切片质量控制等相关病理技术工作。

（4）病理医生/专家：低年资或助理医生主要负责大体检查和取材；主诊医生负责远程初始病理诊断和远程 IOC、报告质量控制、转诊或提交发布等工作；专家负责疑难病理会诊、学术活动等工作。

（5）发布员(资深副高以上职称)：主要负责病理诊断复查、报告审核发布、报告解读及医患沟通等工作。

（6）IT 工程人员：主要职责是设备维护保养、故障处理、网络运行及相关技术支持等。

（7）管理员/质量内审员：负责系统账号的设置及权限维护、工作量查询及统计、质量指标分析及系统异常预警等。

三、远程病理诊断平台技术架构

从系统的简便性、安全性、可扩展性等考虑，达安远程病理诊断系统采用浏览器/服务器(B/S)架构，架设在云服务器上，采用前后端分离模式，系统前端采用 EasyUI 前端框架，系统后端采用 Asp.Net Mvc4 框架，数据持久化采用 MyBatis.NET 框架。

四、远程病理诊断平台服务模式

达安远程病理诊断系统的初始诊断功能是基于互联网和移动终端的特殊或者大批量远程会诊模式，主要过程为"现场取材制片——远程监控——数字切片上传——虚拟医生/专家团队诊断"。现场取材遇到根治性或解剖关系复杂的标本以及冰冻取材时,区域或中心平台的高年资病理医生(一般是副高以上职称)进行远程实时监控指导,以防遗漏重要病变,确保医疗安全。站点医疗机构通过申请端将制作好的组织玻片扫描成数字切片后上传到远程诊断平台,平台分配员将病例分配给相应的病理医生/专家。病例分配方式主要包括:① 普通初始诊断病例按区域平台范围或与站点医疗机构的约定分配至相关主诊医生。② IOC病例按区域平台范围或排班表分配至相应主诊医生。③ 会诊病例有几种情况,常见系统病种按区域平台范围或排班表分配至相应的会诊专家;专科属性较强的病例如骨髓、淋巴瘤、皮肤及脑肿瘤等则按专科病理特长分配至相应的亚专科病理专家;特别疑难的病例(经过两人次会诊仍无明确结论者)需要预约国内外权威专家会诊。

虚拟病理医生/专家登录远程诊断平台专家端对病例进行诊断。诊断结果经区域平台或中心平台发布员审核通过后返回申请端打印报告发放至临床。这种远程诊断模式高效安全,快捷方便,作为申请方的医院端(站点医疗机构)和诊断端的病理医生/专家不需要实时在线,站点医疗机构提交的病例利用服务器云存储的缓存技术,通过"存储—转发"方式可实现数字切片随时在线浏览。

第二节　远程病理诊断平台功能解析

一、站点医疗机构申请端

远程病理诊断平台站点申请端是远程病理会诊业务数据的第一入口,其归巢目的地可以是区域远程诊断平台也可以是中心诊断平台。申请端主要提交三类病例的诊断申请:常规病理(初始诊断)、冰冻病理、会诊病理。这个模块的功能包括:

(1) 新建病例:新建远程病理会诊病例或常规(初始诊断)病理病例,录入病例临床资料及相关信息等,上传数字切片,提交会诊和诊断申请,系统支持数字切片自动绑定、会诊和诊断申请批量提交及指定会诊专家。

(2) 冰冻预约:站点医疗机构在手术前一天提交远程IOC检查预约申请,并录入患者临床信息,上传患者临床检查结果及影像文件,短信通知平台分配员。

(3) 冰冻预约处理:平台分配员接到通知短信后,对患者临床资料进行完善维护,必要时与临床医生进行冰冻术前交流沟通,以便获得第一手临床资料,为后续的诊断提供方便。

(4) 冰冻处理:录入大体所见及备注蜡块情况,上传标本大体图像,制作好的冰冻切片扫描上传提交诊断医生进行诊断。

(5) 报告打印:已签发报告的打印,支持报告单批量打印及导出。

（6）退单病例：技术原因如切片或图像质量问题导致无法诊断的病例或需要补充重大关键资料的病例可以退单（退单病例），并具有退单查询及退单通知打印功能。

（7）医生医嘱：虚拟病理医生/专家在诊断时，可根据需要开具技术医嘱如特殊检查（特染、免疫组化及分子项目）、重新扫描、深切，或其他要求等。

二、区域/中心远程平台端

区域/中心远程诊断平台端是远程病理业务的管理端。从管理的角度，各区域平台间的业务相对独立，可根据业务情况自行设置对应参数。区域诊断平台的主要功能包括平台管理、病例分配及处理、病例审核及发布、财务统计分析等。

1. 平台管理功能

（1）区域可新增或停用区域远程诊断平台，对区域信息如区域名称、报告模板、站点和专家数量等进行设置和维护。

（2）站点医疗机构管理：可新增或停用申请站点，对站点信息如站点名称、设备、报告模板、切片存储信息等进行设置和维护。

（3）项目维护：新增或维护区域开展项目的名称、编码及价格。

（4）模板维护：报告模板维护，包括诊断模板、大体所见模板、镜下所见模板、诊断结果模板等。

（5）亚专科病理相关事项维护。

（6）辅助检查项目维护：对区域、站点的辅助检查项目进行维护。

（7）送检单位信息和资料维护。

（8）用户管理：平台或站点用户的账号设置、开通及管理。

（9）统计分析：平台业务的数据统计分析，支持图表展示。

2. 病例分配及处理 区域/中心平台设置病例分配模块，该模块包括以下功能：

（1）病例分配：为站点医疗机构提交诊断的病例选择主诊医生（初诊和复诊）并提交病例进行诊断。

（2）已超时诊断：提供病例超时预警功能，可查看超时未出报告的病例，保证报告及时性。

（3）已延时病例：支持病例延迟诊断功能，可查看申请延迟诊断的病例，以便提前做好临床沟通工作，使临床医生及患者及时了解诊断进程。

（4）待转诊确认：系统具有转诊功能，实现病例在不同区域远程病理平台间互相转诊，转诊申请提交后，由分配员确认后分配给转诊病理医生/专家诊断。

（5）医生医嘱：系统支持开具技术医嘱，分配员及审核发布员可查看医生医嘱。

（6）术中冰冻处理：站点医疗机构提交的冰冻预约，由分配员提前一天确认初诊和复诊医生，并在冰冻切片图像上传后分配给诊断医生。

（7）统计查询：支持病例按条码、病理号、姓名、送检单位、诊断医生、报告状态、病理类型、病理性质等查询，同时也支持按送检医院、诊断医生、报告状态、病理性质、病理类型、病理亚类等多维度的数据统计分析。

3. 病例发布

（1）达安远程病理诊断系统实行初始诊断三级复审制，病例经初诊、复诊后提交发布员审核，发布员审核通过后才能发布报告（图 5.3）。发布员可对提交的病例进行修改、退回及提交发布等操作（图 5.4）。对诊断医生的辅助检查如免疫组化等项目有权进行审查和修改（图 5.5）。

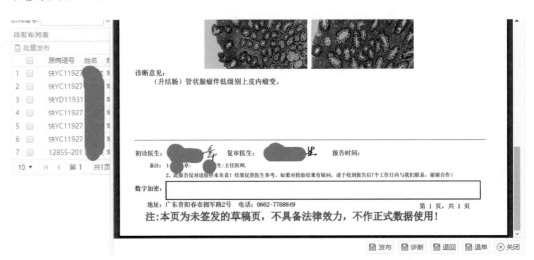

图 5.3　红色字体显示此页为草稿，当点击发布按钮发布后才能生成正式报告和报告时间

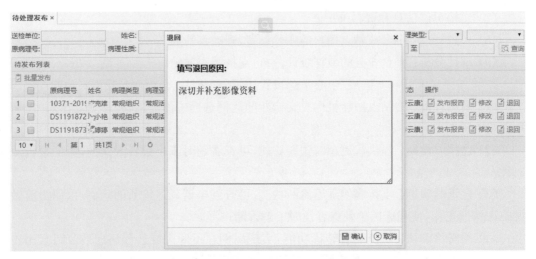

图 5.4　图中浮窗显示退回事项，点击确认后该病例即回到申请端

（2）对于远程会诊报告采取形式审核，即对会诊专家的报告进行发布前的最后审核。审核的主要内容为报告的形式，如用词、打字错误及会诊信息核对等。对诊断结论或意见也给予适当的关注，如会诊结论与图像形态或临床情况出现明显差异，则直接与会诊专家

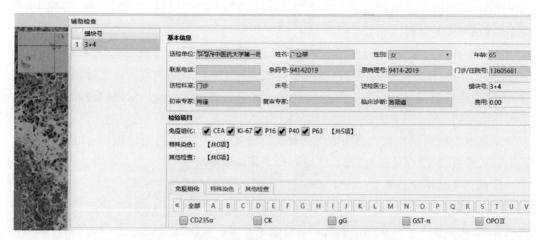

图5.5　这个病例辅助检查项下有5项免疫组化检查

联系,给予及时沟通和提醒。实践中也确实发现一些专家在责任心、诊断能力及学术水准等方面存在较大差异。

(3) 关于冰冻诊断,为节省时间,发布员的审核职能改为备用三审专家。每次远程IOC,我们都直接安排2名具有诊断资质的主诊医生同时诊断,直接发布冰冻诊断报告并通知站点医疗机构。当2名主诊医生在少数病例出现意见分歧时,发布员介入讨论会诊。

发布员岗位的设置有效地提升了远程病理诊断的质控效果,特别是对专家远程会诊结果的审核,有效避免了一些专家的疏忽及局限,增加了远程会诊的针对性和结果的可用性。同时也提高了主诊医生的能力,强化了病理报告的规范性。

三、病理医生/专家端

达安远程病理诊断实行三级复诊,所有初始诊断病例均经过初诊、复诊和发布三级诊断,专家端主要为初诊医生和复诊医生工作端,支持 PC 端、移动终端如智能手机和平板电脑端登录。其主要功能包括以下几个方面。

1. 常规病理和会诊病理　常规病理和会诊病理处理功能包括诊断和延迟诊断功能。

(1) 延迟诊断功能是指由于需要补充临床资料或进一步了解临床信息,阅片医生/专家作出的延迟诊断决定。病理医生/专家提交延迟诊断后,延迟诊断信息将提交至区域/中心平台分配员,由分配员与相应站点医疗机构的临床医生沟通,说明延迟诊断的原因及需要临床提供的帮助等,必要时也可由主诊病理医生/专家直接与临床医生沟通。

(2) 诊断功能主要用于阅片,查看病例临床资料及已上传病理切片,完成诊断并签发报告。诊断功能支持使用诊断模板、开具技术医嘱和辅助检查项目;支持病例复审功能,初诊医生可以提交专家进行病理复审;同时也支持转诊功能,疑难病例可在不同区域远程病理平台间转诊,实现病理医生/专家资源“共享”;支持不合格切片(数字图像)退单功能,诊断医生/专家根据诊断需要有权开具"退单"医嘱；支持多媒体、多途径（如系统留言、QQ、微信等）实时交流。

2. 冰冻病理处理功能　包括预约成功冰冻信息查询和冰冻诊断功能。预约成功冰冻信息可显示所有被分配给该诊断医生的所有成功预约的冰冻病例列表。支持预约详情查看，支持按送检单位、姓名、性别等字段查询。冰冻诊断功能与前述常规病理和会诊病理诊断功能相同。

3. 诊断模板维护功能　该功能支持新建自定义诊断模板（诊断模板、大体所见模板、镜下所见模板、判读意见模板）及从区域平台下载诊断模板。

4. 病例查询统计功能

（1）支持多种方式如条码、病理号、姓名、送检单位、诊断医生、报告状态、病理性质、病理类型、病理诊断等对既往诊断病例进行检索查询。支持对"同名报告"的查询及浏览，这点对医生/专家的诊断决策非常必要。

（2）支持对过往诊断病例进行统计分析和数据导出功能。为质控和研究提供有力支撑。

第三节　远程病理系统操作流程

达安远程病理诊断系统覆盖了远程病理学的常见临床应用，即远程初始病理诊断、远程 IOC、远程病理会诊。其系统操作流程如下。

一、初始病理诊断和远程会诊操作流程

远程初始病理诊断和远程会诊系统的操作流程基本相同。站点医疗机构的取材医生和病理技术人员将病理标本经过规范化取材制成组织切片，利用数字病理扫描设备数字化切片扫描后，登录远程病理会诊平台（http://www.yktelemedicine.com/）（图5.6）。将数字图像连同患者相关信息、临床检查结果、标本的大体照片以及病史资料上传至远程诊断平台提交诊断申请至区域/中心诊断平台分配员。平台分配员在接收到会诊申请后按照约定的分配原则将病例分配给主诊病理医生/专家，通过平台短信及微信方式通知负责诊断的病理医生/专家。初诊病理医生/专家通过电脑、手机或平板电脑登录平台，查阅相关患者信息，浏览数字切片，对病例进行诊断并输入诊断结果，检查确认后提交复诊病理医生/专家诊断。复诊病理医生/专家在接收到初诊病理专家的诊断结果后，登录系统，对病例进行复诊并提交至发布员（资深病理专家）发布。发布员仔细审核病理诊断后对无异议的诊断进行发布，系统自动生成报告。常规病理和会诊病理操作流程图见图5.7。

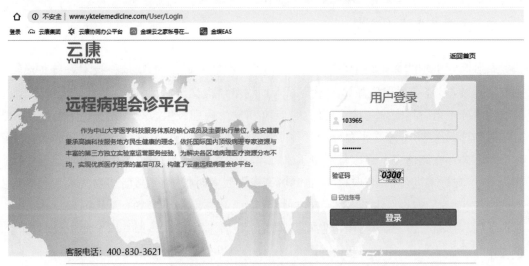

图 5.6　达安远程病理中心平台登录界面

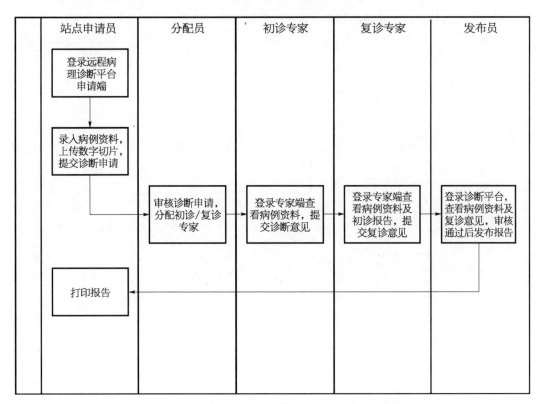

图 5.7　达安远程病理会诊平台常规病理和会诊病理操作流程图

二、术中 IOC 操作流程

站点医疗机构的临床医生在手术前一天提交远程 IOC 预约,病理科技术人员在接收到临床预约后,登录远程病理诊断系统录入预约申请提交至区域/中心平台分配员;分配员收到冰冻申请后将安排初诊病理医生/专家和复诊病理医生/专家,并通过平台短信和微信通知诊断医生/专家。平台分配员在手术当日早上再次联系确认负责诊断的病理医生/专家,确保在岗值守。临床科室将手术标本送到病理科,病理科医生在接收到术中冰冻标本后,对标本进行拍照、取材(需要时可请求在线实时指导)。然后病理技术人员进行冰冻制片,制片后病理医生或技术人员将切片扫描,生成高分辨率的 WSI 图像。然后登录远程病理诊断平台网站,将图像连同患者相关信息、标本的大体照片以及病史资料上传至远程病理诊断平台,同时通知负责诊断的病理学医生/专家进行诊断。初诊和复诊医生/专家通过移动终端或电脑登录平台,查阅相关患者信息,在冰冻切片扫描结束的同时即可通过云数据浏览数字切片,对病例进行诊断并输入诊断结果,检查确认无误后系统自动生成诊断报告。冰冻切片取材后剩余、未曾冷冻的组织(冰剩)以及冰冻制片后剩余的冰冻组织(冰后)均会制备成石蜡切片并由站点医疗机构病理医生进行常规病理诊断,或将常规石蜡切片进行扫描,由对应的远程 IOC 诊断医生进行诊断。所有相关工作人员均提前接受专业化的培训,熟悉设备、仪器以及系统的操作。术中冰冻病理操作流程图见图 5.8。

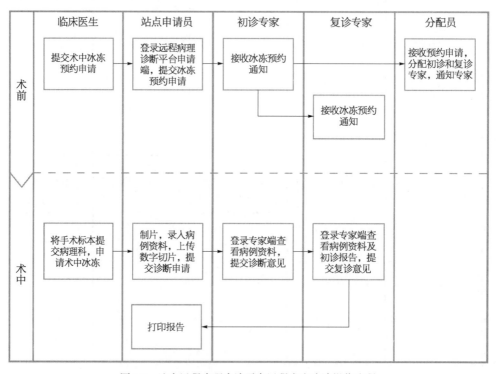

图 5.8　达安远程病理会诊平台远程术中冰冻操作流程

第四节　远程病理平台运行保障

一、工作流运行

远程病理业务的开展除了需要功能完善的信息系统支撑外,业务流程设计的合理性对开展远程病理业务同样重要,远程病理诊断系统的工作流程设计时,采用了以下的做法,以保障业务的正常开展。

1. 数字扫描仪性能的全面评估　远程病理诊断系统对硬件和软件均有较高的要求。数字病理扫描仪是远程系统建立的关键设备,其品质直接影响扫描速度和图像质量。对于图像的要求主要表现在高清晰度和准确的色彩还原。而对远程 IOC 来说,扫描仪硬件的稳定性、可靠性以及扫描速度都是至关重要的。达安远程病理诊断系统对接入平台的数字病理扫描仪的扫描速度、图像质量、扫描失败率及扫描操作简便性等进行了全面评估(规范化验证),以确保数字切片的扫描质量和运行的流畅性。

2. 分配员角色的协调调度作用　远程诊断作为解决基层医疗机构病理技术人才稀缺、病理技术能力薄弱的重要手段之一,如何合理匹配诊断需求及专家资源,同时又确保报告的及时发放是远程病理顺利开展的关键之一。达安远程病理诊断业务设计了分配员角色,负责诊断申请的初筛、分诊、诊断医生/专家轮值排班等工作。分配员通常由具备相应医学和病理学知识的人员(病理技师或低年资医师)担任,分配员可以对申请病理诊断的信息、切片进行查看,并将其分配给相应的病理医生/专家。此外,分配员除了进行病例的后台分诊外,还作为站点医疗机构与病理专家的重要的沟通桥梁,承担了转诊的处理、报告的跟进、临床医生及专家的联络等工作,对于解决远程诊断报告的时效性及临床医生和病理医生/专家的沟通起到了重要作用,对保证病理诊断工作流程的顺畅运转起到了重要的协调调度作用。

3. 三级复诊和质控模式保证了诊断过程的连贯性　远程病理服务涉及的基层医疗机构和病理专家众多而且地域分散,其质量控制比传统病理诊断难度更大。达安远程病理诊断系统为确保病理诊断质量的稳定性,防止工作流程中过多的环节疏漏和环节障碍,采用了三级复诊的诊断模式,即由初诊医生、复诊医生及发布员三级负责制,每一个层级都对前一个层级进行审核监督,从而保证了诊断质量的可靠性。同时平台设置了转诊功能,支持疑难病例的进一步转诊,病理医生/专家可根据需求将病例进行跨区域转诊和讨论,以确保诊断质量。此外平台还设立了质控机制,系统自动抽取一定比例的病例(按照 ATA 的要求,暂定为 10%)进行质控,对制片质量、阅片质量进行定期评估质控并定期回顾改善制片和阅片质量。

4. 远程 IOC"面对面"指导　规范化的取材对远程 IOC 的准确性至关重要。除了对开展远程 IOC 的站点医疗机构病理医师进行术中冰冻规范化取材操作的培训及考核评估外，在术中冰冻取材时，达安远程病理诊断平台支持音视频通信，诊断医生/专家可通过视频"面对面"指导站点医疗机构病理医师对大体标本进行观察、描述、取材，确保取准病变部位，同时取材大小、厚度要适中，有效降低术中远程 IOC 的误诊。

5. "7 天×24 小时"的专业支持团队　围绕远程病理系统，有 200 多人的支持和服务团队，可提供平台运营、IT 运维、设备保障（重点是切片扫描仪）、网络传输、供应链服务等全方位的专业支持。

二、IT 技术支持

1. 简便的系统安装及部署　达安远程病理诊断系统为 B/S 架构，网页版设计，能确保网点建设快速方便，用户使用便捷。同时平台拥有专业的 IT 技术团队，提供系统部署的专业支持。

2. 领先的云存储技术　达安远程病理诊断系统采用国内领先的公有云存储、访问模式，无须额外部署本地服务器，确保存储服务经济、安全、高效、稳定、可靠。

3. 个性化接入设计　支持多种数字扫描设备接入，系统自动关联病例信息与数字切片，通过系统的智能手段，减少技术人员的工作量，降低人为原因的误差。支持电脑、手机、平板等多种设备联网接入远程诊断系统，随时随地进行工作处理。

4. 全面的数据安全及系统权限管理　为保护患者隐私，防范医疗信息在传输及存储过程发生泄漏，达安远程病理诊断系统采用了以下措施：

（1）用户登录及权限控制：远程病理诊断平台每个角色都拥有对应的登录账号，强制使用 6 位数密码及验证码登录，以防止恶意登录。账号登录成功后，根据角色的不同拥有不同的权限，防止患者信息和诊断结果等医疗信息和数据被篡改泄漏。

（2）日志记录：每个角色在系统上的操作，患者基本信息的修改、病理报告的打印都会记录在基本信息修改日志中；病例的分配、每个医生的病例诊断结果，也会记录在节点日志当中，实现对各个角色的监督管理。

（3）网络信息安全：为了防止用户密码和病理数据信息在网络传输过程中被非法窃取和篡改，在网络信息安全方面，采取了如下措施：一是企业级专网：企业专网采用专用的网络加密和通信协议，提高了安全性保障，合作医疗机构安装企业级的专网用于远程病理业务，提高医疗信息传输过程的安全性；二是远程病理诊断系统设计采用了安全套接层协议（secure socket layer，SSL）。SSL 位于 TCP/IP 的会话层和应用层之间，可提供通信双方身份的识别和通信信道的安全。三是身份的识别主要靠数字签名来实现，通信信道的安全主要靠数据加密来实现。由于数据加密采用了非对称密钥技术，用户发往服务器的信息通过公开密钥加密，只有服务器上的私人密钥才能对加密后的信息进行解密验证，从而防范了用户信息的非法窃取。

第五节　达安虚拟病理医生团队

一、达安虚拟病理医生团队岗位设置与组成

根据远程病理系统的功能需要，达安病理医生团队设置了 5 类岗位，分别是学术病理专家、疑难病理会诊专家、普通病理会诊专家、主诊病理医生及病理取材医生（助理执业医生和见习医生），每一种病理医生岗位都有相应资质和最低标准的准入条件。

1. 学术病理专家　达安远程病理诊断中心的学术病理专家负责病理学科发展规划、国内外学术交流、专业前沿及最新动态培训。任职要求为具有国内外专业影响力和国际视野、目前仍活跃在临床病理工作一线的病理学家。目前有 2 位国内病理学家在职，从学科建设和发展需要，未来可能还需要 2～3 名学术病理专家。

2. 疑难病理会诊专家　疑难病理会诊专家主要负责处理日常会诊中具有一定难度和复杂程度的病例或具有重大临床影响的病例。一般应为综合性或肿瘤专科三甲医院病理科的主任医师或综合性学术医疗机构病理科/中心的副主任医师以上职称，具有五年以上实际病理诊断经验和明显的亚专科优势。目前有 60 多位国内具有地区或全国影响力的病理学家为达安远程病理诊断中心提供疑难病例会诊和学术支持工作。

3. 普通病理会诊专家　普通病理会诊专家是目前达安远程病理诊断中心人数最多的专家群体，目前有 120 多人。主要承担日常工作中的普通病例会诊、远程 IOC、业务讲座、病理报告解读及临床沟通等任务。任职条件为三级医院取得副高以上职称不少于五年、工作在病理诊断一线的病理医生。

4. 主诊病理医生　一般应为综合性二甲或专科性三级以上医院的高年资主治医师以上职称，具有五年以上实际病理诊断经验，目前仍工作在临床病理诊断一线的病理医生。主要负责每天上传到平台的病例的初始诊断工作。常规病理的初始诊断是目前达安远程病理诊断中心的最大病例来源，平均工作量为 200 余例/天。目前，有 100 余名主诊病理医生每天轮流值班处理这些病例的诊断、辅助检查（特染、免疫组化、FISH），与临床医生和患者交流沟通。由于这些病理医生是面向站点医疗机构的病理诊断第一责任人，对保证诊断的及时性和准确性至关重要。

5. 病理取材医生　所谓的"取材医生"就是分布在站点医疗机构主要负责标本大体检查和取材的初级病理医生。除取材外，他/她们的主要工作是与病理技术人员一起管理站点医疗机构病理实验室，扫描上传切片图像，收集获取供诊断用的临床资料，发放病理报告并与临床医生交流沟通等。同时还要观看病理切片，学习诊断相关知识，为将来的发展打好基础。目前，有 50 余名初级病理医生分布在达安远程病理系统的站点医疗机构中。

二、达安虚拟病理医生准入考核

对有意向加入达安远程病理诊断中心的病理医生,按照其自己的意愿、资质和能力,提出适合该申请人的岗位建议。待申请人决定加入后,对其进行加入前的考核和评估。考核内容为在一定时间内完成一定数量和种类病例的数字图像的线上诊断。为了客观真实地反映申请人的能力水平和对远程病理阅片的可接受性,考核前需要对申请人进行简短的远程病理学相关知识培训。

1. 准入考核前培训　培训目的:一是使申请者了解远程病理系统的工作流程和操作步骤;二是使申请者适应数字图像的电脑阅片诊断习惯;三是使初级的"取材医生"掌握规范化取材要点。培训的主要内容有:① 远程病理诊断流程及注意事项;② HE 切片、冰冻切片数字图像:各 10 例(不同病种);③ 免疫组化数字图像:15 张不同抗体的包括不同表达模式(胞膜、胞质及胞核)的数字图像;④ 规范化取材要点及注意事项(初级取材医生)。

2. 准入考核　经上述简短培训 1 周后对参与简易培训的申请者进行考核,考核结果录入质量管理档案,作为录用依据。考核内容:① HE 切片数字图像 20 例(不同病种),其中包含错误图像 2 张;② 冰冻切片数字图像:10 例(不同病种);③ 免疫组化数字图像:10 张(不同抗体、不同表达模式);④ 远程病理诊断流程熟练度测评:考核为限时连续测试,记录阅片开始时间和结果提交时间,用于评估对远程阅片的适应度;⑤ 取材医生考核:播放一段取材视频,大约 5 分钟。指出其中包含的 5~8 个需要纠正的不当操作之处。

三、达安虚拟病理医生团队管理

实践表明,由于以往的虚拟病理医生/专家与一些远程病理平台的关系多为松散型,面对一些大牌专家,远程病理平台处于相对弱势,因此,平台对虚拟病理医生/专家的管理难度较大,也比较薄弱。经常出现诊断不及时、诊断结果与实际状况存在较大差距的现象,而有些医生又以专家身份自居,缺乏必要的服务意识和责任意识。随着远程病理学的快速发展和国家多点执业政策的深入落实,这种情况应该有所改变。为明确责任和义务、规范虚拟病理医生/专家的诊疗行为,提高诊断的及时性和准确性,达安远程病理诊断中心要求加入的虚拟病理医生/专家必须纳入劳务合同管理和多点执业备案管理范畴。

1. 纳入员工序列管理　达安远程病理诊断中心规定,凡有意向加入、经考核拟录用的虚拟病理医生/专家必须纳入达安临检中心的劳务合同管理。使虚拟病理医生/专家的收入合法化,并接受实体医疗机构(第三方实验室是合法注册的医疗机构)的业务管理和工作流程约束。一般情况下,达安临检中心会按照前述的不同岗位特点,与加入的虚拟病理医生/专家签订 1~3 年不等的劳动合同或聘用协议。

2. 执业注册　按照国家政策规定,无论是在医疗机构现场还是远程从事医疗活动,都必须在工作的医疗机构进行执业注册或备案登记(多点执业)。对于虚拟病理医生/专家来说,所挂靠的地点(远程病理诊断平台)即是其需要多点执业的登记备案场所。所以,为了更好地明确责任、规范医疗行为、防范医疗风险,达安临检中心要求所有加入的虚拟病理医生/专家必须在公司进行多点执业备案登记。这样,对于虚拟病理医生/专家来讲,既有明确的劳务合同,又履行了执业注册的法定义务,其所进行的远程病理诊断活动是完全合法有效的。

3. 任务分配管理 以往的实践中经常会出现这样的情况:需要的或想找的会诊专家经常约不到;提前预约的专家临时取消;会诊专家在临床资料不充分时匆忙发个笼统含糊的报告应付了事等等。这些现象仅仅是在远程会诊中就带来了很大麻烦,如果换到现在的远程 IOC 和大批量初始诊断上,可能就是埋下医疗安全隐患和影响正常工作秩序的严重不良事件。因此,达安远程病理诊断中心在一定范围内对经常用到的虚拟病理医生/专家按不同岗位进行了工作任务指派和分配,形成了相对固定的值班表(图 5.9),有事或无法完成工作时,提前申报和请假,便于平台工作人员安排,避免了因虚拟病理医生/专家的缺席而导致的工作紊乱或中断。

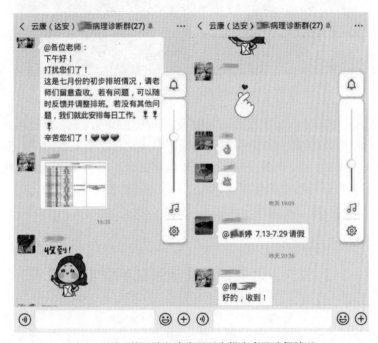

图 5.9 图示某区域主诊病理医生排班表及请假情况

四、达安虚拟病理医生团队的业务培训

虚拟病理医生/专家虽然远离平台不在"现场",但他/她们的工作性质和对患者的诊断管理不会因此而改变。除传统病理科常见的业务培训内容外,虚拟病理医生/专家业务培训的内容主要是侧重于远程诊断的过程管理和数字图像阅片的相关问题,同时培训方式也多是在线上进行如线上讲座、视频会议、MDT 等。针对不同岗位的病理医生/专家,

培训的内容和重点也各有侧重。

1. 取材医生(助理医师/见习医师) 主要培训内容和课程为：① 病理标本规范化取材(图 5.10)；② 远程病理学基础知识；③ 切片数字扫描的常见问题及处理；④ 切片数字图像质量评价；⑤ 远程病理诊断流程及注意事项；⑥ 病理报告初步解答及沟通技巧。

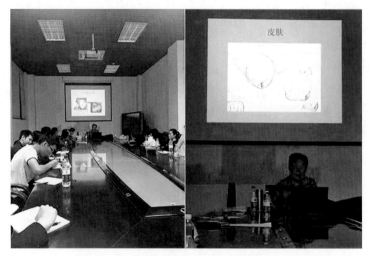

图 5.10 作者对取材医生进行规范化取材培训

2. 主诊医生和病理专家 主要目的是解决主诊医生和病理专家对远程病理学的认识和接受性问题，同时使他/她们逐渐习惯于电脑屏幕阅片。主要内容为：① 远程病理学概要；② 远程病理学的可行性证据介绍；③ 切片数字图像质量评价；④ 远程病理诊断流程及注意事项；⑤ HE 切片数字图像阅片训练；⑥ 冰冻切片数字图像阅片训练；⑦ 组化、免疫组化及荧光(FISH)数字图像阅片训练。

第六节　达安远程病理系统的应用启示

一、远程病理学用于常规病理初始诊断(包括远程 IOC)具有可行性

过去的十几年里，大量的实证研究和多家临床应用已经证明了远程病理学在临床病理全面应用中的可行性。我们开展远程病理近三年来，已累计完成远程初始病理诊断超过十万例，远程 IOC 超过一万例。远程线上诊断与传统光镜诊断的一致性超过 99%，两种方法在统计学上没有差异。现在看来，过去人们一直担心的图像质量和网络传输已不是影响远程病理诊断的主要问题。远程病理学作为一个医疗诊治过程，病理医生与临床医生和患者的有效沟通，诊断结果与患者临床状态的密切联系可能是我们应该关注的重点，而不仅仅是图像或网络层面的技术问题。实践证明，虚拟病理医生和病理技术人员的

规范化培训、远程病理系统的全面验证、及时有效的医患沟通和可操作的意外突发事件预案准备是保证远程病理学平稳顺畅实施的有力措施。

二、远程病理学是解决病理资源短缺和偏远及居住分散地区病理服务可及性的有效手段

在我国,远程病理学是在十年前以疑难病例的远程会诊形式引进的,以至于大多数人习惯性认为远程病理学就是利用网络传输进行"远程会诊"。实际上,远程病理学的发展动力和国外的实践表明,远程病理学的真正价值在于解决病理资源短缺和偏远及居住分散地区病理服务的可及性,尤其是关乎更多人群的初始病理诊断和IOC,而不仅仅是占比最小(相对于全部病理服务)的疑难病例会诊。这一点,对目前我国病理医生不足、分布不均及病理资源短缺的现状具有非常重要的现实意义。我们开通远程病理系统三年来,远程初始病理诊断和远程IOC解决了全国近百家偏远、基层医院的病理服务需求问题。通过远程病理学的实施,这些医院的手术量明显增加,因为缺乏IOC而导致的二次手术的数量明显下降,患者因为得不到病理服务而发生的转诊次数明显减少,同时,因为病理报告的及时性使患者的住院日缩短,医院床位周转加快,效率明显提高。总之,远程病理学的实施,有效地提高了偏远和基层医院的医疗质量和患者就医感受。因此,从远程病理学的几个应用层面看,初始诊断是满足大多数人病理需求的基础;远程冰冻是满足偏远和基层医院需求的主体;远程会诊属于小众应用的特需服务。作为一项互联网+医疗的新兴技术,远程病理学不应该仅仅是处于解决少数疑难病例会诊的金字塔的顶端,而应该是回归到解决病理资源短缺,满足大多数人病理服务需求的本源(图5.11)。

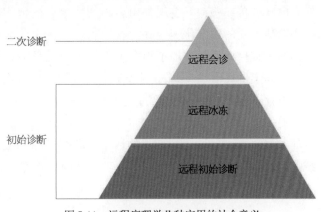

图 5.11　远程病理学几种应用的社会意义

三、"学术医疗机构提供病理专家资源,中介机构负责组织运营"是实现远程病理学服务目标的最佳途径

远程病理学能够解决病理医生不足和分布不均的问题,主要是通过病理医生/专家资源的"共享"和"整合"来实现的。在国内,大多数远程会诊中心/平台是由区域或地方的大型三甲医院或学术医疗中心的病理部门牵头组织,以医联体或专科联盟的形式运作。过去近十年的实践显示,实际效果并不理想。主要原因为:一是大型三甲医院或学术医疗

中心本身的病理医生/专家并不富余，工作量巨大，临床、教学及科研任务较重，承担其他任务的时间和能力有限；二是这些远程会诊中心的建立是行政手段的行为，参与的病理医生/专家缺乏动力，积极性不高；三是参与远程会诊中心的单位分属不同的利益主体，难以形成统一高效的管理机制；四是牵头的大型三甲医院或学术医疗中心的病理部门不熟悉市场运作规律，难以找到一条病理会诊中心运营的清晰路径。而国外的经验（多伦多大学网和东魁北克远程病理网）是"政府出资、学术医疗机构牵头和中介机构负责运营"的模式，成功地解决了资金、专业与市场之间的关系问题，因而也取得了预期的效果。达安远程病理诊断中心在病理专业上汇集了国内外的病理医生/专家资源，由第三方实验室（达安临检中心）负责出资和市场运营，弥补了以往国内远程病理会诊中心运营过程中的不足，三年的运营实践达到了预期的效果。可以说，"学术医疗机构提供病理专家资源，中介机构出资并负责组织运营"是目前国内实现远程病理学服务目标的最佳途径，值得推广普及。

四、传统病理科的数字化转换是病理学发展的必然方向

传统病理科的数字化转换是指将利用光学显微镜观察组织切片进行的诊断模式转换成在电脑屏幕或移动终端观察由组织切片生成的数字图像进行诊断的过程。表面上看，病理诊断方式的数字化转换并没有给病理科带来什么好处，由于额外增加了切片数字化扫描的过程反而感觉增加了很多工作量和质控环节。但是，由于数字图像阅片方式在时间和空间上的灵活性，将会带来病理医生/专家工作方式的变革，为病理医生/专家"共享"带来方便。另外，数字化图像的存储将使档案病例和相关资料检索分析更加方便、快捷。更重要的是，数字切片（WSI）作为一种图像分析工具，是 AI 辅助诊断的载体。未来病理科的 AI 辅助诊断的实现，切片的数字化和图像的提取是无法绕过的必经之路。因此，传统病理科的数字化转换是病理学今后发展的必然方向。

附录
国外主要远程病理学临床指南摘编

目前,国外用于规范和指导临床应用的远程病理学指南主要有《ATA 远程病理学临床指南》[5]、《加拿大病理学家协会关于利用 WSI 建立远程解剖病理学服务的指南》(简称加拿大远程病理指南)[229] 和《RCP 远程病理学指南》[221]。为了使广大读者更好地了解这些指南的具体内容,以便更好地应用于临床指导远程病理实践,现将这三份远程病理学指南的主要内容进行摘录编译。需要指出,第一,《ATA 远程病理学临床指南》的远程病理学分类采用了 2012 年 APMIS 远程病理系统分类,这部分内容不再摘录。第二,加拿大远程病理指南中关于系统验证采用了 2013 年 CAP 验证指南中的 12 条标准。第三,这些指南的发布时间已经超过五年,这五年里远程病理学的发展取得了惊人的进步,指南当时提出的一些标准或问题已经不符合现在的情况,需要用发展的眼光去对待。因此,这些指南目前正处于大面积重新审查修订时期。第四,本着遵从原意及突出重点的原则,在保证读者能够理解的前提下,大部分条款采用直译方式(包括句式和语序),对各指南中引用的参考文献不再重复标注(需要者可查阅指南原文)。

附录一 《ATA 远程病理学临床指南》

一、指南相关问题及背景

美国远程医疗协会(American Telemedicine Association,ATA)汇集了来自传统医学、学术界、技术和电信公司、电子健康相关专业和护理协会、医学协会、政府和其他不同的团体,其目的是本着专业性、伦理和公平原则,克服远程医疗发展的障碍,促进科学发展,并确保为患者提供统一的服务质量,改善医疗服务水平。

ATA 制定的指南经过全面协商一致和严格审查,最终得到 ATA 董事会的批准,并进行定期评审和更新。这些指南的目的是协助医生采取合理的措施,以提供有效和安全的医疗保健服务，所提供的医疗保健是根据目前的信息、现有资源和患者的需要提供的。正如文件中所提到的那样，指南认识到安全有效的做法需要具体的培训、技能和技术。随着可用资源的变化及信息技术的进步，加之具体环境中医生对患者具体情况的合理判断，指南可能并不完全适用于所有情况。因此，如果情况允许，从业者可以负责任地采取与既定指南不同的替代行动。需要明确一点，指南并不具有法律意义上的约束力，其目的是提高远程医疗相关的技术质量和可靠性。

本指南仅适用于远程病理学的临床应用。在本文件中，远程病理学被定义为病理学相关信息网络之间、病理学家和(或)合格的实验室人员之间的两个或多个使用地点之间的病例相关的电子多媒体通信协商，可以包括临床医生和(或)患者的参与。临床应用范围包括初始病理诊断、远程术中会诊(IOC)、远程会诊和可能导致病理诊断结果修改的质量保证。本指南的范围不包括专门用于研究或教育目的的用例。指南建议适用于所有类型的远程病理学系统配置，包括静态(存储和转发模式)、动态(同步)和混合静态/动态。而不针对所使用的特定硬件设备类型。

指南中的几个术语的含义：

● "应该(shall)、不应该(shall not)、应当(should)、可能/可以(may)"："应该"表示在当地条件下可行和实际上采取的必要行动。"不应该"表示强烈建议不要在此期间采取此行动。"应当"表示一个特别合适的最佳建议行动，而不提及或排除其他行动。"可能/可以"表示可以考虑进一步优化医疗流程的附加点。

● 远程医疗：通过电子通信方式将医疗信息从一个站点交换到另一个站点，以改善患者的临床健康状况。远程医疗包括使用双向视频、电子邮件、智能手机、无线工具和其他形式的电信技术的日益增长的应用和服务。

● 远程病理学：一种医疗专业人士之间通过传送病理图像及相关的临床资料进行的沟通方式，临床应用包括但不限于初始病理诊断、快速细胞学解释、术中和第二次意见咨询、辅助研究回顾、存档和质量活动等。

远程病理学的主要模式包括静态图像、动态图像、混合静态/动态远程病理学和 WSI 系统。

● 静态(存储和转发模式)图像远程病理学：用于后续查看的异步捕获的图像文件。

● 机器人(动态)远程病理系统：能够远程控制用于查看玻片图像采集设备(如显微镜、全幻灯片扫描仪)的系统。

● 视频显微镜(动态)：实时传输(流媒体)用于远程病理学目的的摄像机图像系统。

● WSI 系统：对玻片进行数字化(扫描)，生成一个数字文件，使整个玻片以一种模拟显微镜的方式被观看。

● 多模态远程病理学：同时使用多种技术模式(如混合机器人显微镜和 WSI)的远程病理系统。

尽管远程病理学有了许多进步，也得到了越来越多的应用，但障碍仍然存在，限制了它的广泛应用。这些问题包括成本、法律和监管问题、技术障碍(例如有限的分辨率、大型图像文件)、病理学家的抵制,以及最重要的是缺乏标准。

　　之前,ATA 在 1999 年发布了远程病理学指南,本修订是对原有 ATA 指南的更新。最近,加拿大病理学家协会和(英国)皇家病理学家学院也发表了远程病理学指南。本文件的目的是提供最新的和更新后的指南,用来在具体应用、实施、好处、限制、监管问题以及可能出现在远程病理学中的实践(等方面)提供指导。

二、临床指南具体条款

　　1. 技术方面　临床使用的数字图像系统的选择应由拟使用该系统的病理机构的医务主任酌情决定。设备应该符合制造商声称的用于已获得 FDA 批准的临床应用。如果这些设备用于未经 FDA 批准的应用,则医疗主任应负责使用和验证这些设备。到目前为止,FDA 还没有提供关于 WSI 用于初始诊断的指南,但是如果发布了指南,就应该适当地遵循它。

　　(1) 技术条件:使用者可以从各种设备中进行选择用来获取图像,包括相机和扫描仪。

　　(2) 显示器:可以使用多种显示器,包括计算机显示器、电视屏幕和移动设备。观察装置及其相关参数(如显示器尺寸、分辨率和颜色)应该准确显示所要观察的病理图像。病理学家的专业判断可用于判断图像是否令人满意地作出诊断。

　　图像的一致性展现是必需的,并受到软件、图形控制器和显示设备的影响。当显示器对角线距离的尺寸约为观看距离的 80% 时,可以实现良好的图像可视化显示。

　　放大(zoom)和平移(pan)功能应当用于显示最初获得的空间分辨率图像,即所显示的图像像素为直接获取的图像像素。

　　观察装置应进行颜色校准。虽然没有公认的彩色医学显示器校准标准,但在文献中有多种选择,重要的是选择一种易于实现和维护的显示器。用户应当注意数字病理图像的颜色也可能受到染色、图像采集和软件问题的影响。

　　对于远程病理学的实践,人们可以从各种移动设备中进行选择,包括平板电脑和智能手机,只要它们能安全显示病理图像,并在可接受的质量水平上观看,就可以使用。

　　(3) 传输和存储:对于远程病理学图像的传输,应该有适当的连接性、带宽和计算能力来支持传输的图像类型。实时观看图像的带宽将高于异步传输。

　　远程病理学系统的 IT 基础设施应该有助于将病理图像与必要的元数据连接起来(例如标识符、临床信息和先前的病理发现)。

　　如果要保留、处理和检索远程病理学中使用的图像,应该有足够的存储容量。一个典型的用 20× 物镜捕获的 WSI,如果没有压缩,通常代表 20+Gb 的存储,但压缩后,平均大小被减少到 200~650 Mb 的范围。压缩技术可以应用,只要它不损害图像的临床使用(即应当"视觉无损",是因为它不会改变肉眼可见的分辨率)。压缩被定义为数学上可逆(无损)或不可逆(有损),由于对图像没有影响,所以总是可以使用可逆压缩。只有当产生的图像质量足以可靠地执行临床任务时,才可以使用不可逆压缩来减少传输时间或存储空间。

软件应该支持图像采集、查看,如果需要,还应该支持注释和工作流(例如并排观看多个图像)。

2. 临床应用　远程病理学可以用于以下任何一种应用。

(1) 初始诊断(primary diagnosis):使用各种不同的远程病理模式可以对不同种类的切片材料成功地进行初始病理诊断。有研究表明,数字图像与玻璃切片的诊断并不总是100%一致,即使在玻璃切片中诊断也不能总是100%一致。而且,观察者之间和观察者内部的可变性也可能随着病例的复杂性而变化。也有一些研究表明,某些病例(特别是细胞病理学)更难以用数字图像来诊断,因此初始诊断可能还不能应用于所有的病理领域。

(2) 冰冻切片术中会诊(intraoperative consultation,IOC):术中会诊,无论是否使用冰冻切片,都可以通过使用多种模式的远程病理学来完成,包括静态图像、机器人动态远程显微镜、视频显微镜和WSI。如果术中对切除标本或大型活检标本进行会诊,除了组织学图像外,还应提供大体标本的图像。

(3) 快速细胞学(rapid cytology):对细胞学样本(如细针穿刺)进行快速细胞学评估需要足够的速度和图像分辨率,以协助患者作出决策,如是否获取进一步的样本或指导样本管理。使用的速度和分辨率应由会诊病理学家根据他们对特定样本和诊断任务的经验和专业知识来决定。

(4) 会诊(secondary consultation):会诊是指对原始材料(大体标本、玻片等)进行初步检查(有或没有正式诊断)后,通过远程病理学工具寻求进一步诊断意见的任何情况。会诊可以是正式的,也可以是非正式的,主要区别在于是否对会诊结果提交书面或其他正式报告。在会诊专家不知情的情况下,用于指导患者护理的非正式会诊结果不应在医疗记录中提及。会诊行为不同于为保证质量而进行的同行评审活动。应用远程病理学会诊可以通过提供更广泛和更低的总体成本获得特定专业知识,从而提高护理质量。

(5) 特殊研究/应用(special studies):远程病理学可以成功地用于扩大在特定地点以低成本有效的方式无法获得的特殊服务。这些包括但不限于特殊的染色过程,如免疫组化、荧光原位杂交、显色原位杂交等,以及必要的适当对照。其他需要医生解释的技术程序也可以通过远程病理学工具进行远程解释。特殊研究的数字图像应包括相关的患者标识符和获取适当的对照材料。

(6) 档案复查(archival review):为临床目的而进行的档案复习是指在对同一患者的新标本,或对该患者的其他临床资料重新评估的背景下对病例进行复查。应以某种方式在患者记录中注明可供存档复查的数字化材料的可用性。档案材料复查应记录在案,以表明可能评估的材料的局限性(例如,即使病例最初有20张切片,也只复查了3张图像)。实验室应当采用数据管理系统,在此系统中必须明确用于短期和长期图像存储以及准确及时检索图像的过程和程序。

（7）质量活动（quality activities）：可根据当地质量管理（quality management，QM）计划使用远程病理学工具对实验室和（或）人员的质量表现进行定性或定量监控，并应当根据实验室标准进行复查。数字病理工具可用于提供诊断过程本身的质量保证。这可以通过定期诊断质量控制病例，设定的自动、半自动、随机或直接同行评审或其他前瞻性或回顾性的方法来实现。

数字病理技术可以提高组织切片的质量保证水平。组织学实验室输出的标准化可能得益于严格的切片数字化过程。数字图像在用于质量控制材料的可视化管理时应允许趋势分析。从纳入或作为质量管理系统组成部分的数字化图像中获得的定量或定性数据，应当保留一段适当的时间，这个时间由转介机构和会诊机构确定。

3. 共识会议（consensus conference）　远程病理学使来自多个网站的同步或异步同行共识审查活动成为可能。所采用的方法应当由现实情况（诊断考虑因素、样本类型、所需速度、放大倍数等）和可用资源决定。

（1）多学科互动（multidisciplinary interactions）：远程病理学能够使肿瘤小组和亚专科会议在本地或远程地点复查病例。通过降低切片或其他信息共享的障碍，远程病理学工具促进了病理学家和临床医生之间的互动，从而提高了护理水平。

（2）患者咨询（patient consultation）：远程病理学允许远程查看患者的病理图像，要么由患者独自完成，要么与包括病理学家在内的临床团队协商完成。患者对其数字病理材料的访问应该遵循相关的隐私和安全指南。

4. 临床责任（clinical responsibilities）

（1）发送/申请和接收/会诊主体（sending/referring and receiving/consulting individuals）：申请方和会诊方应该就最低可接受的数据集达成一致意见，该数据集应与数字材料一起使用，如访问编号、患者姓名和蜡块/切片 ID。

申请方应该：① 提供会诊病理学家所需的所有相关的临床资料。② 确保会诊病理学家能够获得任何所需的当前和以前的诊断材料。③ 负责发送正确的图像和适当的元数据。

经过适当培训的人员应当能够管理病例和相关材料，并将其转交给相关病理学家或会诊病理学家。

实验室医务主任应当负责培训包括受训者在内的辅助人员，并应该根据需要向辅助人员提供服务，可并以委派任务。

（2）其他可能受影响的临床工作人员：在实施新的远程病理学之前，病理学家应当使非实验室临床人员了解，以确定需要适应的情况，以改变他们目前的做法或工作流程。

5. 机构责任（facility responsibilities）

（1）医疗标准（standard of care）：机构的医疗标准应该由组织和/或其他认证/监管机构如 CAP、联合委员会（joint commission）等确定，或者视当地情况而定。

在传统模式发生重大变化的情况下，机构设备的有关远程病理学标准的条款应当由医疗咨询委员会（medical advisory committee/board）审查和批准。

（2）技术支持（technical support）：IT 支持人员应该基本了解所需工作流的技术要求，熟悉网络、接口和相关操作系统的各个方面。

技术支持人员，包括对远程病理系统（硬件、软件）有充分了解的供应商，应当可用来确保系统正常运行。

技术支持计划应当与为远程病理学应用程序实现的用例的紧迫性和关键性质相匹配。

（3）设备功能测试（functional verification of equipment）：机构应该确保技术和仪器按照制造商的规定操作。

（4）认证（accreditation）：实验室应该按照适用的认可准则运作。

（5）授权（privileges）：病理部门，特别是临床实验室改善修订（clinical laboratory improvement amendments，CLIA）实验室主任和（或）其指定的病理学家应该确定哪些个人将有权在机构和任何适用的实践环境中进行远程病理学实践。

（6）许可（licensure）：实施远程病理学的机构应该遵守适用的许可证要求，包括机构和病理学家的地点以及他们与之沟通的地点。

（7）验证（validation）

● 技术方面（technical）：① 所有为临床诊断目的实施远程病理学服务的实验室都应该进行自己的验证研究。② 验证应该包括临床病例的预期用途和预期部署的环境。③ 验证应当包含远程病理工作流的所有组件。这些组件应该被确认为一个单一的"系统"。④ 如果组件或用例发生重大变化，应该进行重新验证。⑤ 验证应当使用与临床用例相匹配的特定类型的人类标本。不需要对特定组织、疾病、显微镜改变或诊断进行验证。⑥ 在验证过程中应该包括一名病理学家，他/她已接受过充分的使用远程病理系统的培训。⑦ 验证过程还应当包含所有将使用远程病理系统的个人，包括实验室经理、实验室工作人员和 IT 人员。⑧ 验证过程应当确认所有现存的材料，或切片上有意选择的区域，都包含在数字图像/视频中。⑨ 验证过程应当确认发送的视频/图像与接收到的相同。需要注意的是，对于有损压缩，压缩/解压产生的图像可能与初始图像不相同，但是应当在诊断信息和/或细节/功能等方面做到"视觉无损"。⑩ 验证应当符合设施监管机构最新的认证标准，包括远程病理系统的方法、测量、评估和批准。⑪ 验证文件应当保存足够的时间，以满足监管机构和法律机构的要求。

● 诊断方面（diagnostic）：验证过程应包括足够数量的病例和每种应用项目的病例组合，以反映可能遇到的样本类型和诊断的频谱和复杂性。

6. 培训（training）　负责实施远程病理学、使用远程病理学技术和遵循远程病理学程序的人员应当接受正确使用的培训，并遵守任何相关标准操作程序（standard operating procedures，SOP）。① 员工的培训和能力评估应当由当地的 SOP 决定。② 培训程序应当标准化。③ 培训应当形成文件。

7. 文档和归档（documentation and archiving）

（1）病理报告（reporting of pathologic findings）：远程病理学诊断会诊应当生成正式

的病历记录报告,包括病理报告或口头沟通的书面记录报告。非正式的/内部的"路边/走廊"类型的远程病理学会诊可由相关病理学家自行决定和(或)按照部门程序进行记录。

转诊病理学家应当在正式病理报告中记载所进行的远程病理会诊情况,并详细说明由会诊病理学家自行作出的解释,以及(或)按照机构/部门的 SOP 进行记录。

(2) 免责声明(disclaimer statements):任何添加到远程病理学正式报告中的免责声明都可能是特定于该机构的,并由组织的政策决定。

(3) 日志(logs):应该根据当地的要求和规定对远程病理相互交流的日志进行跟踪。这些日志可用于临床目的、报销记录、质量保证、研究或任何其他适当的原因。

(4) 保存策略(retention policy):与远程病理事务相关的文件,包括远程病理文档、报告和捕获的图像,应该根据当地的要求和适用的法规进行适当的保存。图像应当保留一段适当的时间,具体由申请机构和会诊机构决定。

8. 质量管理(quality management,QM)

(1) 技术方面(technical):持续的质量管理流程应当监管远程病理系统的技术性能,如图像质量、故障、网络性能、设备校准、数据完整性和图像跟踪。

可监测的质量指标的例子包括由于图像质量差而导致的不一致诊断的数量、作为技术质量指标的重新扫描率以及由于技术原因导致的周转时间延迟。

(2) 诊断方面(diagnostic):QM 项目应该监控使用该系统的病理学家的诊断质量。

可以用来评估诊断性能的质量标准的例子包括对用户的误诊数量(例如玻璃切片与数字图像诊断不一致)、周转时间的延迟和延迟率(例如未能或无法提供远程病理学诊断)。

应当任命熟悉远程病理学的病理学家来监督远程诊断的 QM 计划。

9. 运营(operations)

(1) 维护(maintenance):系统的维护应该符合供应商的建议和其他适用的法规标准。维护记录应该按当地法规要求进行保存。

(2) 技术支持(technical support):如果这些过程与完全停机/系统可用性过程不同,该机构应当根据其环境制定特定的业务连续性流程。

机构应该为远程病理学开发适合其机构需要的停机 SOP。

(3) 物理设施(physical facilities):机构应该确保为远程病理应用提供的物理设施和设备足以安全有效地运转,这包括适当的环境控制、网络基础设施、物理空间和公用设施。

(4) 安全与隐私(security and privacy)

● 提供远程病理学服务的组织和卫生专业人员应该确保遵守相关的地方、州和联邦(或酌情考虑国际)的法律、法规、认证和伦理要求,以支持患者/客户的决策和同意权,包括保护患者的健康信息。

● 所有的数据传输应该通过使用符合公认标准的加密技术来保证安全。

● 负责技术的人员应当熟悉有关计算机和移动设备安全的现有技术,并应当帮助教育用户注意隐私和安全选择等问题。如要使用视频会议(例如肿瘤小组),所有与会人士均应该具备私隐保护意识。隐私特性应当包括音频、视频，以及从公共音频模式轻松切换到私有音频模式的能力。

- 当提供者使用移动设备时，应当特别注意通过这种技术进行通信的信息的相对隐私。
- 提供者应该确保对存储在任何设备上的任何患者信息的访问受到充分限制。在访问设备之前，设备需要密码或等效的安全特性。如果可以使用多因素身份验证，则应当使用它。设备应该配置为使用非活动超时功能，该功能要求在超过超时阈值后使用密码或重新身份验证访问设备。此超时不应超过 15 分钟。
- 在旅行或不受控制的环境中，移动设备应当由提供者保管。未经授权的人员不得访问存储在任何设备上的敏感信息，或使用该设备访问敏感的应用程序或网络资源。提供者应当具有远程禁用或擦除其移动设备的功能，以防其丢失或被盗。提供者和组织可以考虑建立定期清除或删除移动设备上与远程病理学相关的文件的指南。
- 受保护的健康信息和其他保密数据只能备份到或存储在安全的数据存储位置。无法实现合规的云服务不得用于个人健康信息或保密数据。

（5）适用法规（regulatory compliance）：实施远程病理学项目，应该注意监管机构（如 FDA、医疗保险和医疗补助中心、CAP）与远程病理学相关的特定政策和指南。

附录二 《加拿大病理学家协会关于利用 WSI 建立 远程解剖病理学服务的指南》

一、引言

本指南是应加拿大病理学家协会主席的要求而制定的。目的是为加拿大病理学家提供关于如何在加拿大实施和使用远程病理学的基本信息。本指南的制定由来自加拿大各地的病理学家、技术人员和卫生保健管理人员组成的工作组负责监督。预期的结果是在加拿大促进一个有组织的方法，理性地应用远程病理学。

虽然远程病理学有不同的模式和应用，本文将重点介绍一种用于解剖病理学的模式，用于术中冰冻切片病理会诊、专家会诊或第二意见和质量保证。这种模式被称为全切片成像（WSI），近年来已显示出巨大的进步，有潜力为医疗系统、实验室、病理学家和患者带来重要的好处。其中一个好处是，无论机构的规模或地点如何，都有可能在全国范围内获得类似的病理咨询服务。

该指南将处理临床管理方面的问题，以实施一个特定的 WSI 远程病理学项目的质量保证和基本诊断，包括初始诊断、诊断会诊或解剖病理学的第二意见。本指南不涉及其他的模式和应用，如用于在解剖和临床病理实验室开展数字病理项目。例如，血液病理学、微生物学、肿瘤小组、教育和研究以及技术和（或）标准相关问题等项目不属于本文讨论范围。

本文件是在现有医学文献和临床经验的基础上系统制定的。它的目的是提供信息，以协助有关这项技术的决策。它不打算定义一种医疗标准，也不应被解释为这样做。委员会成员不希望本文件取代临床判断，而希望医生根据个别情况对个别病例作出适当的判断。委员会成员并不保证遵守这些准则将在每一种情况下产生成功的结果。

目前正在加拿大进行的项目见"四、加拿大当前的远程病理学项目"。

二、远程病理学

远程病理学是数字病理学的一部分。CAP 将远程病理学定义为"病理学的实践，病理学家查看数字化或模拟视频或静止图像，并给出包含在正式诊断报告或出现在患者记录中的解释"。它被用作病理学家、外科医生和其他实验室人员之间的电子多媒体通信，用于初始诊断和诊断会诊或通常所说的"第二意见"。

远程病理学的一个关键好处是能够减少实验室的物理边界，即缩短样品的现场处理与远距离对样品进行评估/解释的位置之间的空间距离。远程病理学可以提供一种方法，通过使病理会诊服务在具有电信基础设施的地区可用，来提高医疗系统的效率。

1. **加拿大目前使用情况**（current usage in Canada） 由于种种原因，在解剖病理学实验室中，以远程病理学作为初始诊断方法尚未成为当前的普遍实践。其中一些原因如下：① 一些技术的快速发展和复杂性。② 在加拿大有限的远程病理学和验证项目的经验。③ 获取和获得远程病理学的资金成本高。④ 缺乏支持集成、工作流改进和常规操作的标准。⑤ 没有远程病理学的收费补偿。⑥ 图像的大小可能会显著影响网络功能。⑦ 加拿大当局批准的设备可能还没有到位。

2. **加拿大以外的远程病理学**（telepathology outside Canada） 有一些努力是为了提供一个国际合作网站来交换医学知识、小组讨论和远程教学。巴塞尔大学的 iPath 就是这样一个网站。这些站点非常适合协作，但是对于本地医疗网络的使用有限，因为在本地医疗网络中，患者的私密性、报告、责任和病理学家的报酬是重要的元素。

越来越多地使用远程病理系统及其固有的协作性质，最终可能会将跨国界专业责任、数据保护、安全和薪酬等问题推到前沿。这可能需要制定国际条约和标准，目前考虑这种情况是否现实还为时过早，至少在短期内是这样。

3. **远程病理学应用**（applications of telepathology） 远程病理学的初始诊断是指对解剖病理实验室中从经过石蜡包埋处理的组织切片（HE、特染、免疫组化及原位杂交）中获得的图像进行的第一次意见诊断。在初始诊断远程病理学中，远程病理学家负责确保准备了高质量的切片，并确保提供诊断所需的所有必要信息，并对其进行查阅。

术中会诊（IOC）是指通过手术中快速处理的冰冻组织切片的图像提供的初步诊断/意见。这可能包括宏观（如大体图像）和/或微观组织图像。

远程病理学的会诊/第二意见是指由远程病理学家根据用于作出初始诊断的数字图像和相关临床信息对初始诊断进行的正式检查。对第二种意见的需要可能与病例的复杂性、病例的类型（例如恶性肿瘤，需要在作出明确诊断前再作考虑）、专业知识水平和/或所需资源的可用性（例如技术）等有关。

4. 远程病理学的潜在好处（potential benefits of telepathology）

（1）对病理学家：① 减少旅行：随时随地工作的能力。② 增加获得专业知识和诊断工具的机会：亚专科专家；多个意见；更精确的测量（基于数字工具的使用）；代表整个载玻片的高质量数码图像，可以反复观看，注释和存储为未来使用。③ 改善了出具报告的周转时间，例如更快地获得免疫组织化学染色结果。④ 增加合作（病理学家、外科医生和实验室技术人员/技术人员）。⑤ 提高工作满意度：改进工作负荷分配的潜力；减少在偏远地区工作的病理学家的孤立状态；提高教育和质量保证活动的可及性；技能发展与保持。

（2）医疗系统和患者：① 提高效率：减少切片的丢失或损坏；减少病理学家的旅行和/或标本运输的相关费用（尽管在大多数情况下，标本运输到初级加工实验室是可维持的）；改善对诊断材料的获取；由于可用的病理学家而减少服务中断；减少患者转运和二次手术。② 加强招募和留住当地外科医生和/或病理学家，特别是在偏远地区。③ 通过以下途径改善服务质量：获得咨询和教育方面的专门知识；病理学家之间的合作；改进的周转时间。

5. 用于远程病理学的技术（technologies used in telepathology） 远程病理学是一个新兴的领域，预计将继续发展。目前在远程病理学中使用的技术包括以下内容：

（1）静态图像系统：静态图像是指将数码相机安装在显微镜或宏观平台上，捕捉和存储静态的微观或宏观图像，然后通过外部/内部网络传输所捕捉到的数字化图像。静态图像是远程病理学最简单、最成熟的方法。虽然远程病理系统是最便宜的，但它的应用和好处被认为是有限的，因为整个切片的图像没有被表示出来，而且依赖于操作人员在现场的图像选择。它的使用仅限于特定的和选定的临床情况。

（2）流媒体图像系统（视频流）：流媒体图像是指通过数字流媒体相机（如带有流媒体软件的静态数码相机或数码摄像机）从显微镜或宏观平台上连续传输图像（视频流）。除非使用机器人显微镜，否则现场工作人员将控制流媒体图像。在这种情况下，远处的观察者控制着显微镜。流媒体允许远程病理学家在显微镜载玻片上看到尽可能多的组织区域，以便做出诊断。在大多数情况下，有一个双向沟通，以促进现场和远程病理学家之间的讨论。最初，流媒体被认为比其他远程病理学解决方案更费力，因为它要求发送方和接收方同时查看图像。然而，经验表明，在某些情况下，它可能不那么费力，因为它不需要扫描时间和可能使用的中介扫描切片，而且，对于像血液学这样要求高分辨率的学科，选择合适的视野可能会有所帮助。

（3）全切片图像（WSI）系统：WSI 是指使用自动切片扫描仪从位于显微镜玻片整个标本上来捕捉连续的图像。这些图像通过一种复杂的算法"拼接"在一起，在显微镜载玻片基础上创建整个样本的虚拟图像,然后存储起来,通过图像管理软件远程查看。WSI 是最新的,被认为是目前最复杂的远程病理学解决方案。这种模式的优势在于,它能够创建整个样本的"虚拟"切片,这些"虚拟"切片可以被具有批准访问权限的多个用户无限期地同时存储、检索和共享。与该技术相关的挑战包括获取成本、细胞学缺乏多平面聚焦、缺乏信息技术(IT)基础设施和存储、需要增加物理扫描玻片的资源、对一些用户的图像获取速度和图像分辨率要求。变更管理,包括集成到当前流程中,以及最终用户对新技术的采用和验证需求也是一个挑战。

在目前情况下,WSI 在解剖学病理实验室的某些应用中似乎是最有前途的。因此,本文档中包含的指南主要关注这些应用。

6. 解剖病理学中的全切片图像(WSI in anatomic pathology)　组件(components):远程病理学系统可以由所需检查类型决定的多个组件组成。在解剖病理学中,两种需要进行的基本检查为宏观(大体)检查和微观(显微镜)检查。

宏观检查是指在选择具有代表性的显微镜切片(如 IOC 期间的冰冻切片)之前,对手术标本进行目视检查和操作。在远程病理学中,这可以通过使用视听系统来实现,该系统允许现场的临床医生(外科医生、病理学家、病理学家的助手或实验室技术人员)和远程病理学家讨论标本的制备。该系统一般由一个大体检查台、一个专门的视频会议系统(摄像机、监视器和指向系统)、一个适当的照明安排以及可靠的通信模式(如扬声器电话、对讲机等)组成。其中一些系统允许远程病理学家对屏幕进行注释,以显示需要选择哪些区域。现场临床医生可以在屏幕上看到这些注释,这有助于以一种便于准确诊断的方式处理标本。

微观检查是指通过数字化图像对整张切片进行视觉检查。所需关键部件包括:扫描仪、浏览器、图像管理软件和图像分析工具。

扫描仪提供了捕捉整个切片数字图像的方法,每个扫描仪在图像的分辨率和数字化的速度上各不相同。扫描仪的容量从可以扫描 1～10 张切片的单元,到可以容纳 500 张或更多切片的大型系统。扫描时间取决于扫描区域的大小和所需的放大倍数。目前,15 mm×15 mm 样品的扫描时间为 2 分钟(×20 物镜)至 10 分钟(×40 物镜)。

浏览器是允许查看数字化图像的显示器。浏览器必须有足够的尺寸和分辨率,以提供必要的细节(颜色和分辨率),以便会诊病理学家解释图像。

图像管理软件为现场和远程站点提供统一的链接。该软件还可以配置为反映适当的工作流以及提供存储和检索功能。因此,该软件成为病理网络及其工作流程的真实表达。该软件的易用性和稳定性对于病理学家采用和使用 WSI 进行初始诊断或提供专家/第二意见至关重要。理想情况下,此类软件应该具有通过 HL7 等公认标准与其他临床系统(如实验室信息系统)连接的能力。如果没有这种链接,应该找到另一种解决方案来限制手工数据输入的耗时,因为手工数据输入容易出现笔误。

最近研发了图像分析/计算机辅助诊断工具来解释/量化免疫组化染色,以识别罕见事件、计数有丝分裂数字或分级恶性肿瘤。解释工具的准确性和适用性正在调查中。这些工具不在本文讨论的范围内。

7. 网络结构(network configurations)　目前正在应用的网络有三种结构：点对点、中心性和分布式。一个点到点设置通常包括两个站点(现场和远程站点)，通常仅在会诊过程中应用。在中心性网络中，有多个远程站点和一个现场(主)站点相连接，后者是诊断或会诊服务的唯一提供者。在一个分布式的设置中，根据环境的不同，有多个站点可以作为现场和远程站点。配置远程病理学网络类型的基本原则是及时向适当的远程病理学家提供图像及其相关信息。

8. 实施(implementation)　实施远程病理学解决方案的关键考虑事项是角色、职责、流程和工作流的更改。它们包括并且不限于以下建议。

(1) 对于现场，建议如下：① 按照现有的实验室规程维护识别样品的程序。② 当远程病理学家要求时，在咨询时提供所有相关的临床信息。③ 获取远程病理学家的报告，并将这些信息整合到现场发布的最终报告中。④ 根据实验室协议存储远程病理学家的报告。⑤ 确保所有实验室人员接受过远程病理学培训，并了解其用途及其局限性。

(2) 对于远程站点，建议：① 确保已收到诊断所需的所有材料和信息，必要时可获得额外材料(幻灯片、块、组织、图像等)。② 如有需要，请索取额外资料。③ 如图像质量不佳，或需要额外的特殊研究以进行诊断或患者管理，可要求使用切片和(或)蜡块。④ 确定初步结果将如何传递到现场。⑤ 完成远程病理学家的报告，并确保现场病理学家收到一份副本。

9. 挑战(challenges)　与实施 WSI 解决方案相关的挑战与该技术的发展尚处于相对早期有关。它们的范围从缺乏既定的最佳实践和标准到解决方案本身的技术限制和对技术的接受程度。

(1) 目前，加拿大正处于实施这项技术的早期阶段，其用于患者护理的应用仅限于少数几个中心的小众应用。虽然这些中心分享了各自机构的特定做法和经验，但目前还没有广泛接受的最佳实践指南(或标准)适用于不同的远程病理学模式和应用，或适用于考虑使用该技术的每个机构。此外，只进行了少数有限的验证研究，研究 WSI 在外科病理学中对某些标本/组织类型的使用。随着越来越多的中心实施远程病理学和图像标准，如最近建立的《医学补编145》(2010 年 8 月)中的数字图像和通信标准由供应商实施和采用，最终将开发出可靠的最佳实践和标准。

(2) 扫描仪和浏览系统不容易让病理学家进行多平面聚焦调整，以适应玻片上组织厚度的变化。这一限制已被确定为一个原因，以避免使用这些系统评估细胞学切片诊断的目的。各种 WSI 解决方案产生的图像质量(截至 2012 年可用)直接受到放置在扫描仪中的组织学切片质量的影响。一般来说，这些设备使用的聚焦算法不能适应质量较差的组织学形态(组织折叠、切片时造成的颤振、封片问题，如干燥的介质、在盖玻片上有污垢或盖玻片下方有气泡等)。较差的组织学切片生成的图像不足以用于诊断。然而，这项技术正在迅速发展，精细调焦的问题无疑会得到解决。

(3) 当在没有现场病理学家的情况下，用远程病理学进行术中初始病理诊断(冰冻切片诊断)时,训练实验室职员,包括涂墨及辨认切除边缘、确定组织切片的方向及(或)从大型样本中选取取样区域等是实现远程病理学项目的关键组成部分。此外,技术人员必须熟悉扫描仪、成像软件,并能够在关键的过程中及时发现技术问题。

(4)高可用性和高效率的运作是主要的技术和财政挑战。这些可以通过多种方式实现,但最终的配置将取决于指定的用途(术中病理咨询 *vs*. 第二次意见)和可用的资金。

(5)WSI 图像都很大,通常比磁共振成像或计算机断层数字图像大。因此,用于远程病理学的网络在所需的时间线内传输大文件而不会导致图像失真和(或)衰减,这可能会受到网络架构的限制。图像存储需求将会很高,并且可能会因应用程序和管辖范围的不同而有所不同。应根据区域需要制定政策和程序。

(6)改变管理和远程病理学的接受程度是最大的问题之一,需要在不同地点工作的团队之间高度协调工作。不同地点的病理学家和外科医生以及不同实验室的病理学家和实验室工作人员在实施后必须学会合作和沟通。

10. 验证(validation)　验证是指在数字病理系统和光学显微镜之间演示等效的诊断性能(也就是说,同一病理学家在检查同一标本时,无论是宏观还是微观,都会用两种方法做出相同的诊断)。为临床诊断目的实施远程病理学的每个机构都应该进行验证研究,以确定系统的准确性、安全性和可靠性。

以下是 CAP 中心工作组为验证 WSI 系统用于病理诊断目的而制定的 12 条建议条款。它涉及临床和解剖病理学实验室的成像系统/解决方案的验证。2013 年 12 月以完整的验证白皮书[191]形式发布。

(1)所有应用 WSI 技术进行临床诊断的病理实验室都应该进行自己的验证研究。

(2)验证应适用于 WSI 应用的预期临床应用和临床环境。WSI 系统的验证应包括与预期用途相关的标本制备类型。

(3)验证研究应该紧密地模拟真实世界的临床环境,在其中该技术将被使用。

(4)验证研究应该包括全部 WSI 系统。

(5)当对 WSI 系统的任何组件进行重大更改时,都需要重新验证。

(6)在验证过程中,必须有接受过充分培训的病理学家参与 WSI 系统的使用。

(7)验证过程应包括一组至少 60 例样本的一种应用(即苏木精-伊红染色切片、冷冻切片、细胞学、血液学),该应用应反映在常规实践中可能遇到的样本类型和诊断的频谱和复杂性。

(8)验证研究应该为同一观察者建立数字切片和玻璃切片之间的诊断一致性(即观察者内变异性)。

(9)在验证过程中,数字和玻璃切片可以按照随机或非随机的顺序进行评估(按照第一和第二种顺序进行检查)。

(10)在观察数字图像和玻璃切片之间至少要有两周的记忆清除期。

(11)验证过程应确认,所有存在于要扫描的载玻片上的材料都包含在数字图像中。

(12)应保存文件,记录在临床实验室中使用的 WSI 系统的方法、测量和验证的最终许可。

11. 合作与交流（collaboration and communication） 远程病理学需要病理学家、外科医生和技术人员之间高度的协调和协作，需要他们之间高度的信任，以确保集体工作的质量和可靠性。教育、培训和实践的价值随着过程的复杂化和潜在影响的增大而增加。

（1）在数字病理小组和 IT 支持人员之间：应指定专门的资讯科技支援人员，协助策划及推行远程病理系统。IT 人员应在任何规划过程的开始就参与其中，并清楚了解系统将用于临床的应用程序/用例（例如对时间敏感的应用，如 IOC 或对时间不太敏感的功能）。如果远程病理系统将在正常时间之外使用，应该有一个明确的紧急 IT 支持计划。

（2）在远程病理学家和现场外科医生之间：在术中病理会诊的情况下，现场外科医生和远程病理学家之间的沟通是至关重要的。理想情况下，外科医生应该是现场的接触者，并且必须能够对标本进行大体检查，除非标本非常小，并且将全部进行组织学检查。远程病理学家可能要求外科医生提供关键的临床信息，并准确显示病变的位置。因此，外科同事应该尽早参与 IOC 远程病理学项目的实施过程。

（3）在远程病理学家和现场实验室人员之间：远程病理学家和现场实验室人员之间的密切互动对于识别和帮助解决技术问题，以及在新技术开发的实施上进行协作非常重要。远程病理学家可能参与现场实验室工作人员对外科大体标本的解剖和取样。

应制订适当的方案，远程病理学家可协助现场实验室工作人员对标本进行解剖和取样，以避免对组织块的性质和起源部位产生误解。必要时应使用大体照片，以便远程病理学家对大体标本进行评估。在经常遇到大型、复杂标本的远程病理学情况下，应强烈考虑交互式（音频和视频）大体检查。任何以前相关报告和切片的实验室档案必须在 IOC 之前提供给远程病理学家。

12. 培训（training） 培训对于使用新的远程病理系统和新的工作流程是一个成功实施和改进管理的关键因素。当工作流程和临床程序可能需要修改时，应该对所有相关人员（现场和远程）给予足够的关注和时间。应该注意确定合理的时间表。培训不应操之过急，而应及时提供，并应在服务开始运作和用户获准使用系统之前完成。

13. 质量管理（quality management） 一个成功的远程病理学服务必须包含质量管理的各种要素，包括一个系统的流程来检查通过远程病理学进行的会诊和初始诊断。有效的质量保证过程是患者安全的一个组成部分。质量保证活动的最终目标是改进卫生保健系统内的做法和程序。作为一个成功的远程病理学服务是建立在现场和远程站点之间的协作基础上的（远程站点可能跨越不同的医疗保健区域），保持质量成为一个重要的因素和挑战。只有通过质量管理，多个站点才能以一种自信和安全的方式协作和交换信息。以下是质量管理的一些内容：

● 督导委员会应监督项目的实施，并由医疗、实验室临床/技术和 IT 代表等主要利益攸关方组成。

● 定期审核和修改相关政策（如切片留存、最终报告存放位置等）。

● 必须向所有参与的站点提供适当级别的硬件和软件文档以及行政和临床程序。

- 应制定切实可行的报告和故障排除流程。

- 应实施一个系统的流程,定期复查通过远程病理学进行的会诊和初始诊断。例如,按照 ATA 的推荐要求,至少有 10%由远程病理学家完成的会诊和诊断被定期复查。

- 记录关键性能参数,如周转时间、冰冻切片诊断的一致性、病例延期到玻片复查的百分比及延期的原因、玻片需要重新扫描的百分比,等等。

- 参与在卫生保健机构建立的远程病理学项目中的病理学家应考虑建立一个适当组成的质量保证委员会,以便进行全切片远程病理学检查。

14. 隐私与安全(privacy and security)　由于大多数远程病理学系统都涉及获取和管理患者个人信息,因此在实施服务之前,应完成一个评估过程,以确定是否遵守保密和安全原则。这一过程通常通过隐私影响评估研究来完成,该研究侧重于软件和硬件环境中的数据工作流,以及该工作流如何满足省级和国家级司法管辖的隐私法律和法规。此外,可能需要对存在的安全威胁风险进行评估。大多数 IT 专业人员都熟悉这样的过程,并且能够提供支持。因为病理学家可能提供跨司法管辖区的远程病理学服务,病理学家应该意识到可能适用多种隐私法规(例如患者及医生所在省份/地区的隐私法例,加拿大保护个人信息和电子文件法等)。

15. 工作量考虑(workload considerations)　远程病理学鼓励不同病理实验室之间的合作,因此,这可能被视为对许多病理学家的威胁,他们害怕工作量增加。目前,从某些分析看,与使用显微镜相比,远程病理学需要额外的时间。随着临床和学术领域对远程病理学的接受和使用的增加,对额外分析时间的需求可能会减少。因此,在每个管辖范围内谈判适当的财政补偿可能是重要的。

16. 文件和归档(documentation and archiving)　在标准的病理学实践中,必须由远程病理学家作出正式报告,该报告可能成为患者病历的一部分。建议所有报告、信函、临床信息和图像在现场和远程地点之间传输时,都应在现场或远程机构存档,或根据管辖区域的要求同时存档。现场应是其生成的所有数字图像的唯一真实来源。

需要建立保存策略,以存储和存档 WSI 图像,以及在远程病理学诊断(IOC,大体检查监控)期间生成的动态、实时图像。如果由于任何原因只能保存图像的一部分,那么应该有一个明确的策略来支持这个决策。

由于病理学家可能提供跨司法管辖区的远程病理学会诊,病理学家可能需要满足多个司法管辖区的记录保存要求。在这方面,远程病理学家希望确保他们的记录保存实践符合病理学家所在的和患者所在的省份/地区相关立法和学院政策中规定的要求。这些要求可能包括医疗记录中的 WSI 图像,以及远程病理学家的正式报告。

17. 技术支持(technical support)　技术支持对于帮助临床过程中的任何计算机系统的操作都是必不可少的。

(1) 本地支持(local support):在远程病理学活动特别是时间敏感的应用中,当病理学家和工作人员遇到任何技术问题时,当地的技术和生物医学支持应该随时提供。

(2) 区域和(或)司法支持(regional and/or jurisdictional support):应该有一个协调

中心或某种形式的区域或司法支持小组或政策，以帮助每个参与站点获得供应商支持和对远程病理学人员的适当培训。远程病理学是一项不断发展的技术，因此需要持续的关注和支持。

（3）设备维护（equipment maintenance）：每个参与现场都应制定适当的设备维护计划，其中可能包括快速更换的备用设备。应按照任何适用的实验室认可要求保存完整的服务和预防性维护记录。

18. 责任（liability） 远程病理学带来了独特的责任问题。因此，病理学家在使用远程病理学时，应该遵循一个谨慎的行动过程，这可能包括咨询其他使用该技术的机构，以确定如何在那里使用该技术（参见"新医疗保健技术引发的医疗法律问题"，www.cmpa-acpm.ca）。

当病理学家通过远程病理学诊疗患者，对自己的责任和责任保护有疑问时，鼓励联系加拿大医疗保护协会（CMPA）征求意见。考虑使用远程病理学的病理学家将有兴趣查看CMPA的出版物"CMPA在远程健康引起的法律问题上的援助：技术使得医生的地点变得不那么重要"（2006年3月出版，2008年8月和2009年3月修订），其中列出了一些指导原则，以确定成员是否有资格在远程医疗实践中获得CMPA援助。该出版物的网址为：www.cmpa.acpm.ca。

一般来说，CMPA协助成员处理远程健康相关事宜的方法与其协助其他事项成员的方法是一致的。在这方面，如果由于在加拿大进行的专业工作而在加拿大出现了法律上的困难，CMPA一般将协助其成员。虽然患者和成员在远程健康实施时可能不在同一省/辖区，但如果在加拿大提起法律诉讼，该成员通常有资格获得CMPA援助。无论是否在加拿大或其他地方提起法律诉讼，CMPA一般不会协助发生在加拿大以外的患者之间的远程健康活动。

19. 许可（licensure） 参与初始诊断登记的远程病理学家必须遵守远程健康活动所涉及的司法管辖区的所有适用许可要求。如果远程病理学家和现场患者位于不同的司法管辖区，则有必要与患者所在司法管辖区的学院进行询问。

三、总结

本文为希望探索或实施远程病理学的病理学家或机构提供了通用指南。鼓励从业人员尝试远程病理方法，因为目前的技术可以为患者、病理学家和医疗保健系统提供显著的好处。这种试验还可明确可能是其实践环境所特有的困难问题/挑战。虽然技术本身会产生很多令人兴奋的东西，但是真正的工作和随后的好处在于更新管理、工作流程和团队协作。

鼓励从业人员与其他病理学家讨论远程病理学，特别是目前正在加拿大运行的主要项目的项目主任。

随着越来越多这样的项目被开发出来，对特定远程病理学标准的需求将不断发展，并有助于这种方法的扩展。然后，可以从许多不同机构和实践情况的集体经验中制定完善的最佳实践指南。

由于这项技术仍在发展中，计划定期审查（更新）本文件。

四、加拿大当前的远程病理学项目

以下项目将对计划和实施患者护理的远程病理学有很好的理解。他们的经验也让他们意识到应用和限制，可以帮助那些正在考虑实施远程病理学的项目：

- 不列颠哥伦比亚省使用远程病理学来实现教育、质量保证和会诊（包括冷冻部分）目的。
- 多伦多大学卫生网络使用远程病理学在其多伦多站点内提供诊断服务（主要是初始冰冻切片解释），并向金斯敦和安大略省北部社区的同事提供诊断服务。
- 拉瓦尔大学（RUIS de l'Université Laval）在 21 个地点开设了远程病理学，用于诊断、第二意见会诊和教育功能。最近，将该系统扩展到全省 15 个新站点的资金已经获得批准。
- 曼尼托巴大学（The University of Manitoba）为特定的教育、质量保证和会诊目的安装了一种扫描仪。
- "安大略东部区域实验室协会"（Eastern Ontario Regional Laboratory Association，EORLA）正处于其参考实验室的远程病理学项目的最后验证阶段。渥太华市立医院及河沿（riverside）站点使用远程病理学（冰冻切片）与渥太华总医院的中央病理中心相连，并计划在 2012 年底整合其他地区的 EORLA 实验室。

附录三　《RCP 远程病理学指南》

一、引言

远程病理学是病理图像的电子传输，通常是来自显微镜的病理图像从一个地点传到另一个地点，用于解释和诊断。在这一定义中，用于传输图像的方法和远程病理学的应用有相当大的差异。

图像的传输可以是静态图像或视频（通过连接在显微镜上的摄像机记录或发送的实时反馈图像）。更常见的情况是，对一整张切片进行一定放大倍数的数字扫描，就会产生一张供远程浏览的"虚拟切片"，在这种情况下，远程浏览者可以操控"虚拟"显微镜的所有功能。

远程病理学的应用包括转介病例征询专家意见、在没有住院病理学家的情况下提供紧急服务、病理讨论会包括多学科会议、质量保证、教育（本科、研究生及继续教育）及能力评估。在缺乏本地病理学家的情况下，对某些核心诊断服务使用"虚拟切片"的需求越来越大。这在未来很可能会增加。

远程病理学应用的多样性使提供指南变得复杂。如果远程病理学被用来促进两个有能力的病理学家之间的讨论，随后通过邮寄交换显微镜载玻片，除了遵守专业标准和临床管理规范的常见要求外，几乎不需要什么指南。

然而，如果在一个地方制作的病理切片在没有本地病理学家介入的情况下，通过一个远程病理学链接在另一个遥远的地方常规地发出报告，就会产生一些新的和困难的问题。

在质量保证和能力评估方面就会出现不同的问题，主要是提供"公平竞争的环境"。重要的是要确保远程病理学和病理学家传统的实践方法（显微镜阅片）是等价的，或者两者之间的差异得到认可和承认。

本文旨在就远程病理学用于支持临床实践时可能出现的问题提供指导。由于这一领域的技术正在迅速发展，我们预计它将需要定期更新。

我们非常感谢皇家放射学学院的同事们允许大量借鉴他们已发表的指南：远程放射学，一个供临床放射科医生使用的指导性文件。

二、远程病理学与远程放射学的比较

病理学和放射学都是高度依赖图像进行诊断的专业。目前，远程放射学系统的应用比远程病理学系统更为广泛，英国皇家放射学学院已经就远程放射学的应用发布了指南。然而，远程病理学和远程放射学之间存在着重要而微妙的差异，需要强调这一点，以防止人们不加批判地认为远程放射学的标准和程序可以直接应用于远程病理学。

在放射学中，诊断性检查本身通常产生已经数字化的图像。这样，在图像从一个地方发送到另一个地方之前，就不需要将它转换成数字形式（例如扫描或拍摄 X 线片）。因而有可能将图像中包含的所有原始诊断信息从一个地方传送到另一个地方。因此，保证了在将病例提交给另一名放射科医生时，没有任何原始诊断信息丢失或衰减。在组织病理学中，原始标本通常是一张组织切片，图像在传输前必须进行数字化，因此可能会导致质量下降。

制造商在放射学中采用了成熟的图像采集、存储和传输（DICOM）国际标准，确保了不同系统之间的某种一致性。这些也正逐渐拓展到组织病理学。

在放射学中，图像的放大范围相对有限，而在组织病理学中，所选区域的放大范围可能非常大，直到光学显微镜的分辨率极限。将显微镜载玻片上的所有材料以相当于 1 000 倍放大的分辨率数字化，会得到比数字放射学图像大几个数量级的数据文件。在诊断组织病理学中，没有建立图像采集、存储和传输的图像标准或技术规范，对系统供应商没有最低要求，也不能保证图像质量。

病理学家要求进行免疫组织化学染色等辅助检查并不少见。在不召回患者的情况下，放射学中不存在进一步检查的类似程序，而这需要更新当地的临床诉求。

放射学图像往往以数字形式拍摄，这意味着多年来，放射学家已接受过训练，了解数字影像的基本原理和影响数字影像质量的因素。

在组织病理学的数字成像技术培训和评估方面，目前还没有类似的要求，因此病理学家不太可能识别和纠正图像质量方面的问题。

三、远程病理学的潜在好处

1. 快速提供专家意见

（1）所有病理学家都会经常遇到需要专家意见或第二意见的病例。远程病理学有潜力让病理学家迅速寻求另一位病理学家的意见。随着专业化程度的提高，即使在病理学家众多的部门，远程病理学也允许与其他专家进行病例讨论，但这在较小的部门可能具有特别的价值。没有必要使用不可替代的蜡块或切片离开本地部门去会诊。

（2）"实时"远程病理学会诊允许当地病理学家和专家同时讨论病例。这大大提高了传统会诊的教育潜力，因为当地的病理学家可以直接接触专家的诊断思路和方法。数字化图像有潜力为病理学家开发更有效的工作方式。导航（浏览）大尺寸切片，或一张切片上的多个部分，比使用传统显微镜时容易得多。这可能通过浏览全部（不遗漏）组织碎片来防止错误，并可能使多个切片/染色/免疫组化之间进行比较更加容易。

（3）如果远程病理学使会诊过程更容易、更快，它有可能被更频繁地使用，提高诊断的准确性和速度，从而提高患者的诊疗质量。

（4）利用远程病理学提供专家意见的历史悠久，图像传输方式多种多样：从转诊病理学家选择的静态图像，通过视频链接，到"虚拟切片"技术。

2. 在没有当地病理学家的情况下提供紧急（术中）诊断服务

（1）多年来，远程病理学一直被用于为人口稀少地区的小型医院提供术中冰冻切片服务，特别是斯堪的纳维亚北部地区，那里的医院没有常驻的组织病理学家。远程病理学家通常可以远程控制当地显微镜，切片和设备的维护由当地技术人员提供。最近，虚拟切片技术的发展提供了一种提供相同类型服务的替代方法。

（2）利用该模式进行远程诊断在英国的少量站点中得到了应用。

3. 提供随叫随到服务（on-call service）

随着专业化程度的提高，在需要随叫随到服务的领域（如移植病理学）工作的病理学家很难找到足够数量的本地同事，他们能够共享随叫随到的轮值表。使用远程病理学可能会让更多的病理学家（远远超出单个提供者的服务范围）为超时服务做出贡献。随着社区网络连接的改善，病理学家可以在家提供专家意见，而无须前往实验室。

4. 为常规病理工作提供远程诊断服务

随着服务需求的增加，人员的短缺和成本的压力，新的技术，如"虚拟切片"，创造了由病理学家在远离患者所在当地医院提供完整的诊断服务的可能性。没有技术上的理由表明病理学家应该和患者在同一个国家。到目前为止，使用这种方法的尝试还非常有限，但很可能会增长。如果使用远程病理学是为了节省成本，这意味着在以后的日子里没有对显微镜切片的"常规"检查。如果当地没有病理学家可以直接与实验室工作人员和临床工作人员进行交流，也会出现沟通问题。

因此，这种远程病理模式引发了许多问题，下面将对此进行更详细的讨论。当信息被传输时，存在同意和保密问题，也存在与数据保护立法有关的问题。

5. 本地为常规病理工作提供诊断服务（"远程显微镜检查"） 虚拟切片技术的最新进展，已导致一些制造商提出，在未来，本地实验室制作的切片将数字化，并提供给本地病理学家，让他们在电脑显示器上检查，而不是使用显微镜。这有时被称为"远程显微镜"，以区别于远程病理学。在这个应用中，与图像质量、可靠性等相关的问题很重要，但是通信问题和法律问题（如下所述）可能不太相关。

6. 图像分析与量化

（1）常规病理学有许多方面需要半定量评估，如肿瘤分级、发育不良程度、炎症或纤维化的严重程度。这些评估是主观的，可重复性差。一些病理学家试图通过将各种图像分析技术应用于数字图像来提高重复性。这些方法尚未得到广泛采用，至少部分原因是生成数字图像和测量所涉及的资源问题。如果定期生成数字图像用于诊断，定量技术的实施将变得更加实用，并可能提高对预后和治疗性生物标志物评估的可靠性。

（2）此类测量方法的引入带来了临床相关性、重复性、质量控制和外部质量评估等问题。这些在任何新的诊断方法或检测方法的引入中都是常见的，因此这里不再进一步讨论。

7. 教育培训

（1）远程病理学已经被广泛用于支持教育和培训。有许多优秀的在线资源，它们拥有非常高质量的案例或图像，并且可获得的材料的广度为更传统的期刊和书籍提供了有价值的补充。由视频会议支持的讨论会和病例会议的流媒体视频正在成为常规培训的一部分。虚拟切片技术有潜力让许多病理学家看到罕见的、有教育意义的病例，就像在他们自己的显微镜下一样。在线查看图片和病例大大减少了旅行的时间和成本，可以在适合学习者的时间进行，并且是公认的继续教育活动。外部质量保证（EQA）方案越来越多地使用虚拟切片技术的内容。

（2）远程显微镜技术在本科课程中也具有一定的价值，有可能以一种结构化的方式向学生介绍显微镜的价值，而不需要维护大量的光学显微镜。

8. 外部质量保证

（1）支持 EQA 的在线方法也已经开发出来，并在英国的一些方案中得到了广泛的应用。远程病理学是一种特别有用的方法，用于分发活检材料，因为活检太小，无法切割足够的复制切片。它还可以用于分发基于切片循环方案的答案，因为它允许所有参与者查看和讨论相同的图像，并保存一个记录，以便将来用作学习资源。

（2）使用远程病理学为 EQA 练习提供图像的好处是，所有参与者都能看到完全相同的材料，并且在必要时可以同时访问它们。从这个意义上说，它为参与者创造了一个更加

"公平的竞争环境"。然而,重要的是要确保这一优势不会因为观看图像的设备和软件质量不同而受到损害。参与者处理数字图像的技能水平也会有所不同。有证据表明,使用显微镜进行诊断所需的专业知识与使用计算机屏幕进行诊断所需的专业知识不一样。因此,虽然病理学家仍然使用传统显微镜进行常规诊断工作,但应采用 EQA 方案,即使用远程病理学来分发材料,以便对与传统显微镜的等效性进行审查,并发现对参与者是公平的。

(3)使用远程显微镜系统进行外部质量保证项目时,应考虑为参与者制订一份最低系统要求清单,例如显示器和计算机规范及操作系统。这类项目的组织者应为互联网连接较慢的参与者提供其他分发数字图像的方法,例如 DVD。参与者应以开放及不受审查的方式,向项目的主办机构及其他参加者提供意见,反映他们在参与外部质量保证计划时的经验。

9. 评估及考试 与 EQA 一样,符合资格的病理学专业考试可能会将远程病理学方法(尤其是"虚拟切片")视为为所有考生创造"公平竞争环境"的方法。不应假定远程病理学所需的技能与使用显微镜进行常规诊断所需的技能相同。

四、现实和潜在的问题

1. 一般情况

(1)引入远程病理学的问题因考虑的应用而异。如前所述,EQA 和检查方面的问题与临床相关性、与传统显微镜的等效性和"公平竞争的环境"有关。定量技术的引入带来了临床相关性、精确性、准确性和质量控制等问题,这些问题在病理学实践的其他领域中是很常见的。因此,本节将集中讨论在诊断工作中使用远程病理学方面的问题。

(2)即使在诊断工作领域内,问题也各不相同,这在很大程度上取决于是否有一名当地病理学家能够承担离开实验室的最后报告的责任。与使用远程病理学来提供一个病例的完整诊断相比,用远程病理学与同事检查一个特定的解释点是一个简单得多的问题。

(3)因此,下面对问题的讨论主要涉及最大问题的应用,即在没有能够全面负责诊断过程的当地病理学家的情况下进行远程诊断。

2. 法律问题 由于远程病理学可用于将图像发送到世界任何地方进行诊断,因此,如果从国外使用远程病理学服务,就会出现几个法律问题。其中一些问题是由欧洲联盟(欧盟)范围内的指令规定的。然而,如果涉及非欧盟国家,则不适用欧盟指令。

(1)注册和重新验证:

● 报告病理学家的注册必须得到欧盟成员国监管机构的认可,如医院、卫生当局或其他组织购买了远程病理学服务。这是维持适当的报告标准的基本要求。报告病理学家必须证明他们接受了适当的继续医学教育,并且他们接受了适当的培训,以便能够执行任务。

● 在英国,普通医学委员会要求医生通过重新验证的过程来证明他们持续适合远程病理实践活动。至关重要的是，这一保证过程也适用于那些从英国以外提供远程病理学服务的临床病理学家。

(2) 责任：

● 在整个欧盟，注意义务的原则是相似的，在法律上，任何临床病理学家观察图像都有可能承担这一责任，无论这些图像是用显微镜还是电脑屏幕查看的。在国民健康服务(National Health Service，NHS)体系中，由信托公司承担着照护患者的监管责任。在苏格兰，这一责任由卫生委员会承担。因信托公司聘请或者约定的临床医师的过失对患者造成损害的，由信托公司对临床医师的行为或者不作为承担替代责任。然而，重要的是，在信托公司和远程病理学供应商之间的合同中，明确界定了服务供应商和报告病理学家的责任。

● 如果数字图像是由第三者(例如商业图像公司)制作，则与第三方签订的合同协议应该明确由该第三方承担的责任，即制作(明确定义的)可接受质量的数字图像。

● 如果法律明文规定了告知义务，那么当患者意识到可能存在疏忽或不作为时，远程病理学提供者就必须通知他们。

(3) 管辖：在英国境外进行的报告不影响信托公司对患者的责任或潜在责任。此外，一名英国患者声称，由于在欧洲执业的一名病理学家的报告疏忽而使他受到了伤害，如果想直接起诉发报告的病理学家，可以在发出报告的国家(称为"主要司法管辖区")或英国(称为"替代司法管辖区")提起诉讼。

(4) 患者保密：远程病理学服务必须确保患者的秘密。技术规范必须足够健全，以确保符合数据保护和其他隐私立法。这是一个复杂的领域，如果正在传输可识别患者或潜在可识别信息，可能需要关于数据保护遵从性的专家建议。

(5) 工作时间指令：该服务的提供者必须遵守欧盟的健康和安全法规，包括工作时间指令(Working Time Directive)。如果远方的病理学家是在独立的环境下工作，特别是如果报酬是根据每一份报告的样本收费，可能没有办法确保不加班，从而对报告标准和患者安全造成风险。

3. 质量问题

(1) 图像质量：

● 目前，对于图像采集、存储、传输或观察，远程病理学还没有明确的最低技术标准。这些标准可能包括：① 图像分辨率；② 应捕获的颜色深度；③ 图像从一个地点传送到另一个地点的速度；④ 任何观测站的必要质量，以确保在偏远地点所捕捉到的资料不会衰减。

● 定义这样的标准将是困难的，因为它们将随着技术的发展和远程病理学的不同用途而改变。例如，在两位病理学家的"实时"咨询中，图像分辨率相对较低的问题可以通过当地病理学家选择相关领域的专家来缓解，以及使用高倍物镜。因此，传统的视频分辨率(640 ×480)可能就足够了。在传输预先选定的静止图像时，AFIP的经验表明，分辨率较高的图像可以产生更准确的诊断。当使用"虚拟切片"技术时，可用的分辨率受到扫描切片的分辨率的限制。对大多数目的足够的分辨率（例如 200×）可能不适用于某些诊断问题（如评估核染色质模式或肾小球病理学）。

- 在传输选定的静止图像时，传输速度并不重要，但在观看远处的虚拟切片时，传输速度就变得至关重要。当评估远程病理系统的速度时，应该记住人眼的反应时间是 0.1 秒，因此，这是眼睛对传统显微镜数据的响应时间。一种能在 1 秒内刷新图像的远程病理学系统目前在技术上令人印象深刻，但比传统显微镜要慢得多。结果是使用这种系统进行诊断，要么比使用传统显微镜花费更长的时间，要么不够准确。大多数发表的研究只考虑了诊断的准确性，而没有考虑速度。

- 为解决这些问题而制定实验室认可标准应是一项优先事项。然而，即使有正式的技术规范，仍有必要由报告的病理学家作出评估，他对患者负有医疗的责任。这种评价应包括：① 向远程病理学家提供的图像是否足以做出准确、明确的诊断？ ② 图像是否符合目的？ ③ 是否已从原始切片传送足够的图像资料，以排除其他诊断？ ④ 所提供的辅助临床及宏观资料是否适当及足够作出安全及明确的诊断？

- 实验室设备和分析的验证和验证的一般原则适用于此，参阅 CPA 的网站：www.cpa-uk.co.uk/support/files/MP-CPAPosition_on_Validation_and_Verification_Policy.pdf。

（2）远程病理学技能培训：必须认识到，使用显微镜进行诊断的技能不会立即自动转化为使用远程病理学系统的技能。需要在培训方面进行投资。随着远程病理学系统的日益普及，评估和再验证程序将越来越多地纳入对远程病理学特有的知识和技能的评估。在这些程序实施之前，病理学家应该仔细考虑，在具体病例上，他们是否有能力提供一个基于查看数字图像的诊断。

（3）技能丢失（deskilling）：

- 如上所述，远程病理学作为一种培训和教育工具具有巨大的潜力。然而，如果在一个实验室中，一个特定类别的标本被常规分配给远方的病理学家进行报告，长期的结果可能是当地相关专业知识的破坏性损失。这对于培养新的病理学家来说可能是一个特别重要的问题，因为他们必须看到所有有关的标本类型。

- 一种标本类型的常规远程报告也可能导致必须在当地进行的程序，例如在没有足够熟练的工作人员提供监督的情况下进行大体解剖和取材。

（4）差异报告与审核：当引入远程病理系统时，一定比例的代表性病例必须由传统的和远程病理系统"双重报告"，以确保一致性；仅依靠已发表文献中报道的低差异诊断率是不够的，因为这些将受到从业者的技能和经验、设备质量和病例组合的影响。随着经验的增加，接受这种双重报告的病例的比例可能会减少，但是，持续的审核对于检测服务质量的后续变化仍然至关重要。必须建立差异报告制度。必须有一种"不推卸责任"的办法来查明和纠正错误，分析根本原因，并改进制度以防止重复发生。

（5）可靠性：实验室必须有在设备发生故障时维持活动的程序。如果报告依赖于单个昂贵的设备（如切片扫描仪、大型计算机服务器和高带宽网络链接），必须有适当的程序，以确保足够迅速地修理或更换这些设备，或者实验室必须随时准备恢复到"传统"诊断方法。

4. 沟通及团队合作问题

（1）远程病理学家与临床工作人员之间的沟通：

● 提供诊断服务除了解释图像外，还包括分析前和分析后阶段。在分析前阶段，必须向临床工作人员提供建议，以确保对标本进行适当的取样和固定。更重要的是，在制订诊断、预后和治疗策略时临床医生和病理学家之间的对话沟通，并确保病理学家充分了解在每种情况下什么信息对临床团队是重要的。多学科团队会议的发展强调了这一点在组织病理学中的重要性。病理学家参加这样的会议是很重要的，即使是通过视频会议而不是亲自参加。

● 病理学家和临床医生之间必须有紧急磋商的途径，以便协助将与病理诊断有关的临床资料转交病理学家，并将紧急及意外的化验结果迅速转交临床医生。

（2）远程病理学家与本地实验室人员之间的沟通：

● 当病理学家与当地的实验室工作人员一起在现场工作时，他们很容易发现和帮助解决技术问题，并就新技术开发的实施进行合作。这种相互作用对团队士气的重要性有时被低估了。

● 越来越多的实验室工作人员接受大体病理标本的解剖和取材，但对于大型和复杂的标本来说仍然存在问题。对于这样的标本，如果远处的病理学家没有参与大体的解剖和取材，应该提供大体的照片作为远程病理学服务的一部分。还必须对标本进行细致的规范化的描述、解剖和取材，以避免对组织块的性质和起源部位产生误解。有争议的是，远程病理学不适合分析大型、复杂或不寻常的切除标本，除非它是由当地和远处的病理学家密切合作完成。

● 远程病理学家和当地实验室工作人员之间的这种相互作用必须促进迅速和有效地提供可能需要的任何进一步的标本、切片或特别检查。

● 远方的病理学家必须能够快速查阅以前相关报告和样本的实验室档案，以便进行比较。

● 在病理学家开展大规模转诊实践的地方，目前病理学家可以在他或她方便的时候安排对转诊显微镜载玻片的检查。"实时"远程会诊技术的发展可能会对病理学家的即时关注产生突然的、意想不到的需求，这可能会造成极大的混乱。也许有必要安排这样的远程病理学会诊。这种形式的工作必须在顾问工作计划中得到认可。

（3）语言问题：如果使用远程病理学来联系病理学家、临床医生、实验室工作人员和不使用同一种语言的办事员，就可能出现语言问题，必须确保使用同一种语言（通常是英语）进行交流的最低标准。然而，即使所有参与者都将英语作为第一语言，当地的习语和方言也会产生误解，尤其是使用缩写时。这种类型的误解尤其可能——而且特别难以察觉——其中涉及主观的定量评估（比如过程的严重性）。通过在报告中加入数字摄影证据，或许可以缓解这种情况。

（4）员工士气：重要的是确保当地技能和报告模式的变化不会导致工作人员丧失士气和征聘方面的问题。

5. 熟悉问题　如果一个遥远地方的病理学家在一个对常见疾病有着广泛不同框架的国家接受过培训和工作，那么对陌生诊断的怀疑指数可能太低，无法进行准确的实践。没有经过一段时间的补充培训，人们不会指望一位称职的英国病理学家能够精通热带疾病的诊断，反之亦然。类似的问题可能出现在不熟悉的实验室或临床医学工作实践中。例如，采样方法或实验室染色方法可能在两个遥远的地方有相同的名称，但可能在性能和结果上有很大的不同。

五、总结

- 远程病理学的方法有潜力改善病理学实践的几个方面，有利于患者的诊疗。

- 迫切需要就远程病理学的使用方式、图像质量、培训和通信方面的认可标准达成协议。这些标准可能需要针对远程病理学的每一个不同的应用。

- 病理学家的培训和评估需要结合数字图像的获取、处理和使用。已通过评估的病理学家也需要将数字图像纳入继续教育管理。

- 熟练使用传统显微镜进行诊断并不一定意味着熟练使用远程病理学进行诊断。这在不同的病理学家和不同的诊断问题中表现各异。病理学家应确保他们已证实自己有能力和相应的设备作出准确的诊断，无论是传统或数字显微镜。

- 引入远程病理学必须配备适当的审核和质量控制方案。

- 如果要使用远程病理学提供不涉及负责任的当地病理学家的诊断服务，就会出现许多法律问题和沟通问题。当实验室无法招募病理学家时，这种远程病理学的应用与通过将显微镜载玻片转送到远处的病理学家来提供诊断服务有许多相似之处。这个问题已经被皇家病理学家学院在其 2003 年 8 月的指南即病理学家参与组织病理学或细胞病理学远程报告的工作守则中有所考虑。该报告的结论是相关的，无论远程报告是通过转送显微镜载玻片还是通过远程病理学实现的。

- 最好的病理学服务是在临床管理、实验室认证、良好运作的实验室和临床团队以及良好的沟通下提供的。

- 远程报告可能是应付劳动力短缺的短期解决办法，但必须认真注意上述问题。在大多数情况下，必须将训练有素的病理学家与相关临床团队密切合作的本地报告视为首选方法。

参 考 文 献

[1] Weinberg DS. How is telepathology being used to improve patient care [J]? Clin Chem, 1996, 42: 831 - 835.

[2] Weinstein RS, Bhattacharyya AK, Graham AR, et al. Telepathology: a ten-yearprogress report [J]. Hum Pathol, 1997, 28: 1 - 7.

[3] Kayser K, Szymas J, Weinstein R. Telepathology: Telecommunication, electronic education and publication in pathology [M]. Berlin: Springer, 1999, 1 - 186.

[4] Weinstein RS, Graham AR, Richter LC, et al. Overview of telepathology, virtual microscopy, and whole slide imaging: prospects for the future [J]. Hum Pathol, 2009, 40: 1057 - 1069.

[5] Pantanowitz L, Evans AJ, Hassell LA, et al. American Telemedicine Association clinical guidelines for telepathology [J]. J Pathol Inform 2014; 5: 39.

[6] Hipp J, Bauer TW, Bui MM, et al. CAP Pathology Resource Guide: Digital Pathology, version 7.0(2), College of American Pathologists [EB/OL]. (2017) [2019 - 06 - 13] https://documents.cap.org/documents/2017-digital-pathology-resource-guide-toc-v7.0.2.0.pdf.

[7] Chlipala E, Elin J, Eichhorn O, et al. Archival and Retrieval in Digital Pathology Systems. Digital Pathology Association [EB/OL].(2011)[2018 - 08 - 08] https://Digital pathology association.org/_data/files/Archival_and_Retrieval_in_Digital_pathology_Systems_final.pdf.

[8] Weinstein RS. Telepathology System Development and Implementation [M]//Eren, Halit, Webster, et al. Telemedicine and Electronic Medicine, 2015, 10.1201/b19210, 581 - 596.

[9] Farahani N, Pantanowitz L. Overview of Telepathology [J]. Clin Lab Med, 2016, 36: 101 - 112.

[10] Weinstein RS. Prospects for telepathology [J]. Hum Pathol, 1986, 17: 433 - 434.

[11] Dunn BE, Almagro UA, Choi H, et al. Dynamic-robotic telepathology: Department of Veterans Affairs feasibility study [J]. Hum Pathol, 1997, 28: 8 - 12.

[12] Dunn BE, Choi H, Recla DL, et al. Robotic surgical telepathology between the Iron Mountain and Milwaukee Department of Veterans Affairs medical centers: a 12-year experience [J]. Hum Pathol, 2009, 40: 1092 - 1099.

[13] Weinstein RS, Bloom KJ, Rozek LS. Static and dynamic imaging in pathology [J]. IEEE Proc Image Management Comm, 1990, 1: 77 - 85.

[14] Krupinski E, Weinstein RS, Bloom KJ, et al. Progress in telepathology: system implementation and testing [J]. Advances in Path Lab Med, 1993, 6: 63 - 87.

[15] Mullick FG, Fontelo P, Pemble C. Telemedicine and telepathology at the Armed Forces Institute of Pathology: history and current mission [J]. Telemed J, 1996, 2: 187 - 193.

[16] Têtu B, Perron E, Louahlia S, et al. The Eastern Québec Telepathology Network: a three-year experience of clinical diagnostic services [J]. Diagnostic Pathology, 2014, 9(Suppl 1): S1.

[17] Tetu B, Evans A. Canadian licensure for the use of digital pathology for routine diagnoses [J]. Arch Pathol Lab Med, 2014, 138: 302 – 304.

[18] Têtu B: The Canadian Association of Pathology guidelines for establishing a diagnostic telepathology service using whole-slide imaging [J]. Ann Pathol, 2014, 34: 256 – 257.

[19] Yingxin Huang, Yan Lei, Qi Wang, et al. Telepathology consultation for frozen section diagnosis in China [J]. Diagnostic Pathology, 2018, 13(29): 1 – 6.

[20] Caron JE, Ying Y, Ye Q, et al. International telecytology: Current applications and future potential [J]. Diagnostic Cytopathology, 2018, 00: 1 – 7.

[21] Zhao C, Wu T, Ding X, et al. International telepathology consultation: Three years of experience between the University of Pittsburgh Medical Center and KingMed Diagnostics in China [J]. J Pathol Inform, 2015, 6: 63.

[22] Fisher SI, Nandedkar MA, Williams BH, et al. Telehematopathology in a clinical consultative practice [J]. Hum Pathol, 2001, 32: 1327 – 1333.

[23] Suhanic W, Crandall I, Pennefather P. An informatics model for guiding assembly of telemicrobiology workstations for malaria collaborative diagnostics using commodity products and open-source software [J]. Malar J, 2009, 8: 164.

[24] Cornish TC, McClintock DS.Medicolegal and regulatory aspects of whole slide imaging-based telepathology [J]. Diagnostic Histopathology, 2014, 20(12): 475 – 481.

[25] Kerr SE, Bellizzi AM, Stelow EB, et al. Initial assessment of fine-needle aspiration specimens by telepathology: validation for use in pathology resident-faculty consultations [J]. Am J Clin Pathol, 2008, 130: 409 – 413.

[26] Hassell LA, Fung K, Chaser B. Digital slides and ACGME resident competencies in anatomic pathology: An altered paradigm for acquisition and assessment [J]. J Pathol Inform, 2011, 2: 27.

[27] Helin H, Lundin M, Lundin J, et al. Web-based virtual microscopy in teaching and standardizing Gleason grading [J]. Hum Pathol, 2005, 36: 381 – 386.

[28] Dee FR. Virtual microscopy in pathology education [J]. Hum Pathol, 2009, 40: 1112 – 1121.

[29] Yamada A. Remote control of the scanning electron microscope [M]//Kumar S, Dunn BE. Telepathology. Berlin: Springer, 2009: 205 – 224.

[30] Maiolino P, De Vico G. Telepathology in veterinary diagnostic cytology [M]//Kumar S, Dunn BE. Telepathology. Berlin: Springer, 2009: 63 – 70.

[31] Krupinski EA. Virtual slide telepathology workstation-of-the-future: Lessons learned from teleradiology [J]. Semin Diagn Pathol, 2009, 26: 194 – 205.

[32] Weinstein RS, Bloom KJ, Rozek LS. Telepathology: System design and specifications [J]. SPIE Proceedings Visual Comm Image Processing, 1987, 845: 404 – 407.

[33] Dunn BE, Choi H, Recla DL, et al. Robotic surgical telepathology between the Iron Mountain and Milwaukee Department of Veterans Affairs Medical Centers: A 12-year experience [J]. Hum Pathol, 2009, 40: 1092 – 1099.

[34] Weinstein RS, Graham AR, Lian F, et al. Reconciliation of diverse telepathology system designs: Historical issues and implications for emerging markets and new applications [J]. APMIS, 2012, 120: 256 – 275.

[35] Farahani N, Parwani AV, Pantanowitz L. Whole slide imaging in pathology: Advantages, limitations, and emerging perspectives [J]. Path Lab Med Intern, 2015, 7: 23 – 33.

[36] Cucoranu LC, Vepa S, Parwani A, et al. Digital pathology: A systematic evaluation of the patent landscape [J]. J Pathol Inform, 2014, 5: 16.

[37] Frierson HF Jr, Galgano MT. Frozen-section diagnosis by wireless telepathology and ultra portable computer: use in pathology resident/faculty consultation [J]. Hum Pathol, 2007, 38: 1330 – 1334.

[38] Hartman DJ, Parwani AV, Cable B, et al. Pocket pathologist: A mobile application for rapid diagnostic surgical pathology consultation [J]. J Pathol Inform, 2014, 5: 10.

［39］Marchevsky AM，Lau SK，Khanafshar E，et al. Internet teleconferencing method for telepathology consultations from lung and heart transplant patients ［J］. Hum Pathol, 2002, 33：410－414.

［40］McKenna JK，Florell SR. Cost-effective dynamic telepathology in the Mohs surgery laboratory utilizing iChat AV videoconferencing software ［J］. Dermatol Surg, 2007, 33：62－68.

［41］Klock C，Gomes Rde P. Web conferencing systems：Skype and MSN in telepathology ［J］. Diagn Pathol, 2008, 3(Suppl 1)：S13.

［42］Weinstein RS，Descour MR，Liang C，et al. Telepathology overview：From concept to implementation ［J］. Hum Pathol, 2001, 32：1283－1299.

［43］Nordrum I，Engum B，Rinde E，et al. Remote frozen section service：A telepathology project to northern Norway ［J］. Hum Pathol, 1991, 22：514－518.

［44］Evans AJ，Chetty R，Clarke BA，et al. Primary frozen section diagnosis by robotic microscopy and virtual slide telepathology：the University Health Network experience ［J］. Hum Pathol, 2009, 40：1070－1081.

［45］Weinstein RS，Descour MR，Liang C，et al. An array microscope for ultrarapid virtual slide processing and telepathology：Design, fabrication, and validation study ［J］. Hum Pathol, 2004, 35：1303－1314.

［46］Meyer J，Pare G. Telepathology Impacts and Implementation Challenges ［J］. Arch Pathol Lab Med, 2015, 139：1150－1157.

［47］Thrall MJ，Rivera AL，Takei H，et al. Validation of a novel robotic telepathology platform for neuropathology intraoperative touch preparations ［J］. J Pathol Inform, 2014, 5：21.

［48］Zangbar B，Pandit V，Rhree PI，et al. Smartphone surgery：How technology can transform practice ［J］. Telemedicine & eHealth, 2014, 20：590－592.

［49］Montgomery ND，Tomoka T，Krysiak R，et al. Practical Successes in Telepathology Experiences in Africa ［J］. Clin Lab Med, 2018, 38(1)：141－150.

［50］Lippman H. How apps are changing family medicine ［J］. J Fam Pract, 2013, 62：362－367.

［51］Park S，Parwani A，Satyanarayanan M，et al. Handheld computing in pathology ［J］. J Pathol Inform, 2012, 3：15.

［52］Lehman JS，Gibson LE. Smart teledermatopathology：A feasibility study of novel, high-value, portable, widely accessible and intuitive telepathology methods using handheld electronic devices ［J］. J Cutan Pathol, 2013, 40：513－518.

［53］Fontelo P，Liu F，Yagi Y. Evaluation of a smartphone for telepathology：Lessons Learned ［J］. J Pathol Inform, 2015, 6：35.

［54］Ekong D，Liu F，Brown GT，et al. Evaluation of android smartphones for telepathology ［J］. J Pathol Inform, 2017, 8：16.

［55］Yang Z，Zhan Q，Single-shot smartphone-based quantitative phase imaging using a distorted grating ［J］. PloS One, 2016, 11(7)：e0159596.

［56］Auguste L，Palsana D，Mobile whole slide imaging（mWSI）：a low resource acquisition and transport technique for microscopic pathological specimens ［J］. BMJ innov, 2015：56.

［57］Abate A，Kifle M，Okuboyejo S，et al. A mobile-based telepathology system for a low resource setting in Ethiopia ［J］. Applied Computing and Informatics, 2018, 14：186－191.

［58］TerryDr Info Technology. Scalable Whole Slide Imaging, sWSI. 2017. URL：http://en.mydigipath.com/.

［59］Yu H，Gao F，Jiang L，et al. Development of a whole slide imaging system on smartphones and evaluation with frozen section samples ［J］. JMIR Mhealth Uhealth, 2017；15；5(9)：e132.

［60］Huang YN，Peng XC，Ma SX，et al. Development of Whole Slide Imaging on Smartphones and Evaluation With ThinPrep Cytology Test Samples：Follow-Up Study ［J］. JMIR MHealth UHealth, 2018, 6(4)：e82.

［61］Szymas J，Lundin M. Five years of experience teaching pathology to dental students using the WebMicroscope ［J］. Diagn Pathol, 2011, 6(suppl 1)：S13.

［62］Ho J，Parwani AV，Jukic DM，et al. Use of whole slide imaging in surgical pathology quality assurance：design and pilot validation studies ［J］. Hum Pathol, 2006, 37(3)：322－331.

［63］Wiley CA，Murdoch G，Parwani A，et al. Interinstitutional and interstate teleneuropathology ［J］. J Pathol

Inform, 2011, 2: 21.

[64] Moser PL, Stadlmann S, Heinzle G, et al. A cost comparison of telepathology and a visiting pathologist service [J]. J Telemed Telecare, 2003, 9(4): 200 – 203.

[65] Dunn BE, Choi H, Almagro UA, et al. Combined robotic and nonrobotic telepathology as an integral service component of a geographically dispersed laboratory network [J]. Hum Pathol, 2001, 32(12): 1300 – 1303.

[66] African Strategies for Advancing Pathology Group Members. Quality pathology and laboratory diagnostic services are key to improving global health outcomes [J]. Am J Clin Pathol, 2015, 143: 325 – 328.

[67] Wilson ML. Advocating for pathology [J]. Am J Clin Pathol, 2016, 145: 580 – 581.

[68] the Association of Medical Colleges. the total number of pathologists in the United States [EB/OL]. (2014) [2018 – 12 – 15] https://members.aamc.org/eweb/upload/Physician%20 Specialty%20DataBook%20pdf.

[69] Sawai T, Uzuki M, Kamataki A, et al. The state of telepathology in Japan [J]. J Pathol Informat, 2010, 1 – 13.

[70] Nakajima I. Forecast on the application of japanese universal service fund to remote diagnosis for frozen section [J]. J Med Syst, 2010, 34(6): 1023 – 1031.

[71] Leong AS-Y, Leong JW-M: Strategies for laboratory cost containment and for pathologist shortage: centralised pathology laboratories with microwave-stimulated histoprocessing and telepathology [J]. Pathology, 2005, 37(1): 5 – 9.

[72] Legge M: Extended role of medical laboratory scientists in diagnostic pathology[R]. Dunedin, NZ: District Health Boards (NZ) Technical Workforce Strategy Group, 2008.

[73] Pollett AF, Lajoie G, Colgan TJ. Canadian laboratory physician supply: falling behind [J]. Can J Pathol, 2011, 3(1): 12 – 17.

[74] Adesina A, Chumba D, Nelson AM, et al. Improvement of pathology in sub-Saharan Africa [J]. Lancet Oncol, 2013, 14: e152 – e157.

[75] Bashshur RL. Telemedicine effects: cost, quality, and access [J]. J Med Syst, 1995, 19(2): 81 – 91.

[76] Kayser K. Telepathology in Europe: its practical use [J]. Arch Anat Cytol Pathol, 1995, 43(4): 196 – 199.

[77] Pare G, Meyer J, Trudel MC, et al. Impacts of a Large Decentralized Telepathology Network in Canada [J]. Telemedicine and e-Health, 2016, 22(3): 1 – 5.

[78] Ayad E, Yagi Y. Virtual microscopy beyond the pyramids, applications of WSI in Cairo University for E-education & telepathology [J]. Anal Cell Pathol (Amst), 2012, 35(2): 93 – 95.

[79] Isaacs M, Lennerz JK, Yates S, et al. Implementation of whole slide imaging in surgical pathology: a value added approach [J]. J Pathol Inform, 2011, 2: 39.

[80] Isse K, Lesniak A, Grama K, et al. Digital transplantation pathology: combining whole slide imaging, multiplex staining and automated image analysis [J]. Am J Transplant, 2012, 12(1): 27 – 37.

[81] Kldiashvili E. Telemedicine for pathology [J]. Stud Health Technol Inform, 2008, 131: 227 – 243.

[82] Kayser K. Introduction of virtual microscopy in routine surgical pathology-a hypothesis and personal view from Europe [J]. Diagn Pathol, 2012, 7: 48.

[83] Graham AR, Bhattacharyya AK, Scott KM, et al. Virtual slide telepathology for an academic teaching hospital surgical pathology quality assurance program [J]. Hum Pathol, 2009, 40(8): 1129 – 1136.

[84] Pantanowitz L, Valenstein PN, Evans AJ, et al. Review of the current state of whole slide imaging in pathology [J]. J Pathol Inform, 2011, 2: 36.

[85] Eide TJ, Nordrum I. Current status of telepathology [J]. APMIS, 1994, 102(12): 881 – 890.

[86] Shanmugaratnam K. Happenings in histopathology — a post-World War II perspective [J]. Ann Acad Med Singapore, 2007, 36(8): 691 – 697.

[87] Cornish TC, Swapp RE, Kaplan KJ. Whole-slide imaging: routine pathologic diagnosis [J]. Adv Anat Pathol, 2012, 19(3): 152 – 159.

[88] Williams S, Henricks WH, Becich MJ, et al. Telepathology for patient care: what am I getting myself into [J]? Adv Anat Pathol, 2010, 17(2): 130 – 149.

[89] Pagni F, Bono F, Di Bella C, et al. Virtual surgical pathology in underdeveloped countries: the Zambia project [J]. Arch Pathol Lab Med, 2011, 135(2): 215 - 219.

[90] Shiferaw F, Zolfo M. The role of information communication technology (ICT) towards universal health coverage: the first steps of a telemedicine project in Ethiopia [J]. Glob Health Action, 2012, 5: 1 - 8.

[91] Kayser K, Borkenfeld S, Kayser G. How to introduce virtual microscopy (VM) in routine diagnostic pathology: constraints, ideas, and solutions [J]. Anal Cell Pathol (Amst), 2012, 35(1): 3 - 10.

[92] Brauchli K, Oberli H, Hurwitz N, et al. Diagnostic telepathology: longterm experience of a single institution [J]. Virchows Arch, 2004, 444(5): 403 - 409.

[93] Daniel C, Booker D, Beckwith B, et al. Standards and specifications in pathology: image management, report management and terminology [J]. Stud Health Technol Inform, 2012, 179: 105 - 122.

[94] Bhattacharyya AK, Davis JR, Halliday BE, et al. Case triage model for the practice of telepathology [J]. Telemed J E Health, 1995, 1(1): 9 - 17.

[95] Tetu B, Fortin J-P, Gagnon M-P, et al. The challenges of implementing a "patient-oriented" telepathology network: the Eastern Quebec telepathology project experience [J]. Anal Cell Pathol (Amst), 2012, 35 (1): 11 - 18.

[96] Brauchli K, Mahony D, Banach L, et al. iPath — a telemedicine platform to support health providers in low resource settings [J]. Stud Health Technol Inform, 2005, 114: 11 - 17.

[97] Dennis T, Start RD, Cross SS. The use of digital imaging, video conferencing, and telepathology in histopathology: a national survey [J]. J Clin Pathol, 2005, 58(3): 254 - 258.

[98] Dierks C. Legal aspects of telepathology [J]. Anal Cell Pathol, 2000, 21(3 - 4): 97 - 99.

[99] Farahani N, Riben M, Evans AJ, et al. International Telepathology: Promises and Pitfalls [J]. Pathobiology, 2016, 83: 121 - 126.

[100] Trudel MC, Pare G, Laflamme J. Health information technology success and the art of being mindful: preliminary insights from a comparative case study analysis [J]. Health Care Manage Rev, 2012, 37(1): 31 - 42.

[101] Tetu B, Evans A. Canadian Licensure for the Use of Digital Pathology for Routine Diagnoses [J]. Arch Pathol Lab Med, 2014, 138: 302 - 304.

[102] Sukal SA, Busam KJ, Nehal KS, et al. Clinical application of dynamic telepathology in Mohs surgery [J]. Dermatol Surg, 2005, 31: 1700 - 1703.

[103] Eichhorn JH, Brauns TA, Gelfand JA, et al. A novel automated screening and interpretation process for cervical cytology using the internet transmission of low-resolution images: A feasibility study [J]. Cancer, 2005, 105: 199 - 206.

[104] Bashshur RL, Krupinski EA, Weinstein RS, et al. The Empirical Foundations of Telepathology: Evidence of Feasibility and Intermediate Effects [J]. TELEMEDICINE and e-HEALTH, 2017, 23(3): 155 - 191.

[105] Crimmins D, Crooks D, Pickles A, et al. Use of telepathology to provide rapid diagnosis of neurosurgical specimens [J]. Neurochirurgie, 2005, 51: 84 - 88.

[106] Johnston DJ, Costello SP, Dervan PA, et al. Development and preliminary evaluation of the VPS ReplaySuite: A virtual double-headed microscope for pathology [J]. BMC Med Inform Decis Making, 2005, 5: 10.

[107] Vari S, Cserneky M, Kadar A, et al. Development of present and future of telepathology in Hungary [J]. Pathol Oncol Res, 2005, 11: 174 - 177.

[108] Krupinski EA, Tillack AA, Richter L, et al. Eye-movement study and human performance using telepathology virtual slides: Implications for medical education and differences with experience [J]. Hum Pathol, 2006, 37: 1543 - 1556.

[109] Jialdasani R, Desai S, Gupta M, et al. An analysis of 46 static telecytology cases over a period of two years [J]. J Telemed Telecare, 2006, 12: 311 - 314.

[110] Abdirad A, Sarrafpour B, Ghaderi-Sohi S. Static telepathology in cancer institute of Tehran university: Report of the first academic experience in Iran [J]. Diagn Pathol, 2006, 1: 33.

[111] Teodorovic I, Isabelle M, Carbone A, et al. TuBaFrost 6: Virtual microscopy in virtual tumour banking [J]. Eur J Cancer, 2006, 42: 3110 - 3116.

[112] Ayatollahi H, Khoei A, Mohammadian N, et al. Telemedicine in diagnostic pleural cytology: A feasibility study between universities in Iran and the USA [J]. J Telemed Telecare, 2007, 13: 363 - 368.

[113] Massone C, Soyer HP, Lozzi GP, et al. Feasibility and diagnostic agreement in teledermatopathology using a virtual slide system [J]. Hum Pathol, 2007, 38: 546 - 554.

[114] Slodkowska J, Chyczewski L, Wojciechowski M. Virtual slides: Application in pulmonary pathology consultations [J]. Folia Histochem et Cytobiol, 2008, 46: 121 - 124.

[115] Liang WY, Hsu CY, Lai CR, et al. Low-cost telepathology system for intraoperative frozen-section consultation: Our experience and review of the literature [J]. Hum Pathol, 2008, 39: 56 - 62.

[116] Tsuchihashi Y, Takamatsu T, Hashimoto Y, et al. Use of virtual slide system for quick frozen intra-operative telepathology diagnosis in Kyoto, Japan [J]. Diagn Pathol, 2008, 3(Suppl 1): S6.

[117] Ayad E, Sicurello F. Telepathology in emerging countries pilot project between Italy and Egypt [J]. Diagn Pathol, 2008, 3(Suppl 1): S2.

[118] Giansanti D, Castrichella L, Giovagnoli MR. Telepathology requires specific training for the technician in the biomedical laboratory [J]. Telemed J E Health, 2008, 14: 801 - 807.

[119] Glotsos D, Georgiadis P, Kostopoulos S, et al. A pilot study investigating the minimum requirements necessary for grading astrocytomas remotely [J]. Anal Quant Cytol Histol, 2009, 31: 262 - 268.

[120] Kldiashvili E, Schrader T. Implementation of telepathology in the republic of georgia [J]. Telemed J E Health, 2009, 15: 479 - 483.

[121] Potts SJ. Digital pathology in drug discovery and development: Multisite integration [J]. Drug Discov Today, 2009, 14: 935 - 941.

[122] Horbinski C, Hamilton RL. Application of telepathology for neuropathologic intraoperative consultations [J]. Brain Pathol (Zurich, Switzerland), 2009, 19: 317 - 322.

[123] Nielsen PS, Lindebjerg J, Rasmussen J, et al. Virtual microscopy: An evaluation of its validity and diagnostic performance in routine histologic diagnosis of skin tumors [J]. Hum Pathol, 2010, 41: 1770 - 1776.

[124] Ryskal O, Muschinskaja M, Gobel U, et al. Telemicroscopic conferences for children of the Perm territory with suspected or proven malignant solid tumors [J]. Klin Padiatr, 2010, 222: 199 - 202.

[125] Khurana KK, Swati I, Kasturi R, et al. Telecytopathology for rapid preliminary diagnosis of ultrasound-guided fine-needle aspiration of thyroid nodules [J]. Telemed J E Health, 2011, 17: 763 - 767.

[126] Marotti JD, Glatz K, Parkash V, et al. International Internet-based assessment of observer variability for diagnostically challenging endometrial biopsies [J]. Arch Pathol Lab Med, 2011, 135: 464 - 470.

[127] Ramey J, Fung KM, Hassell LA. Use of mobile high-resolution device for remote frozen section evaluation of whole slide images [J]. J Pathol Inform, 2011, 2: 41.

[128] Slodkowska J, Markiewicz T, Grala B, et al. Accuracy of a remote quantitative image analysis in the whole slide images [J]. Diagn Pathol, 2011, 6(Suppl 1): S20.

[129] Wamala D, Katamba A, Dworak O. Feasibility and diagnostic accuracy of Internet-based dynamic telepathology between Uganda and Germany [J]. J Telemed Telecare, 2011, 17: 222 - 225.

[130] Intersimone D, Snoj V, Riosa F, et al. Transnational telepathology consultations using a basic digital microscope: Experience in the ItalySlovenjia interreg project "patient without borders" [J]. Diagn Pathol, 2011, 6 (Suppl 1): S25.

[131] Prosch H, Hoffmann E, Bernhardt K, et al. Dynamic telecytologic evaluation of imprint cytology samples from CT-guided lung biopsies: A feasibility study [J]. Eur Radiol, 2011, 21: 1922 - 1927.

[132] Kldiashvili E, Schrader T. Reproducibility of telecytology diagnosis of cervical smears in a quality assurance program: The Georgian experience [J]. Telemed J EHealth, 2011, 17: 565 - 568.

[133] Harnden P, Coleman D, Moss S, et al. Evaluation of the use of digital images for a national prostate core external quality assurance scheme [J]. Histopathology, 2011, 59: 703 - 709.

[134] Khurana KK, Rong R, Wang D, et al. Dynamic telecytopathology for on-site preliminary diagnosis of endoscopic ultrasound-guided fine needle aspiration of pancreatic masses [J]. J Telemed Telecare, 2012, 18: 253 – 259.

[135] Heimann A, Maini G, Hwang S, et al. Use of telecytology for the immediate assessment of CT guided and endoscopic FNA cytology: Diagnostic accuracy, advantages, and pitfalls [J]. Diagn Cytopathol, 2012, 40: 575 – 581.

[136] Goyal A, Jhala N, Gupta P. TeleCyP (Telecytopathology): Real-time fine-needle aspiration interpretation [J]. Acta Cytol, 2012, 56: 669 – 677.

[137] Gimbel DC, Sohani AR, Prasad Busarla SV, et al. A static-image telepathology system for dermatopathology consultation in East Africa: The Massachusetts General Hospital Experience [J]. J Am Acad Dermatol, 2012, 67: 997 – 1007.

[138] Sohani AR, Sohani MA. Static digital telepathology: A model for diagnostic and educational support to pathologists in the developing world [J]. Anal Cell Pathol (Amst), 2012, 35: 25 – 30.

[139] Al Habeeb A, Evans A, Ghazarian D. Virtual microscopy using whole-slide imaging as an enabler for teledermatopathology: A paired consultant validation study [J]. J Pathol Inform, 2012, 3: 2.

[140] Gould PV, Saikali S. A comparison of digitized frozen section and smear preparations for intraoperative neurotelepathology [J]. Anal Cell Pathol (Amst), 2012, 35: 85 – 91.

[141] Nakayama I, Matsumura T, Kamataki A, et al. Development of a teledermatopathology consultation system using virtual slides [J]. Diagn Pathol, 2012, 7: 177.

[142] Washiya K, Takamizu R, Kumagai Y, et al. World wide web-based cytological analysis of atypical squamous cells cannot exclude high-grade intraepithelial lesions [J]. Acta Cytol, 2012, 56: 47 – 54.

[143] Gifford AJ, Colebatch AJ, Litkouhi S, et al. Remote frozen section examination of breast sentinel lymph nodes by telepathology [J]. ANZ J Surg, 2012, 82: 803 – 808.

[144] Sanders DS, Grabsch H, Harrison R, et al. Comparing virtual with conventional microscopy for the consensus diagnosis of Barrett's neoplasia in the AspECT Barrett's chemoprevention trial pathology audit [J]. Histopathology, 2012, 61: 795 – 800.

[145] Al-Janabi S, Huisman A, Van Diest PJ. Digital pathology: Current status and future perspectives [J]. Histopathology, 2012, 61: 1 – 9.

[146] Kumar N, Busarla SV, Sayed S, et al. Telecytology in East Africa: A feasibility study of forty cases using a static imaging system [J]. J Telemed Telecare, 2012, 18: 7 – 12.

[147] Puppa G, Senore C, Sheahan K, et al. Diagnostic reproducibility of tumour budding in colorectal cancer: A multicentre, multinational study using virtual microscopy [J]. Histopathology, 2012, 61: 562 – 575.

[148] Izquierdo RE, Kasturi R, Khurana K, et al. Feasibility of immediate assessment of fine needle aspirates of thyroid nodules by telecytopathology [J]. Endocr Pract, 2013, 19: 14 – 18.

[149] Jen KY, Olson JL, Brodsky S, et al. Reliability of whole slide images as a diagnostic modality for renal allograft biopsies [J]. Hum Pathol, 2013, 44: 888 – 894.

[150] Etit D, Tan A, Bakir K, et al. Interobserver agreement in salivary gland neoplasms by telepathology: An analysis of 47 cases [J]. Anal Quant Cytopathol Histopathol, 2013, 35: 114 – 120.

[151] Braunhut BL, Graham AR, Lian F, et al. Subspecialty surgical pathologist's performances as triage pathologists on a telepathology-enabled quality assurance surgical pathology service: A human factors study [J]. J Pathol Inform, 2014, 5: 18.

[152] Perron E, Louahlia S, Nadeau L, et al. Telepathology for intraoperative consultations and expert opinions: The experience of the Eastern Quebec Telepathology Network [J]. Arch Pathol Lab Med, 2014, 138: 1223 – 1228.

[153] Houghton JP, Ervine AJ, Kenny SL, et al. Concordance between digital pathology and light microscopy in general surgical pathology: A pilot study of 100 cases [J]. J Clin Pathol, 2014, 67: 1052 – 1055.

[154] Banihashemi A, Asgari M, Shooshtarizade T, et al. Electronic expert consultation using digital still images for evaluation of atypical small acinar proliferations of the prostate: A comparison with

immunohistochemistry [J]. Ann Diagn Pathol, 2014, 18: 163 - 170.

[155] Randell R, Ruddle RA, Thomas RG, et al. Diagnosis of major cancer resection specimens with virtual slides: Impact of a novel digital pathology workstation [J]. Hum Pathol, 2014, 45: 2101 - 2106.

[156] Vitkovski T, Bhuiya T, Esposito M. Utility of telepathology as a consultation tool between an off-site surgical pathology suite and affiliated hospitals in the frozen section diagnosis of lung neoplasms [J]. J Pathol Inform, 2015, 6: 55.

[157] Bott MJ, James B, Collins BT, et al. A prospective clinical trial of telecytopathology for rapid interpretation of specimens obtained during endobronchial ultrasound-fine needle aspiration [J]. Ann Thorac Surg, 2015, 100: 201 - 206.

[158] McCarthy EE, McMahon RQ, Das K, et al. Internal validation testing for new technologies: Bringing telecytopathology into the mainstream [J]. Diagn Pathol, 2015, 43: 3 - 7.

[159] Goswami R, Pi D, Pal J, et al. Performance evaluation of a dynamic telepathology system (Panoptiq) in the morphologic assessment of peripheral blood film abnormalities [J]. Intern J Lab Hematol, 2015, 37: 365 - 371.

[160] Pradhan D, Monaco SE, Parwani AV, et al. Evaluation of panoramic digital images using Panoptiq for frozen section diagnosis [J]. J Pathol Inform, 2016, 7: 26.

[161] Agarwal S, Zhao L, Zhang R, et al. FaceTime validation study: Low-cost streaming video for cytology adequacy assessment [J]. Cancer Cytopathol, 2016, 124: 213 - 220.

[162] Vyas NS, Markow M, Prieto-Granada C, et al. Comparing whole slide digital images versus traditional glass slides in the detection of common microscopic features seen in dermatitis [J]. J Pathol Inform, 2016, 7: 30.

[163] Eccher A, Neil D, Ciangherotti A, et al. Digital reporting of whole-slide images is safe and suitable for assessing organ quality in preimplantation renal biopsies [J]. Hum Pathol, 2016, 47: 115 - 120.

[164] Cheng CL, Azhar R, Sng SH, et al. Enabling digital pathology in the diagnostic setting: Navigating through the implementation journey in an academic medical centre [J]. J Clin Pathol, 2016, 0: 1 - 9.

[165] Gohari SH, Bahaadinbeigy K.Needs Assessment of Pathologists Using Telepathology Systems [J]. Acta Inform Med, 2016, 24(4): 293 - 295.

[166] Suzuki M, Nanjo H, Sugiyama T. Usefulness of telepathology for partial breast resection in breast cancer [J]. Euro J Surg Oncol, 2016, 42(9): S135.

[167] Wilson C. Telepathology: Reducing Time from Biopsy to Treatment in Limited Resource Settings [J]. Annals of Global Health, 2017, 83(1): 185.

[168] Gozali E, Safdari R, Sadeghi M, et al. Preconceived stakeholders' attitude toward telepathology: implications for successful implementationn [J]. J Pathol Inform, 2017, 8: 50.

[169] Chandraratnam E, Santos L, Chou S, et al. Remote frozen section examination of parathyroidectomy specimens by telepathology using mikroscan D2 and Aperio LV1: a validation study [J]. Internal Medicine Journal.2017, 47 (Suppl 3): 7 - 8.

[170] Ghosh A, Brown GT, Fontelo B, et al. Telepathology at the Armed Forces Institute of Pathology: A retrospective review of consultations from 1996 to 1997 [J]. Arch Pathol Lab Med, 2018, 142: 248 - 252.

[171] Mea DV. 25 years of telepathology research: A bibliometric analysis [J]. Diagn Pathol, 2011, 6(Suppl 1): S26.

[172] BauerTW, Slaw RJ.Validating Whole-Slide Imaging for consultation diagnoses in surgical pathology [J]. Arch Pathol Lab Med, 2014, 138: 1459 - 1465.

[173] Je Chen, Yahui Jiao, Chaohui Lu, et al. A nationwide telepathology consultation and quality control program in China: implementation and result analysis [J]. Diagnostic Pathology 2014, 9(Suppl 1)S2.

[174] Winokur TS, McClellan S, Siegal GP, et al. A prospective trial of telepathology for intraoperative consultation (frozen sections) [J]. Hum Pathol, 2000, 31: 781 - 785.

[175] Demichelis F, Barbareschi M, Boi S, et al. Robotic telepathology for intraoperative remote diagnosis using a still-imaging-based system [J]. Am J Clin Pathol, 2001, 116: 744 - 752.

[176] Kaplan KJ, Burgess JR, Sandberg GD, et al. Use of robotic telepathology for frozen-section diagnosis: a retrospective trial of a telepathology system for intraoperative consultation [J]. Mod Pathol, 2002, 15: 1197-1204.

[177] Moser PL, Lorenz IH, Sogner P, et al. The accuracy of telediagnosis of frozen sections is inferior to that of conventional diagnosis of frozen sections and paraffin-embedded sections [J]. J Telemed Telecare, 2003, 9: 130-134.

[178] Ribbacka S, Flessa S, Gromoll-Bergmann K, et al. Virtual slide telepathology with scanner systems for intraoperative frozen-section consultation [J]. Pathology-Research and Practice, 2014, 210: 377-382.

[179] Chandraratnam E, Santos LD, Chou S, et al. Parathyroid frozen section interpretation via desktop telepathology systems: A validation study [J]. J Pathol Inform, 2018, 9: 41.

[180] Oberholzer M, Fischer HR, Christen H, et al. Telepathology: frozen section diagnosis at a distance [J]. Virchows Arch, 1995, 426: 3-9.

[181] Della Mea V, Cataldi P, Pertoldi B, et al. Combining dynamic and static robotic telepathology: a report on 184 consecutive cases of frozen sections, histology and cytology [J]. Anal Cell Pathol, 2000, 20: 33-39.

[182] Dawson PJ, Johnson JG, Edgemon LJ, et al. Outpatient frozen sections by telepathology in a Veterans Administration medical center [J]. Hum Pathol, 2000, 31: 786-788.

[183] Hutarew G, Dandachi N, Strasser F, et al. Two-year evaluation of telepathology [J]. J Telemed Telecare, 2003, 9: 194-199.

[184] Terpe HJ, Muller W, Liese A, et al. Frozen section telepathology in the clinical routine of a breast cancer center [J]. Pathologe, 2003, 24: 150-153.

[185] Hitchcock CL, Hitchcock LE. Three years of experience with routine use of telepathology in assessment of excisional and aspirate biopsies of breast lesions [J]. Croat Med J, 2005, 46: 449-457.

[186] Hutarew G, Schlicker HU, Idriceanu C, et al. Four years experience with teleneuropathology [J]. J Telemed Telecare, 2006, 12: 387-391.

[187] Horbinski C, Fine JL, Medina-Flores R, et al. Telepathology for intraoperative neuropathologic consultations at an academic medical center: a 5-year report [J]. J Neuropathol Exp Neurol, 2007, 66: 750-759.

[188] French JMR, Betney DT, Abah U, et al. Digital pathology is a practical alternative to on-site intra-operative frozen section diagnosis in thoracic surgery [J]. Histopathology, 2019, 74(6): 902-907.

[189] Vosoughi A, Smith PT, Zeitouni JA, et al. Frozen section evaluation via dynamic real-time nonrobotic telepathology system in a university cancer center by resident/faculty cooperation team [J]. Human Pathology, 2018, 78: 144-150.

[190] Pantanowitz L, Sinard JH, Henricks WH, et al. Validating whole slide imaging for diagnostic purposes in pathology: guideline from the College of American Pathologists Pathology and Laboratory Quality Center [J]. Arch Pathol Lab Med, 2013, 137: 1710-1722.

[191] Al-Janabi S, Huisman A, Vink A, et al. Whole slide images for primary diagnostics in dermatopathology: a feasibility study [J]. J Clin Pathol, 2012, 65: 152-158.

[192] Shah KK, Lehman JS, Gibson LE, et al. Validation of diagnostic accuracy with whole-slide imaging compared with glass slide review in dermatopathology [J]. J Am Acad Dermatol, 2016, 75 (6): 1229-1237.

[193] Al-Janabi S, Huisman A, Willems SM, et al. Digital slide images for primary diagnostics in breast pathology: a feasibility study [J]. Hum Pathol, 2012, 43: 2318-2325.

[194] Krishnamurthy S, Mathews K, McClure S, et al. Multi-institutional comparison of whole slide digital imaging and optical microscopy for interpretation of hematoxylin-eosin-stained breast tissue sections [J]. Arch Pathol Lab Med, 2013, 137: 1733-1739.

[195] Al-Janabi S, van Slooten H-J, Visser M, et al. Evaluation of Mitotic Activity Index in Breast Cancer Using Whole Slide Digital Images [J]. PLoS ONE, 2013, 8(12): e82576.

[196] Nassar A, Cohen C, Agersborg SS, et al. A multisite performance study comparing the reading of immunohistochemical slides on a computer monitor with conventional manual microscopy for estrogen and progesterone receptor analysis [J]. Am J Clin Pathol, 2011, 135: 461 - 467.

[197] Minot DM, Kipp BR, Root RM, et al. Automated cellular imaging system Ⅲ for assessing HER2 status in breast cancer specimens: development of a standardized scoring method that correlates with FISH [J]. Am J Clin Pathol, 2009, 132: 133 - 138.

[198] Rojo MG, Bueno G, Slodkowska J. Review of imaging solutions for integrated quantitative immunohistochemistry in the pathology daily practice [J]. Folia Histochem Cytobiol, 2009, 47: 349 - 354.

[199] Al-Janabi S, Huisman A, Vink A, et al. Whole slide images for primary diagnostics of gastrointestinal tract pathology: a feasibility study [J]. Hum Pathol, 2012, 43: 702 - 707.

[200] Molnar B, Berczi L, Diczhazy C, et al. Digital slide and virtual microscopy based routine and telepathology evaluation of routine gastrointestinal biopsy specimens [J]. J Clin Pathol, 2003, 56: 433 - 438.

[201] Risio M, Bussolati G, Senore C, et al. Virtual microscopy for histology quality assurance of screen-detected polyps [J]. J Clin Pathol, 2010, 63: 916 - 920.

[202] Ordi J, Castillo P, Saco A, et al. Validation of whole slide imaging in the primary diagnosis of gynaecological pathology in a university hospital [J]. J Clin Pathol, 2015, 68: 33 - 39.

[203] Camparo P, Egevad L, Algaba F, et al. Utility of whole slide imaging and virtual microscopy in prostate pathology [J]. APMIS, 2012, 120: 298 - 304.

[204] Helin HO, Lundin ME, Laakso M, et al. Virtual microscopy in prostate histopathology: simultaneous viewing of biopsies stained sequentially with hematoxylin and eosin, and alpha-methylacyl-coenzyme A racemase/p63 immunohistochemistry [J]. J Urol, 2006, 175: 495 - 499.

[205] Chargari C, Comperat E, Magne N, et al. Prostate needle biopsy examination by means of virtual microscopy [J]. Pathol Res Pract, 2011, 207: 366 - 369.

[206] Fine JL, Grzybicki, Silowash R, et al. Evaluation of whole slide image immunohistochemistry interpretation in challenging prostate needle biopsies [J]. Hum Pathol, 2008, 39: 564 - 572.

[207] Helin H, Lundin M, Lundin J, et al. Web-based virtual microscopy in teaching and standardizing Gleason grading [J]. Hum Pathol, 2005, 36: 381 - 386.

[208] Rodriguez-Urrego PA, Cronin AM, Al-Ahmadie HA, et al. Interobserver and intraobserver reproducibility in digital and routine microscopic assessment of prostate needle biopsies [J]. Hum Pathol, 2011, 42: 68 - 74.

[209] Al-Janabi S, Huisman A, Jonges GN, et al. Whole slide images for primary diagnostics of urinary system pathology: a feasibility study [J]. J Renal Inj Prev, 2014, 3: 91 - 96.

[210] Al-Janabi S, Huisman A, Nikkels PG, et al. Whole slide images for primary diagnostics of paediatric pathology specimens: a feasibility study [J]. J Clin Pathol, 2013, 66: 218 - 223.

[211] Arnold MA, Chenever E, Baker PB, et al. The College of American Pathologists guidelines for whole slide imaging validation are feasible for pediatric pathology: a pediatric pathology practice experience [J]. Pediatr Dev Pathol, 2015, 18: 109 - 116.

[212] Jukic'DM, Drogowski LM, Martina J, et al. Clinical examination and validation of primary diagnosis in anatomic pathology using whole slide digitalimages [J]. Arch Pathol Lab Med, 2011, 135: 372 - 378.

[213] Bauer TW, Schoenfield L, Slaw RJ, et al. Validation of whole slide imaging for primary diagnosis in surgical pathology [J]. Arch Pathol Lab Med, 2013, 137: 518 - 524.

[214] Snead DRJ, Tsang Y-W, Meskiri A, et al. Validation of digital pathology imaging for primary histopathological diagnosis [J]. Histopathology, 2016, 68: 1063 - 1072.

[215] Campbell WS, Lele SM, West WW, et al. Concordance between whole-slide imaging and light microscopy for routine surgical pathology [J]. Human Pathology, 2012, 43: 1739 - 1744.

[216] Fónyad L, Krenács T, Nagy P, et al. Validation of diagnostic accuracy using digital slides in routine histopathology [J]. Diagnostic Pathology, 2012, 7: 35.

[217] Al-Janabi S, Huisman A, Nap M, et al. Whole slide images as a platform for initial diagnostics in histopathology in a medium-sized routine laboratory [J]. J Clin Pathol, 2012, 65: 1107 - 1111.

[218] Evans AJ, Salama ME, Henricks WH, et al. Implementation of whole slide imaging for clinical purposes: Issues to consider from the perspective of early adopters [J]. Arch Pathol Lab Med, 2017, 141(7): 944 - 959.

[219] Hartman DJ, Pantanowitz L, McHugh JS, et al. Enterprise Implementation of Digital Pathology: Feasibility, Challenges, and Opportunities [J]. J Digit Imaging, 2017, 30: 555 - 560.

[220] European Commission, DG Health and Consumer, Directorate B, Unit B2 "Health Technology and Cosmetics": Guidelines on the Qualification and Classification of Stand Alone Software Used in Healthcare within the Regulatory Framework of Medical Devices. [EB/OL]. (1998 - 10 - 27)[2019 - 04 - 15] http://ec.europa.eu/health/medical-devices/files/meddev/2_1_6_ol_en.pdf.

[221] Lowe J: Telepathology: Guidance from The Royal College of Pathologists, October 2013. London, The Royal College of Pathologists, 2013. [EB/OL]. (2013 - 10)[2019 - 04 - 15] http://www.rcpath.org/Resources/RCPath/Migrated%20Resources/Documents/G/G026_Telepathology_Oct13.pdf.

[222] García-Rojo M. International Clinical Guidelines for the Adoption of Digital Pathology: A Review of Technical Aspects [J]. Pathobiology, 2016, 83: 99 - 109.

[223] The Royal College of Pathologists of Australasia (RCPA): Position Statement: Telepathology. Royal College of Pathologists of Australasia, 2014. [EB/OL]. (2014) [2018 - 08 - 08] http://www.telehealth.co.nz/images/telehealth/standards/Telepathology.PDF.

[224] Adesina A, Chumba D, Nelson AM, et al. Improvement of pathology in subSaharan Africa [J]. Lancet Oncol, 2013, 14(4): e152 - e157.

[225] Voelker H-U, Stauch G, Strehl A, et al. Diagnostic validity of static telepathology supporting hospitals without local pathologists in low-income countries [J]. J Telemed Telecare, 2018.

[226] Mpunga T, Hedt-Gauthier BL, Tapela N, et al. Implementation and validation of telepathology triage at cancer referral center in rural Rwanda [J]. J Global Oncolo, 2016, 2(2): 76 - 82.

[227] Muvugabigwi G, Nshimiyimana I, Greenberg L, et al. Decreasing histology turnaround time through stepwise innovation and capacity building in Rwanda [J]. J global oncolo, 2018, (4): 1 - 6.

[228] Bernard C, Chandrakanth SA, Cornell IS, et al. Guidelines from the Canadian Association of Pathologists for establishing a telepathology service for anatomic pathology using whole-slide imaging [J]. J Pathol Inform, 2014, 5: 15.

[229] Szymas and Lundin: Five years of experience teaching pathology to dental students using the WebMicroscope [J]. Diagnostic Pathology, 2011, 6(Suppl 1): S13.

[230] Brochhausen C, Winther HB, Hundt C, et al. A Virtual Microscope for Academic Medical Education: The Pate Project [J]. Interact J Med Res, 2015, 4(2): e11.

[231] Vallangeon BD, Hawley JS, Sloane R, et al. An Assessment of pathology resident access to and use of technology: A nationwide survey [J]. Arch Pathol Lab Med, 2017, 141: 431 - 436.

[232] Park S, Parwani A, MacPherson T, et al. Use of a wiki as an interactive teaching tool in pathology residency education: Experience with a genomics, research, and informatics in pathology course [J]. J Pathol Inform, 2012, 3: 32.

[233] Kayser K, Borkenfeld S, Djenouni A, et al. History and structures of telecommunication in pathology, focusing on open access platforms [J]. Diagn Pathol, 2011, 6: 110.

[234] Nishat R, Ramachandra S, Behura SS, et al. Digital cytopathology [J]. J Oral Maxillofac Pathol, 2017, 21: 99 - 106.

[235] Hanna MG, Monaco SE, Cuda J, et al. Comparison of glass slides and various digital-slide modalities for cytopathology screening and interpretation [J]. Cancer, 2017, 125: 701 - 709.

[236] Pantanowitz L, Wiley CA, Demetris A, et al. Experience with multimodality telepathology at the University of Pittsburgh Medical Center [J]. J Pathol Inform, 2012, 3: 45.

[237] Georgoulakis J, Archondakis S, Panayiotides I, et al. Study on the reproducibility of thyroid lesions

telecytology diagnoses based upon digitized images [J]. Diagn Cytopathol, 2011, 39(7): 495 – 499.

[238] Dalquen P, Savic Prince S, Spieler P, et al. Making cytological diagnoses on digital images using the iPath network [J]. Acta Cytol, 2014, 58: 453 – 460.

[239] Yamashiro K, Kawamura N, Matsubayashi S, et al. Telecytology in Hokkaido Island, Japan: results of primary telecytodiagnosis of routine cases [J]. Cytopathology, 2004, 15: 221 – 227.

[240] Kldiashvili E, Schrader T. Diagnostic accuracy and image quality using a USB digital eyepiece camera for telecytology-Georgian experience [J]. Telemed J e-Health, 2010, 16: 1051 – 1052.

[241] Tsilalis T, Archondakis S, Meristoudis C, et al. Assessment of static telecytological diagnoses reproducibility in cervical smears prepared by means of liquid-based cytology [J]. Telemed J e-Health, 2012, 18(7): 516 – 520.

[242] Durdu M, Harman M. Diagnostic value of telecytology in tertiary teledermatological consultation: a retrospective analysis of 75 cases [J]. International J Dermatol, 2016, 55: e392 – e398.

[243] Sahin D, Hacisalihoglu UP, Kirimlioglu SH. Telecytology: Is it possible with smartphone images [J]? Diagnostic Cytopathology, 2018, 46: 40 – 46.

[244] Monaco SE, Koah AE, Xing J, et al. Telecytology implementation: Deployment of telecytology for rapid on-site evaluations at an Academic Medical Center [J]. Diagn Cytopathol, 2019, 47: 206 – 213.

[245] Schmidt RL, Witt BL, Lopez-Calderon LE, et al. The influence of rapid onsite evaluation on the adequacy rate of fine-needle aspiration cytology [J]. Am J Clin Pathol, 2013, 139: 300 – 308.

[246] Collins BT, Murad FM, Wang JF, et al. Rapid on-site evaluation for endoscopic ultrasound-guided fine-needle biopsy of the pancreas decreases the incidence of repeat biopsy procedures [J]. Cancer Cytopathol, 2013, 121: 518 – 524.

[247] Collins BT, DuBray-Benstein B, Naik K, et al. Commentary: American Society of Cytopathology rapid on-site evaluation (ROSE) position statement [J]. J Am Soc Cytopathol, 2015, 4: Ⅰ-Ⅷ.

[248] Hanna MG, Pantanowitz L, Evans AJ. Overview of contemporary guidelines in digital pathology: what is available in 2015 and what still needs to be addressed [J]? J Clin Pathol, 2015, 68: 499 – 505.

[249] Kraft AO. Specimen acquisition: ROSEs, gardeners, and gatekeepers [J]. Cancer Cytopathol, 2017, 125 (6 suppl): 449 – 454.

[250] Batta MM, Kessler SE, White PF, et al. Reflectance confocal microscopy: an overview of technology and advances in telepathology [J]. Cutis, 2015, 95(5): E39 – 46.

[251] Guitera P, Pellacani G, Longo C, et al. In vivo reflectance confocal microscopy enhances secondary evaluation of melanocytic lesions [J]. J Invest Dermatol, 2009, 129: 131 – 138.

[252] Guitera P, Menzies SW, Longo C, et al. In vivo confocal microscopy for diagnosis of melanoma and basal cell carcinoma using a two-step method: analysis of 710 consecutive clinically equivocal cases [J]. J Invest Dermatol, 2012, 132: 2386 – 2394.

[253] Pellacani G, Pepe P, Casari A, et al. Reflectanceconfocal microscopy as a second-level examination in skin oncology improves diagnostic accuracy and saves unnecessary excisions: a longitudinal prospective study [J]. Br J Dermatol, 2014, 171: 1044 – 1051.

[254] Guitera P, Li Ling-Xi, Scolyer RA, et al. Morphologic features of melanophages under in vivo reflectance confocal microscopy [J]. Arch Dermatol, 2010, 146(5): 492 – 498.

[255] Guitera P, Scolyer RA, Gill M, et al. Reflectance confocal microscopy for diagnosis of mammary and extramammary Paget's disease [J]. JEADV, 2013, 27(1): e24 – e29.

[256] 黄钦,赵明.对临床试验统计学假设检验中非劣效、等效、优效性设计的认识[J].中国临床药理学杂志, 2007,23(1): 63 – 67.

[257] 刘玉秀,姚晨,陈峰,等.非劣效性/等效性试验中的统计学分析[J].中国临床药理学杂志,2000,16(6): 448 – 452.

[258] Lowe A, Chlipala E, Elin J, et al. Validation of Digital Pathology in a Healthcare Environment. Madison, Digital Pathology Association. [EB/OL]. (2011)[2018 – 08 – 08] http://digitalpathologyassociation.org/_data/files/DPA-HealthcareWhite-Paper-FINAL_v1.0.pdf.

[259] Chlipala E, Elin J, Eichhorn O, et al. Archival and Retrieval in Digital Pathology Systems. DigitalPathologyAssociation. [EB/OL]. (2011) [2019 - 06 - 13] https://digitalpathologyassociation.org/_data/files/Archival_and_Retrieval_in_Digital_pathology_Systems_final.pdf.

[260] García-Rojo M, Conde AF, Ordi J, et al. Guía práctica para la implantación de la patología digital; in Guerra Merino I (ed): Libro Blanco de la Anatomía Patológica en España 2015. Vitoria, Sociedad Española de Anatomía Patológica, 2015, 247 - 278, [EB/OL]. (2015) [2019 - 06 - 13] http://www.seap.es/libros-blancos.

[261] Haroske G, Zwönitzer R, Hufnag P. "Digital Pathology in Diagnostics" guideline. Reporting on digital images [J]. Pathologe, 2018, 39(3): 216 - 221.

[262] Ellin J, Haskvitz A, Premraj P, et al. Interoperability between Anatomic Pathology Laboratory Information Systems and Digital Pathology Systems. Madison, Digital Pathology Association, 2011, 1 - 10, [EB/OL]. (2011) [2019 - 06 - 13] https://digitalpathologyassociation.org/_data/files/Interoperability_Between_Anatomic_Pathology_Laboratory_Information_Systems_and_Digital_Pathology_Systems.pdf.

[263] FDA. Technical Performance Assessment of Digital Pathology Whole Slide Imaging Devices. Draft Guidance for Industry and Food and Drug Administration Staff. US Department of Health and Human Services, Food and Drug Administration, Center for Devices and Radiological Health, [EB/OL]. (2015) [2019 - 06 - 13] http://www. fda. gov/downloads/medicaldevices/deviceregulationandguidance / guidancedocuments/ucm435355.pdf.

[264] European Commission, DG Health and Consumer, Directorate B, Unit B2 "Health Technology and Cosmetics": Guidelines on the Qualification and Classification of Stand Alone Software Used in Healthcare within the Regulatory Framework of Medical Devices. [EB/OL]. (2012) [2019 - 06 - 13] http://ec.europa.eu/health/medical-devices/files/meddev/2_1_6_ol_en.pdf.

[265] García-Rojo M, Mena DD, Muriel-Cueto P, et al. New European Union Regulations Related to Whole Slide Image Scanners and Image Analysis Software [J]. J Pathol Inform, 2019, 10: 2.

[266] Tetu B, Evans A. Canadian Licensure for the Use of Digital Pathology for Routine Diagnoses: One More Step Toward a New Era of Pathology Practice Without Borders [J]. Arch Pathol Lab Med, 2014, 138: 302 - 304.

[267] FDA News Release (2017). FDA allows marketing of first whole slide imaging system for digital pathology. [EB/OL]. (2017) [2019 - 06 - 13] https://www. fda. gov/newsevents/newsroom/pressannouncements/ucm552742.htm.

[268] Cann J, Chlipala E, Ellin J, et al. Validation of Digital Pathology Systems in the Regulated Nonclinical Environment. Madison, Digital Pathology Association. [EB/OL]. (2011) [2019 - 06 - 13] https://digitalpathologyassociation.org/_data/files/DPA_White_Paper_Final_2011 - 11 - 17.pdf.

[269] Long RE, Smith A, Machotka SV, et al. Scientific and Regulatory Policy Committee (SRPC) paper: validation of digital pathology systems in the regulated nonclinical environment [J]. Toxicol Pathol, 2013, 41: 115 - 124.

[270] Yasunari T, Takashi S. Establishing guidelines for practical telepathology in Japan [J]. Jpn J Cancer Clin, 2005, 51: 721 - 725.

[271] Hufnagl P, Lohmann S, Schlüns K, et al. Implementation of the "Digital Pathology in Diagnostics" guideline: Support systems and their functionality [J]. Pathologe, 2018, 39(3): 222 - 227.

[272] Rojoa MG, Danielb C, Schrader T. Standardization efforts of digital pathology in Europe [J]. Anal Cell Pathol, 2012, 35: 19 - 23.

[273] Centers for Medicare &. Medicaid Services Clinical Laboratory Improvement Amend ments (CLIA). [EB/OL]. (2019 - 05 - 29) [2019 - 06 - 20] https://www.cms. gov/Regulations-and-Guidance/Legislation/CLIA/index.html.

[274] Tuomari DL, Kemp RK, Sellers R, et al. Society of Toxicologic Pathology: Society of Toxicologic Pathology position paper on pathology image data: compliance with 21 CFR Parts 58 and 11 [J]. Toxicol Pathol, 2007, 35: 450 - 455.

[275] IHE: Integrating Healthcare Enterprise: Anatomic Pathology Technical Framework. [EB/OL]. (2010 - 07 - 23)[2019 - 06 - 20] http://www.ihe.net/Technical_Frameworks/#anatomic.

[276] DICOM Standards Committee, Working Groups 26, Pathology: Digital Imaging and Communications in Medicine (DICOM). Supplement 122: Specimen Module and Revised Pathology SOP Classes. Rosslyn, DICOM, 2008. [EB/OL]. (2008)[2019 - 06 - 20] ftp://medical.nema.org/medical/dicom/final/sup122_ft2.pdf.

[277] DICOM Standards Committee, Working Group 26, Pathology. Digital Imaging and Communications in Medicine (DICOM). Supplement 145: Whole Slide Microscopic Image IOD and SOP Classes. Rosslyn, DICOM, 2010[EB/OL]. (2010)[2019 - 06 - 20]. ftp://medical.nema.org/medical/dicom/final/sup145_ft.pdf.

[278] Jones NC, Nazarian RM, Duncan LM, et al. Interinstitutional whole slide imaging teleconsultation service development: assessment using internal training and clinical consultation cases [J]. Arch Pathol Lab Med, 2015, 139: 627 - 635.

[279] Buck TP, Dilorio R, Havrilla L, et al. Validation of a whole slide imaging system for primary diagnosis in surgical pathology: a community hospital experience [J]. J Pathol Inform, 2014, 5: 43.

[280] Thrall MJ, Wimmer JL, Schwartz MR. Validation of multiple whole slide imaging scanners based on the guideline from the College of American Pathologists Pathology and Laboratory Quality Center [J]. Arch Pathol Lab Med, 2015, 139: 656 - 664.

[281] Krupinski EA, Johnson JP, Jaw S, et al. Compressing pathology whole-slide images using a human and model observer evaluation [J]. J Pathol Inform, 2012, 3: 17.

[282] Wright AM, Smith D, Dhurandhar B, et al. Digital slide imaging in cervicovaginal cytology: a pilot study [J]. Arch Pathol Lab Med, 2013, 137: 618 - 624.

[283] Randell R, Ambepitiya T, Mello-Thoms C, et al. Effect of display resolution on time to diagnosis with virtual pathology slides in a systematic search task [J]. J Digit Imaging, 2015, 28: 68 - 76.

[284] Brunelli M, Beccari S, Colombari R, et al. iPathology cockpit diagnostic station: validation according to College of American Pathologists Pathology and Laboratory Quality Center recommendation at the Hospital Trust and University of Verona [J]. Diagn Pathol, 2014, 9(suppl 1): S12.

[285] Commision staff working document on the applicability of the existing EU legal framework to telemedicine services. [EB/OL]. (2012 - 12)[2019 - 06 - 20] http://ec.europa.eu/information_society/newsroom/cf/dae/document.cfm? doc_id=1251.

[286] Pirvu D, Snyder REU. Way ahead of the game on telehealth. TechHealth Perspectives. [EB/OL]. (2013 - 03)[2019 - 06 - 20] http://www.techhealthperspectives.com/2013/03/21/e-u-way-ahead-of-the-gameon-telehealth.

[287] CE Mark. [EB/OL]. [2019 - 06 - 24] Tissuepathology.com [Internet]. https://tissuepathology.com/Tags/ce-mark/.

[288] European Union. Regulations, Directives and other Acts. [EB/OL]. (2017)[2019 - 06 - 24] https://www.europa.eu/european-union/eu-law/legal-acts_en.

[289] Federation of Medical Regulatory Authorities of Canada. FMRAC Framework on Telemedicine. [EB/OL]. (2019)[2019 - 07 - 07] http://www.fmrac.ca/policy/telemedicine.html.

[290] College des medecins Du Quebec. Telemedicine. [EB/OL]. (2000 - 05)[2019 - 07 - 07] http://www.cmq.org/en/EtudiantsResidents/Profil/Commun/AProposOrdre/Publications/w/media/Files/Positions/Position%20telemedecine%20ang%202000.pdf? 101414.

[291] College of Physicians and Surgeons of New Brunswick. Regulation #13: telemedicine. [EB/OL]. (2008 - 09)[2019 - 07 - 07] http://www.cpsnb.org/english/Regulations/TelemedicineRegulation.htm.

[292] College of Physicians and Surgeons of Alberta. Standard of practice: telemedicine. [EB/OL]. (2014 - 06 - 05)[2019 - 07 - 07] http://www.cpsa.ab.ca/Resources/StandardsPractice/administration-of-practice/telemedicine.

[293] College of Physicians and Surgeons of Saskatchewan. Policy: the practice of telemedicine. [EB/OL].

(2016 - 11)[2019 - 07 - 07] http://www. cps. sk. ca/imis/CPSS/Legislation_ByLaws_Policies_and_Guidelines/Legislation_Content/Policies_and_Guidelines_Content/The_Practice_of_Telemedicine. aspx.pdf.

[294] College of Physicians and Surgeons of Newfoundland and Labrador. Telemedicine. [EB/OL][2019 - 07 - 07] http://www.cpsnl.ca/default.asp? com¼Pages&·id¼136&·m¼364.

[295] Hiemenz MC, Leung ST, Park JY. Crossing boundaries: a comprehensive survey of medical licensing laws and guidelines regulating the interstate practice of pathology [J]. Am J Surg Pathol, 2014, 38: e1 - e5.

[296] Steinbrook R. Interstate medical licensure: major reform of licensing to encourage medical practice in multiple states [J]. JAMA, 2014, 312: 695 - 696.

[297] Abels E, Pantanowitz L. Current State of the Regulatory Trajectory for Whole Slide Imaging Devices in the USA [J]. J Pathol Inform. 2017, 8: 23.

[298] FDA Overview of Device Regulation. [EB/OL]. (2018 - 08 - 31)[2019 - 07 - 07] http://www.fda.gov/MedicalDevices/DeviceRegulationandGuidance/Overview/default.htm.

[299] The 510(k) Program: Evaluating Substantial Equivalence in Premarket Notifications [510(k)] 2014. [EB/OL]. (2014 - 07 - 28)[2019 - 07 - 11] http://www.fda.gov/downloads/MedicalDevices/DeviceRegulationandGuidance/GuidanceDocuments/UCM284443.pdf#page=25.

[300] DPA Recommends whole Slide Imaging Manufacturers Submit De novo Applications to the FDA for Primary Diagnosis in the United States. [EB/OL]. (2016 - 01 - 14)[2019 - 07 - 11] http://www.prweb.com/pdfdownload/13163307.pdf.

[301] 国家卫生计生委关于推进医疗机构远程医疗服务的意见(国卫医发〔2014〕51号). [EB/OL]. (2014 - 08)[2019 - 07 - 12] http://www. nhc. gov. cn/yzygj/s3593g/201408/f7cbfe331e78410fb43d9b4c61c4e4bd. shtml.

[302] 关于印发互联网诊疗管理办法(试行)等3个文件的通知(国卫医发〔2018〕25号).附件：1.互联网诊疗管理办法(试行)；2.互联网医院管理办法(试行)；3.远程医疗服务管理规范(试行). [EB/OL]. (2018 - 07 - 17)[2019 - 07 - 12] http://www.nhc.gov.cn/yzygj/s3594q/201809/c6c9dab0b00c4902a5e0561bbf0581f1. shtml.

[303] 《国家卫生计生委关于推进医疗机构远程医疗服务的意见》的解读. (2014 - 08)[2019 - 07 - 12] http://www.nhc.gov.cn/yzygj/s3593g/201408/1b464a4d8b54497d804d6da5da83c418.shtml.

[304] 《关于印发互联网诊疗管理办法(试行)等3个文件的通知》政策解读. [EB/OL]. (2018 - 09 - 14)[2019 - 07 - 12] http://www.nhc.gov.cn/yzygj/s7652/201809/a1088db135384cf3bf915be74b09c237.shtml.

[305] 关于印发全面提升县级医院综合能力工作方案的通知(国卫医发〔2014〕48号). [EB/OL]. (2014 - 08 - 07)[2019 - 07 - 12] http://www.nhc.gov.cn/yzygj/s3593g/201408/e17df24fa4354724bc7b0c23539f3e6c.shtml.

[306] 国家卫生计生委办公厅关于印发县医院医疗服务能力基本标准和推荐标准的通知(国卫办医发〔2016〕12号). [EB/OL] (2016 - 04 - 11)[2019 - 07 - 12] http://www. nhc. gov. cn/yzygj/s3594q/201605/b2b3a61a9382473f92ff949fcb817912.shtml.

[307] 国家卫生计生委办公厅关于印发三级综合医院医疗服务能力指南(2016年版)的通知.[EB/OL](2016 - 10 - 18)[2019 - 07 - 12] http://www.nhc.gov.cn/yzygj/s3594q/201610/6e6780e8b7c24c57bf386d35e9f952df.shtml.

[308] 国家卫生计生委办公厅关于印发三级妇产医院医疗服务能力指南(2017年版)的通知.[EB/OL](2017 - 08 - 09)[2019 - 07 - 12] http://www.nhc.gov.cn/yzygj/s3594q/201708/fcabbb-dac3ff4026ad8d96ac69718109.shtml.

[309] 关于印发全面提升县级医院综合能力工作方案(2018 - 2020年)的通知,(国卫医发〔2018〕37号).[EB/OL] (2018 - 11 - 08)[2019 - 07 - 12] http://www.nhc.gov.cn/yzygj/pqt/201811/1610d9f0341642b3b9c44d7491c98b4c. shtml.

[310] 国家卫生计生委关于印发病理诊断中心基本标准和管理规范(试行)的通知(国卫医发〔2016〕65号). [EB/OL] (2016 - 12 - 21)[2019 - 07 - 12] http://www. nhc. gov. cn/yzygj/s3594q/201612/3e417d14d8ca46b9919c6824231c6174.shtml.